Projective and Introjective Identification
and the Use of the Therapist's Self

投射性认同与内摄性认同

——精神分析治疗中的自体运用

[美] Jill Savege Scharff 著
闻锦玉　徐建琴　李孟潮 译

中国轻工业出版社

图书在版编目（CIP）数据

投射性认同与内摄性认同：精神分析治疗中的自体运用／（美）沙夫（Scharff, J. S.）著；闻锦玉等译．—北京：中国轻工业出版社，2011.8（2024.9重印）

ISBN 978-7-5019-8302-5

Ⅰ．①投… Ⅱ．①沙… ②闻… Ⅲ．①精神疗法－研究 Ⅳ．①R749.055

中国版本图书馆CIP数据核字（2011）第119576号

责任编辑：戴　婕　　责任终审：杜文勇

策划编辑：戴　婕　　责任校对：刘志颖　　责任监印：吴维斌

出版发行：中国轻工业出版社（北京鲁谷东街5号，邮编：100040）

印　　刷：三河市鑫金马印装有限公司

经　　销：各地新华书店

版　　次：2024年9月第1版第5次印刷

开　　本：710×1000　1/16　印张：21

字　　数：208千字

书　　号：ISBN 978-7-5019-8302-5　定价：38.00元

读者热线：010-65181109

发行电话：010-85119832　010-85119912

网　　址：http://www.chlip.com.cn　http://www.wqedu.com

电子信箱：1012305542@qq.com

241428J6C105ZYW

旁观冷眼的爱

心理治疗师，就像武师一样，每天都要练习外功和内功。

治疗师的外功，就是心理治疗的技术和理论，这是通过参加培训、督导、阅读、反思来学习的。

外功练到最后，就是人剑合一，自己这个人坐在那里，自然而然一举一动都符合理想治疗师的样子，这就是由外而内了。

内功呢，主要是治疗师的人格修养。

这个内功主要是通过治疗师接受个人分析、正念训练、慈爱发送练习、艺术修养等方面来培养的。

内功练到后面，会让治疗师具有三大内力，分别是：第一，正念观察；第二，悲悯慈爱；第三，理解接纳。

这三大内力也会在治疗现场中体现出来，治疗师运用技术的时候，尤其是正确运用技术的时候，都离不开以下这三种心态：

你对自己和来访者的情绪、欲望和感觉，要么是具有了明确的正念观察，要么是对自己和来访者怀着悲悯慈爱，要么是理解接纳了来访者和自己，更有可能是这三种心态交替出现。

所以，练内功也是由内而外的。

由外而内的路子在心理治疗中的典型就是认知行为治疗，由内而外的路子的代表就是精神分析性心理治疗。

这本书，就是精神分析性心理治疗的内功秘籍。

投射性认同、内摄性认同，听起来很专业，其实就是说明人类的心态相互“感染”的机制。

来访者的情绪、感受、欲望会感染到治疗师，治疗师的情绪、感受、欲望也会感染回去给来访者。

作为治疗师，就是要积极主动地愿意接受来访者心态的感染，愿意感染对方传递过来的抑郁、焦虑、愤怒、仇恨、绝望、痛苦、悲哀等等，然后在内心通过对这些情绪的投射认同与内摄认同进行正念观察，产生理解接纳，带着悲悯慈爱。

然后，如果是一个完美的精神分析过程，治疗师再把正念观察，理解接纳，悲悯慈爱这三种心态“传染”回去给来访者。

这样就完成了一个精神分析性心理治疗的过程。

当然，这是太理想的状态，治疗师也可能把自己的抑郁、焦虑、愤怒、仇恨、绝望、痛苦、悲哀等情绪传染给来访者。

所以，治疗师平常要多练练内功，保证自己传染给来访者的情绪不是那么多。

阅读这本书籍，并且学习此书作者的做法，就是练内功的方法之一。

投射认同—内摄认同在所有人际关系中都可以碰到，在心理治疗中更是家常便饭了，只不过不同流派有不同的方法，就像功夫也有不同功法一样。

本书这个功法的风格，就是冷峻、淡定，比较强调正念观察。

很多人不习惯或不喜欢这种风格，觉得太冷、太远、太不温暖、太不接近。

不少人认为，心理治疗师就应该很温暖、很靠近、很给力。

其实在投射认同和内摄认同那种“闹哄哄，你方唱罢我登场”的混乱局面中，也许离远一点、冷一点，才是对来访者最有帮助的，才是对来访者最有益处的爱。

雪中送炭是救命，火中送炭就是要命了。

所谓“一局输赢料不真，香销茶尽尚逡巡。欲知目下兴衰兆，须问旁观冷眼人。”

旁观冷眼别人，才知道对方在雪中还是火中，需要的是火还是冰，冷眼旁观自己，也才知道自己要的是什么，不会把自己要的火或是冰不管三七二十一地送过去。

与这本书结缘起源于八年前我开始研究投射性认同，在一堆文献中，这是少数地既研究了投射性认同，又研究了内摄性认同的专著，准确地说，这是唯一一本研究了内摄性认同的专著。

后来我写信给作者，并建立了联系，连我自己都没有想到的是，作者沙夫夫人和其先生的书已在国内刷拉拉出了四五本。

这主要感谢出版机构的同事们，这几本书其实都不怎么赚钱，有几本还亏了。这样顶着亏本风险、不心浮气躁要赚钱的图书出版者实在是罕见的。

这本书的译者也是老合作者了。

闻锦玉是心理治疗界的后起之秀，她放弃了做金融业发财的机会，毅然投身心理咨询业，几年过去仍然入不敷出，需要咬牙写稿做翻译来贴补家用。安贫乐道，和我十年前处境颇有类似之处。

徐建琴则是比较成熟老道的咨询师了，有比较丰富的实践经验和人生阅历，翻译起来也水到渠成，她大学就是英文专业的。

感谢她们这次再次和我合作翻译。

这本书属于心理治疗的精深读物。比较适合有较多临床经验的治疗师阅读。

如果读者阅读起来有困难，需要考虑一下自己是否有相应的临床体验。

另外，从文笔来说，这本书的确是有不少地方读起来比较艰涩的。如果读者产生这种感觉，那就对了。

有几句我百思不得其解，写信问作者，作者回信告诉我——这句写得不好，那句写错了。这些交流都体现在译者注中。

这一点要感谢这个时代，有了电子邮件这东西，我们翻译遇到问题可以及时和译者沟通。所以可以更准确地翻译。

也要感谢作者沙夫女士细心地解说。

细心的读者会发现这本书有些译名和以前不一样，这是因为我们使用了新华社编写的《世界人名翻译大辞典》作为翻译依据的原因。

在这本书翻译出版的过程中，我（李孟潮）也迎来了儿子小承翰的出生和成长，要特别感谢他，带来了那么多有趣的快乐，和那么多有意义的烦恼，也给爸爸带来了更多的生活和工作的动力。要感谢承翰的妈妈海燕和保姆童阿姨，为了他的成长和让我安心工作所付出的艰苦卓绝劳动。养育一个孩子真是一项宏伟的投射认同和内摄认同的工程啊。

感激我们的家人、朋友、同事的帮助，他们是：王德瑜、刘菊、王峰、李迎潮、许维东、Nancy、杰哥、徐钧、南开偌布、济群、老 T、顾怡、雍仲嘉瓦、范明珍、Arnold Wilson、方丹、Jerry Blackman 等等。

以下为译者闻锦玉和徐建琴的致谢词：

说到感谢，似乎要说的人太多了。首先，我想感谢父亲闻梓兴和母亲陈蓉，每次翻译到家庭案例时，我童年时的很多事就会在脑海里闪现，或喜或悲。他们，是这一生最在乎我也是我最在乎的人，养育之恩，情深如海，这一生都不足为报。其次，感谢赵胜波，翻译这本书我收获最大的是自己在亲密关系中的突破，他是我会用心珍惜的人生伴侣。最后，感谢李孟潮如师如友般的照顾，感谢上海林紫心理机构和那里的人，感谢二马，感谢自己。

（闻锦玉）

首先感谢我的分析师，我是他们的来访者，也是仅有的观众，没有机会给他们鼓掌，就让我在此表达感谢。ALLEN R DYER MD PHD，我的第一位治疗师，的确是“冷峻、淡定”，对于他，曾有一段时间，我自己也不理解，没觉得他很善解人意，我怎么能眼泪奔涌呢？REBECCA COLEMAN CURTIS PHD，我的第二位治疗师，一位典型的美国女性，不遗余力地强化我的女性特质。

感谢我的个案督导 DR P DE BLASI JR，他曾一度让我崩溃，我跟来访者说的每一句话都会被他质疑为什么，让我觉得我一讲话就不对，最好是一句话也不对来访者说才好，这种“自我觉察”训练令人抓狂，羡慕极了那位可以随意嬉笑怒骂的播音员万峰。

感谢我丈夫万江山，他让我理解到，能把生活过得生动而有情趣的人是“生活家”，这样的人不是专家胜似专家。感谢我的儿子万润东同学，他时时让我怀疑自己是不是个好妈妈，学心理学的副产品就是总有一些好坏分别，觉得这样可能不对，那样可能也不好，理解接纳才是出路啊。

感谢李老师介绍这样一本著作，翻译过程让我盯牢那些艰涩的文字，没有限期翻译完成的硬指标，我估计不会把自己关起来象坐牢一样钻研吧，感谢李老师和闻锦玉陪同走过这段“越狱”旅程。过程总是不易，好在学着自我激励吧，在入“牢房”之前，我做了一次美甲，十个指甲上各有一只蝴蝶，左手无名指上带了一只花朵戒指，敲打着键盘时，花枝颤动，蝴蝶翻飞，自恋得有些陶醉。

最后感谢出版社，祝愿有精神价值的工作经济价值也会随步攀升！共勉！

（徐建琴）

最后，我们所有译者都要感谢我们的来访者们，是你们激发了我们翻译和学习这本书的愿望。这本书为我们而写，为我们而翻译，也是为你们而写，为你们而翻译。

李孟潮

2011 年 5 月于上海

前言与致谢

关于“投射性认同”这个概念，我们知道克莱因（Klein）首先提出了此概念，西格尔（Segal）则进一步详细阐述了它。我们发现这个概念在临床上很有用，因为它提出了一种思考的角度，让我们来反思无意识的人际沟通和患者对治疗师的影响，它让我们和同事在一起时有一种简明的方法来讨论治疗过程，但是我们讨论的是同一件事情吗？我的经验告诉我并非如此。我个人的印象是我们根本就不在讨论同一件事情，为了检查这种纯粹主观的体验是否可靠，我转向了文献，去探索“投射性认同”这个术语的意义。我被拉进了各种争论和不同意见的沼泽，一个个看法接踵而来，非常有趣，直到最后，我都不知道自己在想什么了。所读越多，所知越少。写得越来越多，我也越来越觉察到“投射性认同”这个术语的内在含糊性。这种含糊性不断生长，就像它在内在精神领域中对自我和客体区域的作用一样，就像它在人际领域中对自体和他人的作用一样。我迷失了、困惑了、困扰了——并且被蛊惑了——而没有一个活生生的实体作为迷恋的目标。实际上，我丈夫，充分觉察到了其中的竞争意味。他认为，这项研究工作是我投注了最大精力的一个水池。不久后，我们就发现，这项工作本来的目的是我们的书《精神分析的伴侣治疗》（*Object Relations Couple Therapy*）的一章，后来它变成了独立的一本书，无论我自己是不是喜欢它。我紧紧抓住这个主题——“投射性认同”。我完全认同这个客体，并被此客体控制和占有，而这个客体不过是一个理论而已。没有出路。我无可选择，只有屈从、学习、写作，并希望最终能够成功地从此项目中分离出来，而终点却遥遥无期。

再看一下“内摄性认同”这个概念。谁会去为这个术语进行争论呢？

我深入研究了“投射性认同”的人际部分，我希望找到有关客体认同投射的说法。我力图从威尔弗雷德·比昂（Wilfred Bion）的“价”（valency）的概念，以及克里斯托弗·博拉斯（Christopher Bollas）的“抽取性内摄”（extractive introjection）中找到帮助。一天，我偶然听到伊莎贝尔·孟席斯-莱思（Isabel Menzies-Lyth）讲读她未发表的文章，其中指出“内摄性认同在文献中被忽略了”。我意识到我过度扩展了我对“价”和“抽取性内摄”的运用，因为，和其他人一样，我轻视了克莱因的概念——“内摄性认同”的重要性。

我回到我的手稿，带着一种更宽泛的视野。我发现我自己开始转向考虑内摄过程和投射过程的互动，这种取向比较接近迈斯纳（Meissner），他号召放弃使用“投射性认同”这个术语，这是我一度坚决反对的。诸如此类的大转变也是写作过程中的常态。临床上，当我在处理投射和内摄的过程中，我发现自己在这两条路线间不断摇摆。实际上，我经常感觉到我的头被转来转去。所以，当我写作这本书的时候，这同样的过程会发生也就不值得大惊小怪了。

xiv 对“投射性认同”和“内摄性认同”过程进行的工作，给了我一个理论，让我能够理解自己的反移情。

虽然我会聚焦于讨论此过程，但是我的意思不是指这是在治疗情境中唯一发生的事情。蛋糕不能仅仅由葡萄干做成，正如斯特拉奇（Strachey）曾经说过的。很多其他的干预对于治疗效果的获得也是有重要作用的。但是根据我的经验，反移情工作对于改变的产生尤其有效。对我来说，反移情中的内摄性和投射性过程为治疗提供了组织原则。我将工作聚焦于反移情的原因是为了让共情（empathy）具有可操作性，并且去除治疗中艺术直觉的神秘性，这样为大家提供了一种可以在临床情境中系统运用的理论。然后，这种富有成效的临床理论也就此可以被传授。我希望用这种方式可以对临床技术的进展和精神分析及心理治疗的教学实践有所贡献。

接下来要说的是事后想到的。在完成了这本书后，我已经解决了我的一些困惑。在有关“投射性认同”的对话中，我建立了自己的位置。我提出了一种更加广泛的观点，通过“内摄性认同”这个话题。通过这充满智慧的工作，我甚至提高了自己解决自身和他人界限问题的能力。但是别以为我就此从此话题中解脱出来了。我的观点仍然在不断游移，我不能想象几年后我会怎么想，因为现在我不知道我那个时候会知道些什么。我只知道的是，那时我不会像现在知道得这么明确。我的关于“内摄性认同”和“投射性认同”的观点会继续发展，而这部书不能预测这些变化，因为我已从中分离出来。

我要感谢首都艺术博物馆欧洲绘画部的苏珊·斯特恩（Susan Stein），她帮助我找到本书中画作的拥有者并让我获得了翻印权。我也要感谢在克里斯蒂、曼森、伍兹画廊印象主义和现代绘画与雕塑部工作的凯瑟琳·伏立特（Katherine Fleet），她把一套匿名者私人收藏的梵高的幻灯片借给了我。我还要感谢约翰·黑·惠特尼太太（John Hay Whitney），她的捐款让我可以翻印一系列梵高的绘画作品。桑迪·古力克森（Sandy Gullickson）热情而周到地提供了她的画像，索洛图恩和德奥尔赛博物馆及时地回应了我翻印梵高画作的请求；十字路口连续体出版社准许我翻印伊莉莎斯·卡内蒂（Elisas Canetti）的传记《解放的舌头》（*The Tongue Set Free*）；兰登书屋和作者玛吉·斯卡夫（Maggie Scarf）准许我从《亲密伴侣》（*Intimate Partners*）一书中翻印我所需要的资料；梅拉尼·费恩（Melanie Fine）帮我得到了“相反相吸”（Opposites Attract）的可承受的注册费。我感谢所有这些创造性艺术家、慷慨的版权拥有者、助人的管理人员和出版商，让我的观点能够进入一个更广泛的文化背景中。

杰森·阿隆森（Jason Aronson）在他期待阅读此书手稿的过程中以他无尽的乐观鼓励了我。格罗利亚·乔丹（Gloria Gordon）为此书提供了极好的编辑工作。

安妮·帕托拉（Anne Patora）负责此书的营销工作，缪里·乔根森（Murie Jorgensen）负责管理此书的编辑制作过程。

我还要感谢在华盛顿精神分析学院和美国精神分析协会的资深同事们，丰富了我在此书中的临床表述部分，他们是：德克斯特·布拉德（Dexter Bullard）、冈瑟·佩尔迪冈（Gunther Perdigao）、戴维·拉福林（David Raphling）、阿瑟·罗森布拉特（Arthur Rosenblatt）、西德尼·萨卢斯（Sidney Salus）。尤其是哈罗德·瑟尔斯（Harold Searles），教会了我如何在和反移情工作时使用我自身的脆弱性。我也要感谢那些在早期对我的手稿进行无私回应的人们，他们包括马克·弗莱德（Marc Fried）、杰基·齐尔布拉赫（Jackie Zilblach）。尤其是约翰·津纳（John Zinner），虽然他和我观点不同，我们的讨论却是友善和富有成果的。同样还要感谢L. 戴维·利瓦伊（L. David Levi）的热情和细心的建议，尤其是那些与反移情有关的章节如何和自我心理学家保持一致的建议。华盛顿精神病学学会的访问演讲者们给予了我很多修改和调整的灵感，他们包括英国独立小组的分析师克里斯托弗·博拉斯（Christopher Bollas）、尼娜·科尔塔特（Nina Coltart）、丹尼斯·邓肯（Denis Duncan）、厄尔·霍珀（Earl Hopper），以及后来的杰克·萨瑟兰（Jack Sutherland），还有克莱因学派的安东·奥博霍尔策（Anton Obholzer）、汉娜·西格尔（Hanna Segal）、伊丽莎白·波特·斯皮留斯（Elizabeth Bott Spillius）、约翰·施泰勒（John Steiner）、亚瑟·海厄特·威廉姆斯（Arthur Hyatt
xvi Williams）。尤其要感谢伊莎贝尔·孟席斯－莱思，她对本书第三章的评论，以及对“内摄性认同”这个被人遗忘的概念的演讲改变了这本书。我要感谢华盛顿精神病学学会“客体关系理论和治疗培训项目”主席戴维·沙夫（David Scharff）和副主席罗伯特·怀勒（Robert Winer）的邀请，他们邀请我加入了他们出色的教学团体，针对来自全美国各地以及海外的出色的学生进行高级心理治疗的强化教学工作。这个项目的指导委员会中现在和我一起工作的人有：玛莎·切希尔（Martha Chesheir）、莎朗·威廉姆斯·德内（Sharon Williams Dennet）、马卡里奥·焦拉多（Macario Gioraldo）、乔伊斯·洛温斯坦（Joyce Lowenstein）、查尔斯·麦科马克（Charles McCormak）、肯特·雷文斯克罗夫特（Kent Ravenscroft）。另外，此项目的学生和访问演讲者为我的写作提供了一个无价的教学环境，因为它重视内容和过程，鼓励创造性思考和写作。我很幸运能拥有如此美妙绝伦、鼓舞人心的专业环境。

我还要感谢那些选择和我一起工作的患者们，他们让我了解了投射和内摄的过程。某些患者可能从我写的材料中认出他们说过的话，但是他们可以确定的是他们匿名的权利已经得到了细致的保护。我希望他们能够忍受我在此书中披露我的感受和幻想，这些感受和幻想是在治疗中体验到的，但是没有在治疗过程中披露出来。我希望患者们能够知道，我这样做是为了学术的目的。

约瑟芬·帕克（Josephine Parker），我的办公室经理和秘书，把一切事务打理得井井有条，让我可以自由地写作。她打字迅速而准确，而我自己这方面的技能却让人沮丧。珀尔·格林（Pearl Green），长年如一日，让我们家里充满欢乐，当我不能从电脑旁脱身而出的时候开车带孩子们去参加各种活动。我很感激能得到如此美妙的帮助。最后，但不是不重要的，我要感谢我的丈夫兼同事和有些时候的共同作者——戴维·沙夫，感谢他对我的自主工作充满了信心，感谢他对我初稿的批判性阅读，感谢他的爱支持着我和我们的家庭，感谢他的承诺伴随着我职业的持续发展。 xvii

目录

第1章 治疗师的自体运用

这是5月13日，周一的早上。我在办公室里为第一个来访者做准备——一个寡妇和她的两个孩子，她们估计不能在早上7:40准时到了。我看了下这周的安排表，发现今天上午的安排还有1个小时的空闲时间，上午8:30有新个案——一对夫妇，周三也有新个案。我提醒自己记得带3个孩子去看牙科、眼科，而我先生周四周五要出差。昨天是“母亲节”，我好想念远方的妈妈。当然我也已经是别人的妈妈了，所以昨天也是我的节日。我得为婆婆还有一大家子准备早中饭。当我知道妈妈不能过来和我们一起过节后，我的内心觉得非常失落，而这是我一直盼望的。但不管怎样，“母亲节”那天我还是过得很愉快的，阳光很好，下午表兄弟们一起游泳逗趣，大家很开心。

今天是周一，我度过了一个轻松的周末，其中有日常家庭生活的起起落落。我很喜欢自己的新房——一间绿黑相间的房子。我对今天自己的发型很满意，但希望还有时间再修下指甲。我对先生有些生气，因为每次说他衣服搭配不当的时候，他总是满不在乎的样子，我也很意外他居然没有在“母亲节”那天回来看婆婆。管家生病了，我的一个好朋友今天晚一些要做一个结肠镜检查，我很担心他们。办公室里有些冷，我已经把这周的工作安排都准备好了。我把大脑清空后，有些昏昏欲睡的瑟尔伏一家到咨询室来了。

孩子们在桌子上画画。这几个月来，她们常挤在妈妈旁边的沙发上，转而一起抱怨或支持妈妈。她们让我想起瑞士的一个天气预报节目，随着气压指数的变化，一会儿是阴阴的小人儿，一会儿又是阳光快乐的小人儿，反之亦然。现在的家庭格局有些不一样，我喜欢看她们趴在桌子上做自己想做的事情。利兹和露丝抱怨，当妈妈工作到很晚才回家时，她们是多么想念她。而妈妈则说她要加班到很晚，这样才有空余的时间带孩子们去佐治亚州参加表兄弟的成人典礼。那次，大家都玩得很开心，但是表兄弟们却不带利兹一起玩。利兹受伤了，她很想知道自己究竟做错了什么。这让我想起昨天发生的事情，表兄弟们在一起玩，但同样也不那么乐意带最小的那个孩子玩，这很常见。她其实并没有做错什么，只是因为她是年龄最小的那个孩子。我完全能够想象得出他们的那个成人典礼。我们的讨论很自然地转移到了瑟尔伏女士身上，她感觉自己被家人排斥。她说自己总被挑剔，也没人管她，因为她太聪明了，总能把自己照顾得好好的，也太喜欢在父母身上挑刺了。她在东北上大学时，学费是自己解决的。当她还很年轻时，丈夫生病去世，她具备的自力更生的能力，帮助她熬过那段日子并保持相对好的生活状态，这与南部的价值观念是相违背的。而她对治疗很热衷，正好也借此表达她对父母生活方式的批判。

2

我发现自己在两个层面与她产生了共鸣。作为家里最大的孩子，我是父母听到的第一个不一样的声音，我总会有和他们不一致的观点。我选择医学，他们并不反对，但选择医学中的精神病学在苏格兰则被认为是一场灾难，他们在意识层面可能还能接受，但在潜意识层面觉得这几乎就是巫术。5 月 12 日“母亲节”的时候，我没有和妈妈呆在一起，但是至少 5 月 13 日的时候，我不会担心遇到不吉利的事情，比如打翻盐、走在梯子下面看到黑猫或者戴绿帽。我会担心有人去世，但并不是因为是在5月13日。我也同样是家里最大的女儿，现在为人母，我能感受到自己失去了曾经在家里的那种引人注目的感觉，我要重新为自己在新的家庭里找到一个合适的位置。她的想法也有和我不一样的地方。她觉得我对现实的建构是心理式的，是受了心理学影响的。而她将选择怎么样的工作呢？她会住在哪里？

有些地方我想不明白：为什么瑟尔伏家庭会排斥这个聪明而有成就的女性，就像有时我也不理解为什么当我和家人想法、做法不一致时，他们会受伤。当然，这是因为我和瑟尔伏女士都让各自的家人感觉不舒服。我们否定了他们的价值观、地位以及想更亲近的愿望。也许我并不想被她伤害、指责，就像我的家人因为我做出的选择而受伤一样。我到底该怎样让自己感受到成人典礼时，她父母和兄弟姐妹们对她的感受呢？

和往常出现的情况一样，孩子们的游戏帮助了我们。利兹画了一个很特别的女巫婆，长着长长的指甲。她的姐姐露丝给这些指甲涂上了大红色，并且还将指甲尾部进行粗暴地处理，这样指甲看起来参差不齐并且很锋利，就像是动物的爪子。利兹在画上签名并为画作起了个名字，叫“好巫婆”(Good Which，译者注：孩子在这里有一个笔误，本来应该是 Good Witch，但是witch 写成了 which，which 的意思是“哪一个”)（图 1-1)。当我问起这幅画的时候，利兹的回答很含糊不清。她的母亲和姐姐则继续在谈论着什么。我感觉自己被推开。她们现在是不是不愿听我继续说，对我即将要说出的话会有阻抗？那我到底该继续说还是就随她们呢？想着这些的时候，我低头看自己的手，猛然注意到了自己很久没有修剪过的指甲。指甲已经太长了，并且尾部的红色指甲油已经磨损了。

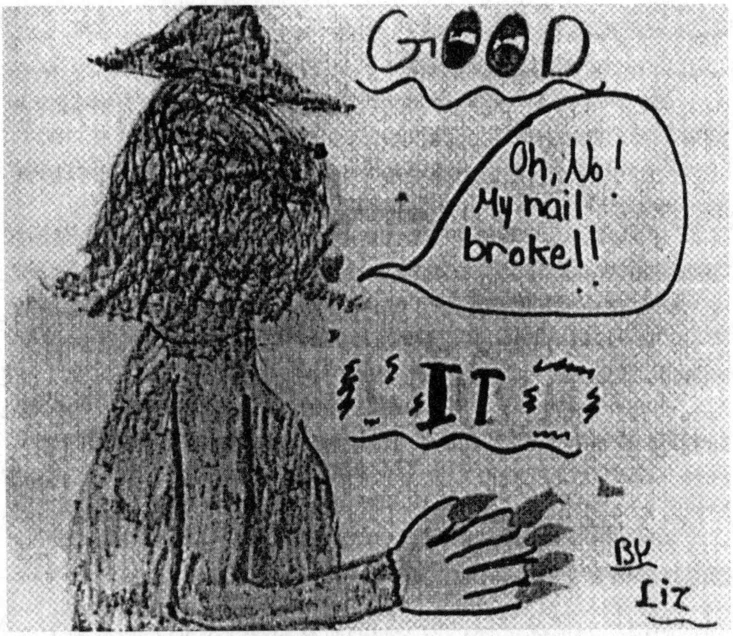

图 1-1　好巫婆

4

我确信，她们对我的感受已经被利兹捕捉到画中了，只要我能抓住它。

我说：“我对这幅画的标题感兴趣，它似乎在问这是哪一个巫婆？”

利兹并不知道自己将“巫婆”这个单词给拼错了。“我本来想画一位女士的，但是后来我觉得她看起来更像个巫婆，所以我给它起了这个名字。”

“利兹，”瑟尔伏夫人说，“你把‘巫婆’拼错啦，你拼的是‘which’，应该是‘witch’。”

“我没有拼错！”利兹反驳说。

“是的，你拼错啦！”露丝也温柔地说，“你拼的是‘w-h-i-c-h’，应该是‘w-i-t-c-h’。”

“那又怎么样！它还是一个巫婆！”利兹虽然改正了拼写，但还是坚持说道。

“嗯，这很有趣哦，因为你是很擅长拼写的人啊！”瑟尔伏女士说，“所以我觉得沙夫博士可能是对的。沙夫博士，你觉得呢？（What do you mean，Dr.Scharff？)”她用南方口音说“什么”的时候发音很重，所以我把她的话听成了“什么？你觉得（这幅画里的女巫婆指的）是沙夫博士？”(What，do you mean Dr.Scharff？)

“是的，我也觉得是沙夫博士。”我答道。这回应了她话后面的意思——“我是那个你今天要来见的女士,但可能（潜意识里）你觉得我是某个巫婆。”

“不，沙夫博士。”利兹拼命摇头并盯着我看，仿佛我是那种不可救药的偏执狂。她很小心且慢慢地说，以确保我能明白她的意思：“你并不是个巫婆！我知道你只是一位女士。”

“我知道你是知道的，只是我还知道其他的。”我回应说，“你可能觉得我身上有某种巫婆的东西，那些是你不喜欢的。”

“你究竟要说什么啊？”利兹抗议道。

“好吧，”我说，“我告诉你我是怎么想的。看着这幅画中巫婆的手，我又看看自己的手，都有着红色的指甲，长长的、磨损的。所以我想知道到底哪个是巫婆，是她还是我？”

“不，不，”露丝说道，“这个指甲是我弄的。我帮她弄的。所以这并不是她的意思。”

这时，我能将这红色的指甲和另一个东西联结起来了——血。上周，露丝对我很愤怒，因为我们探讨了她早年时的重大生活事件，是关于很个人很私密的一些事情，当时她的妈妈答应她一定不会告诉利兹的。

我说：“我的意思不是说这幅画就是个证据，证明利兹觉得我就是个巫婆。而是她画的这幅‘which’的画，和你们说的有关“which”的话，把一个问题提出来了：是不是有时候你们会觉得我是个邪恶的女人？”

瑟尔伏夫人似乎担心自己要说的会让孩子们很烦恼，但还是鼓足勇气说：“你们说过不想过来，因为觉得咨询时间太早了，但……”

露丝打断了妈妈的话，说要考试了，今天可不可以提前走。

但是瑟尔伏夫人并没有被打断，她开始向我表达自己的感受和想法。她身子前倾，像个弹簧一样绷紧了。露丝显得很焦虑。瑟尔伏夫人直视着我，充满怨恨地说：“我觉得你对我们太小气了。你明明知道我们没有很多钱，但当我们没有赴约的时候，你还是会收我们的钱。我知道这是你们的规定，但是我真的很不喜欢这样。我会如数支付咨询的费用，我们给了两个月的钱，你就应该安排好我们的咨询时间。如果我们没有赴约，就不能收我们的钱。所以，我觉得你骨子里就是很小气的！”

在她强大的指责和抱怨下，我感觉自己正一点点被摧毁席卷。也许这就是她父母不敢面对的。她说话的口吻表明她觉得这都是我的错，并要求我为此负责。我其实考虑过让她延迟付费，因为我知道她挣钱并不容易，收这样的钱会让我觉得有内疚感。但是她们选择找我咨询，并表示能接受这个付费规定。我不想让瑟尔伏夫人成为例外。我明白这种愤怒的移情反应如此强烈，绝不仅仅因为钱，而是有更深层的原因。我想到这个愤怒还
6 指向瑟尔伏先生去世后的被遗弃感，她们再也没有之前那种水平的经济支持了，也没有男人了。这对我而言很难，因为这也是我妈妈曾经经历过的事情。“我知道我的付费规定对你而言很为难，”我说，“我也知道每次来你们都需要付出很多。要说出这个规定让你们多么愤怒，这也非常不容易。”

“我真的很愤怒。我并不想说这些的，但是利兹的画让我慢慢意识到了这些，推动我说出来了。”瑟尔伏女士笑了，看起来轻松很多。她并没有要求我要怎么做。她只是希望我能重视这个事情，而不是逃避。“利兹，你的画帮到我了，所以真的很谢谢你！”

利兹第一次感到很有成就感。以前，她总和妈妈抱怨这抱怨那，因为觉得自己总受到不公平对待，但今天她所做的竟然能帮到妈妈了，让妈妈能够说出自己想说的话。

“我觉得露丝你可能也对我很生气，”我接着说，“你对我很生气是因为我公开探讨了你的一些私密的事情，而这些你并不想让你妹妹知道的。”

“是的，”露丝承认，“有些事情是很私密的，你是心理医生，应该明白。”

我自己的孩子确实也这么对我说过，也因为这个。作为一家人，他们非常担心自己的愤怒、焦虑，还有性成熟等问题得不到应有的尊重。

“嗯，我想说的是，”利兹带着全新的自尊感说，“我这幅画想表达的精神并不是单一的。”

“好样的，利兹！你渐渐明白了什么时候家人们的感受和经历是属于她们自己的。”我说，“你今天的画表达了你的问题，同时也为你妈妈和露丝铺了条路，让她们也能分享自己的感受。好，今天的咨询差不多了。”

他们走后，我用了几分钟来反思。这次会谈进展挺顺利的。这个家庭充斥着愤怒情绪，这让家庭目标不能实现，也降低了她们的自尊感。通过对我的移情，她们能直接表达出各自的愤怒。在她们眼里，我既是那个贪图利益的女人，又是那个已经被死亡阻隔的缺失的父亲。我觉得我和她们之间产生了共鸣：

今天我自己的弱点没有阻碍咨询的进行。我能内摄性认同这个家庭把我看做一个残酷客体的投射性认同。没有一个女性愿意被别人当做巫婆，尤其还是个长着磨损了的长长红指甲（传递了某种做作的性信息）的巫婆，但我们不得不去面对。我的勇敢面对，可以帮助瑟尔伏夫人和她的孩子们一起来面对彼此眼中的、还有各自内心中的巫婆，所以在早上 8 点的时候，我是作为一个阳具性母亲（phallic mother）存在的。那么在下一个个案中，又会发生什么呢？

一对新婚夫妇走进了我的咨询室：一位有着可爱笑容的美丽女士，和一位非常帅气的男士。对于治疗的日程安排，他们说想一个月来一次。我告诉他们一般伴侣治疗是一个礼拜一次的，但也许他们可以告诉我想以什么样的方式来进行治疗，然后我们可以一起商量更合理的时间。沃尔特先生安静而专注地坐在那里。他充满某种魅力，很谦逊也不失热切的态度，他很关注自己的妻子。我觉察到自己很想保护他、关心他。沃尔特太太一直说一直说，她觉得她的不满和没有被满足的愿望让她丈夫显得很悲惨，而他看起来确实很抑郁的样子。他让我感觉到有些被动—攻击的特质。她说他顽固地坚持每天晚上喝两杯，即便这样会让他昏昏欲睡。她很喜欢他能够坚持自己的立场和原则，虽然她知道他不是一个酒精依赖者，但是作为一名酒精依赖者的女儿，她还是十分痛恨酒味和喝酒造成的影响。

听着他们不开心的事情，我却一点也不觉得难过。我必须承认自己陷入了一种幻想世界里。这个男人是那种我会一见钟情的，甚至自己会想和他发生婚外情的男人。滑稽的是，他非常被动，被动到无法和我相处，我也不想要一个昏昏欲睡的伴侣。我的幻想和现实显得格格不入。啊，我还是对我丈夫想得发狂！这就是为什么我不能很好地倾听这对夫妇说话的原因。我没有产生领悟，相反我的性幻想还在继续……

8 沃尔特夫人说他们在生活中总有不一致的地方，喜欢的事情不一样。她会照自己的品味来布置房间，而他就随她怎么弄。她不知道他是否喜欢这样的布置，但她也不在乎，自己喜欢就好。现在她想用立绒呢来布置卧室，放一个四柱大型卧床，上有顶篷，并铺上蕾丝花边床单，会是很有美感的房间。但他不同意，所以现在他们还睡在那暗灰色房间的旧床上。

“那也标志着我们的性关系。它不是我们想要的。它本来可以是令人愉悦的，甚至是很棒的，但是现在这很少发生。如果性关系良好，我们之后总会互相退缩。”沃尔特夫人说。

她接着说：“然后想要再尝试就变得很难了。我们能够公开讨论性；教堂有那种年轻人的课程，当要教授性时我们会做示范，但实际上我们的性关系状态却与我们开放的态度完全隔离。”

“当我们还是青少年的时候，我们在性关系上就有了尝试，但是很控制。”沃尔特先生解释说，“那时我们交往4年却没有睡在一起，因为我真的非常尊重她的意愿，我不想强迫她。”

“即使在我需要（性行为）时，”沃尔特夫人补充说，“我们每进一步，都会产生罪恶感，想退却，现在也还是这个样子的。从我们14岁那年相识开始，彼此就深爱着对方，但是却无法享受在一起时的性快感。我们都不想和其他人发生关系，我们需要彼此。”

他们都在诉说一个彼此忠贞的爱情却有着令人沮丧、总无法满足的性关系。是的，我还沉浸在对沃尔特先生的幻想中。但不同于以往这种或那种幻想的是，这种持续性的幻想让我很惊讶，并渐渐觉得完全失控了。我感到十分困惑，就在这时，沃尔特夫人竟然主动提到了这个问题。

“即使在我不想要发生性关系时，弗瑞德也从不会强迫我。那时候他很年轻，你能想象得出这么年轻的男人可以控制自己的冲动吗？当然这也是好事情。我所有的朋友都爱他。我们的一个朋友想和他发生性关系，当然这没有发生，但是她亲口承认她想要他。我一个大学室友告诉我，她会把他当做性幻想对象。一个空姐曾在波士顿往返航班上试图与他搭讪。看，每个人都想和弗瑞德上床。”

终于，我抓住症结所在了。我发现自己的性幻想完全消失了。“为什么总会发生这种事情，你怎么看的？”我问道，并十分确信这个问题非常重要。 9

“我就是喜欢和人接触，”沃尔特先生说，“我总是与妈妈很亲近，我喜欢听她们说话。女性和我在一起的时候会感觉很舒服，她们知道我喜欢她们。”

“如果你与自己性体验的冲动性靠得更近的话，”我带着明显的共情，但同时也有某种复仇的意味，为所有为他兴奋的女性们，“你将会失去和女性们呆在一起很熟悉的舒服感。”

“是的，”沃尔特先生悲伤地说，“那样我会不得不失去很多。”

我提示他们，完全的性关系和亲密关系会给他们带来罪恶感，而他们一直与它做斗争。我会和他们一起以伴侣治疗的方式工作，并从下周开始。他们提醒我，他们最初的要求是一个月一次的会面。我说，他们对待治疗的方式就像他们处理性关系的态度一样，也就是说，但做得不多，而把要做的很多的愿望放到别人那边去了。他们最终答应了一周一次的会面。他们走了。

又是几分钟的反思：他们之间彼此相爱，虽然他们压抑了这种爱，但我明确地感觉到了他们性欲的力量，通过我自己身上强大的投射性认同，让我确认了这点。我猜想这种投射性认同是因为他们的自体压抑，以及他们各自乱伦客体的卷入。沃尔特夫人酗酒的爸爸可能对她而言是一个充满性色彩的、攻击性的客体，而沃尔特先生则通过将兴奋感大量投射到其他女性身上，从而在他与乱伦客体之间保持一种柏拉图式的舒适感。谁知道呢，他们究竟对什么感到羞愧和罪恶呢？这个问题很有意思。下一个是谁呢？

他是在这里做了3年分析的患者。他迅速走进房间，并躺在躺椅上。整个咨询室随之被填满了一种浓厚的寂静。我的思绪忽然飘到昨日对妈妈的思念上，今天可能还有些残留的思念。这时我突然想到，我爸爸的生日是在16日，但是他已经死了。我的思绪重又回到这个病人身上，他就像死了一样的安静。他的腿弯曲在椅子上，似乎不是那么舒适。我在想，当他踏进咨询室的时候，他究竟是如何移动他那非常普通的脚的。
10 但当他躺在这个躺椅上时，他的踝关节却以一种异常的方式向内卷曲，这让他的躯干降低并被挤压。他让我想起了那种先天性髋关节脱位的婴儿。我想要帮助他，但是我知道这只会让他感觉被侵犯。因为同样的原因，他不给我他的电话号码。现在他正在哭泣，隐隐地、静静地哭泣。我觉得他就像是一个被遗弃在婴儿床上的孩子，十分孤单无助。我与他之间总存在隔阂。到底是我在保护自己心中那个孤独受伤的婴儿，还是我和他在经过无意识的沟通中，用投射性认同将他的幻想引发出来呢？我是被当做了他那个回应退缩自体的客体，还是我认同了他面对抑郁性客体时的自体？

“今天我很受伤，就像活在地狱里一样，”他静静地说，仿佛怕打扰我，“打网球的时候，我拉伤了肌肉，不得不离队3周。我该怎么办，我不知道自己要做什么。我是一定要练习的。我的姐姐们安慰我说这种事情总会发生的，以前也有过。她们说在我2岁的时候，不知道什么原因不得不在我腿上绑些夹板。我就戴着那些玩意儿躺在婴儿床上，丝毫不能动弹。我哭着喊着希望有人可以过来抱我出去，并拿开这些东西，但就是没有人过来。我是那种一定要四处走动的人，这是我最大的快乐。我对运动简直就是痴狂。这点像我爸爸。今天是他生日，而我受伤了。我希望他在这儿，这样我就能告诉他，离婚后他离开小镇，这让我感到很生气，我想让他看到，为此我受了多少伤。”

我很庆幸自己没有开口说话，因为当他处在退缩而受伤的状态时，我作为一个安静的参与者是对他有用的。这时，我不是他的那些教条式姐姐们，她们总嘲笑他为释放自己而徒劳；也不是总在他生命中缺席的父母。当他谈起爸爸时，我第一次意识到昨天当我思念妈妈时，在思念这种情绪下面还隐藏着我对爸爸离世的愤怒——昨天是“母亲节”，这周他生日，或任何一天，为什么他不能陪在我们身边？今天我不需要对这个患者说什么了，他正用自己的方式抵达他要去的地方，而同时他还帮助了我。

这就是一个治疗师上午的3个咨询片断，而这周将继续。可能在另一天什么也不会发生，又或者在特定的一个小时里会发生非常奇妙的事情。如果你是治疗师，那么整个过程将会不同，因为你会用你自己的方式来与患者互动沟通。我们每个人都会在意识和非意识层面有不同的内心架构(intrapsychic structure)，这个内心架构也会影响到我们与他人联结沟通时表现出的优势点和弱势点。 *11*

我的自体（self）是我必须（在治疗中）提供出来的。我既是我自己又是患者所希望的我。无论在个体治疗、伴侣治疗还是家庭治疗中，因为我在那里，所以患者们就可以体验并重新建构他们自己的自体。在每种治疗模式中，我都试图进入无意识。通过与我的内在互动，患者们可以重新建构他们的早期经历，而他们现在的内心架构正是建立在其早期经历上。他们内在结构的表达会造成我的各种体验，通过代谢这些体验，我达成了对他们的理解。我通过“解释”这种方式来传递这些理解，患者们则最终利用这种解释的力量来调整其内在动力和人际动力。

治疗师的自体是一种治疗工具，对患者而言，他是一个有用而必需的客体，而如何使用这个客体又取决于治疗师对患者心理动力的理解。他是如何被使用的，而这种使用和他自己对自体的概念有所不同，这些不同构成了“解释”的材料。他本来的样子和患者对他的知觉和需求之间存在不同，这个不同正好提供一个解释空间，就像是治疗杠杆，帮助解除那些超脱现实的幻想包袱。同时治疗师也会觉察到他自体的一些隐藏起来的方面，这些方面通过患者的幻想而被曝光。每位患者都让我们到达更高的地方，当他们的情况改善之时，我们的患者们也成功地让我们变得更好。

当然了，在治疗中存在很多因素，治疗师只是“在那里”做个客体是不够的。首先我们会提供一个支持性环境，一个能免除冲动、自恋式关注和报复的治疗空间。我们的技术包含了倾听来自患者通过言语、沉默、姿势以及引发我们的感受所传递的无意识沟通。我们跟随情感,分析梦和幻想, 12 指出患者因未解决的冲突而导致的不健康的强迫性重复行为。我们强调对患者的防御机制和焦虑变化的解释以及修通的重要性。我们应用理论来对患者的痛苦形成表述，来对患者在移情中的冲突达成理解，并基于患者过去的经历而对现状进行重新建构。我们观察，我们觉知，我们思考，我们回应，我们运动，我们感受。我们会把自己与一个新患者产生的体验，与以往的临床经验，以及读到的那些案例进行比较。我们会把困难的问题向督导或同业督导请教。我们会接受自己的分析，来准备好我们自己，成为一个能良好工作的分析工具，并且在持续的自我分析中维持这个工具的良好运作。

正如邓肯（1991）观察到的，功能良好的治疗过程就好比是天鹅在湖面上费力地滑翔。他提醒我们，天鹅在一个看似优美的滑翔背后，其实像一只大鸭在水里疯狂地划动。这个比喻告诉我们，当治疗进程进行良好的时候，你很难看出它是如何发挥作用的，但当治疗进程受阻或减缓下来时，我们就有机会来检查这个工作，从而整个进程会浮出水面。

很多人对狭隘的技术导向、驱力聚焦的分析感到很沮丧，却被分析过程这个主题深深吸引。桑德勒通过关注移情来诠释这个主题。不同于经典观念认为移情是驱力在治疗师身上以新的版本重现，他认为移情就是生活本身，是人们早期客体经验的一种变相重复（Sandler，1976）。移情，是患者将过去一个形象的一部分投射到分析师或治疗师身上，其中包括了试图迫使分析师以一种特定方式来回应。患者总想在“此时此地”的治疗关系中创设出一种与他们本身的内在客体关系很像的关系角色，而分析师并不是受到这种胁迫的唯一对象。患者生命中任何一个重要人物，都会被要求在内在客体关系的设置中扮演一定角色。事实上，患者生活伴侣的选择 13 也正是建立在这个基础上的——对方有能力来扮演角色关系。患者的朋友、老板、配偶，或者分析师所能达到的契合度取决于这些人对此角色反应的反应性（Sandler，1976；Sandler et al.，1973）。雅克布斯（Jacobs）（1991）

提出通过移情和反移情来运用治疗师的自体。他给出了很多关于分析师和患者如何进行无意识合谋的精彩描述，并且用他的案例表明，自我分析对治疗任务的达成是必不可少的。最近一些发表的文章也能帮助我们从对反移情的研究进展到对主体间的关系研究（Duncan，1981；Natterson，1991；Stolorrow et al.，1983）。我们就像天鹅在“生活之河”上滑翔并在水面下达到彼此沟通分享。这本书正是源于我对那些能起到治疗作用的“划动”所进行的研究。

在我看来，一个治疗实施的动力源于投射性认同和内摄性认同所引起的心理机制。我通过回顾和说明投射性认同和内摄性认同的所有相关概念来研究这个话题。我发现投射性认同和内摄性认同机制会决定个体、伴侣和家庭的发展，并且它们在团体、社区、艺术和媒体中也起到作用。基于这个理论，我继而说明了如何运用治疗师的自体，即概念化为投射性认同和内摄性认同的进程，这个进程在个体分析和心理治疗中、在伴侣或家庭治疗中，如何通过反移情被检测到。和临床运用反移情一致的模式，也可以在督导和大组教学的情景中用于教学。在本章导论中所一掠而过的这些理念，会在本书中进一步阐述，并让读者们充分看到投射性认同和内摄性认同在治疗中表现出的全貌。 14

第一部分

投射性认同和
内摄性认同的理论

第2章 投射性认同概念的发展

2

“投射性认同”这个概念（Klein，1946）不仅被克莱茵学派的分析师和治疗师们运用，非克莱茵学派的人们也会在临床中运用这个概念。因为它对交流彼此在临床上的经验及提供解释是很有帮助的。但我发现很多临床工作者和作者们错误地假设“投射性认同”这个术语有普遍接受的意义，所以他们常常在没有给出明确定义的情况下就引用这个概念。这会导致术语的含糊和理论上的不严密，并对此概念的整合是很不利的。为了更好地说明这个观点，我可以给出两个观察性例子，一个是我的教学经历，一个是某精神分析研究文献。

例 1. 在一次研讨会上，我正呈现一例家庭治疗中的客体关系。一位与会者发问，他请我和我最亲密的同事给出“投射性认同”概念的定义。让我们两人都感到惊讶的是，我们彼此给出的答案差异很大。这么多年来，我们一直在相互分享的探讨和教学中用到这个术语，但我们没有意识到，有些人会认为“投射性认同”是内心的，存在于一个个体中。而有些人却认为它是人际的，存在于两个个体间（Meissner，1987）。即便如此，我们每个人都还在分析家庭人际关系中研究"投射性认同"这个概念。

例 2. 迪克斯（Dicks，1967）对同时进行精神分析和治疗的数对配偶们进行人格研究。每对配偶都各自见一位咨询师，但治疗师之间是有配合的。配偶双方的人格都被各自概念化，根据的是费尔贝恩的内在心理结构理论（1944，1952，1954，1963），这种概念化包含了意识和无意识两个层面的客体关系。迪克斯记录下婚姻最初时这些配偶们在无意识客体关系中的相配程度，比如配偶一方会认为"对方似乎就是自己的一部分。然后自己如何评价自己这个部分的态度就会被用来对待自己的伴侣：这种态度有时候是溺爱和珍惜，有时候是毁坏和迫害"。随着婚姻的持续，这种无意识的相配程度会紧随着一种自体和他人间的界限模糊，这时这对配偶会发展出一种"婚姻共同人格"。"这种共同人格或人格上的整合会让配偶双方都重新发现他们的首要客体关系（primary object relationship，也可译为原始客体关系）中丧失的部分，这些部分可能是被分裂出去的或者是被压抑的。在和配偶的互动中，它们通过投射性认同被重新体验。"

18

为了说明自己的发现，迪克斯引用了克莱因（1946）的"投射性认同"概念。虽然他数次用到这个概念，并且也给出了很多相关的理论描述和临床案例，但他并没有对这个概念下严格的定义。和克莱因一样，他试图在实践中说明这个概念，比如通过他的个案，和在婚姻治疗中的应用，并且他也假设自己的读者已经明白这个基本概念。

迪克斯对"投射性认同"这个概念的个人使用方式是一个典型，自从出现了这个概念后，人们就是如此使用此概念的。我们这些熟知这个术语的人们也往往认为对此得心应手，孰不知有些人认为这个概念是内在心理的、一体的（one body），而有些人则认为是互动人际的、双人（two body）的现象。不管怎样，我们都运用这个术语来向其他治疗师沟通我们对个案的理解。这看起来没有问题，工作得很好，但实际上，这个过程中存在着潜在的意义混淆。

一方面，这两个例子让我们看到这个概念在运用上可以非常灵活和实用，但另一方面，也表明了我们缺乏对这个概念的清晰定义，我认为这起源于克莱因散漫的写作风格。

克莱茵的“投射性认同”的概念

克莱因在她论述分裂状态的学术论文中（1946），通过对婴儿生命第一个月里的偏执—分裂状态中所发生的投射性认同的描述，引出了“投射性认同”这个概念。但是，她并没有给出一个可供人引用的定义。克莱因说，“投射性认同”是婴儿为应对早期客体关系中产生的“恨”而运用的一种机制，这种“恨”是源于最早期对母亲和她乳房产生的焦虑。在克莱因说这些话的过程中，“投射性认同”这个概念就偷偷地靠近了我们。她说，在这种“恨”中，焦虑的婴儿会将自体中具有破坏性的部分去掉，通过或呕或吐的方式，或在幻想中用撒尿液或喷射粪便的方式排泄出来，并把这些破坏性部分以一条敌意流的方式投射进入居住在母亲体内的客体中，紧接着婴儿就感觉受到母亲的攻击。“当这种投射主要来自婴儿伤害或控制母亲的冲动时，他（她）会觉得母亲是一个迫害者。”婴儿会认同这个迫害性客体，这会进一步给其偏执—分裂状态充电。

克莱因进一步修饰了“投射性认同”这个概念，她提醒我们，婴儿自体中的那些好的部分也会被投射。 19

自体通过认同自体投射出好的部分，婴儿的人格能够体验好的客体关系，这对自我的整合很重要。她还认为，投射性认同在生本能和死本能的作用下，既发生在“爱”中也发生在“恨”中。克莱因（1946）很确信地认为，“自体分裂并把分裂出去的部分投射到客体里的过程不仅对异常发展的客体关系重要，对正常的发展也非常重要。”克莱因喜欢用“投射到……里”而不是“投射到……上”。她曾经以脚注的形式，很谨慎地说明了这个问题：“我用的是‘把……投射到某个人里’，我只能用这种表达方式来传达我想要说明的这个无意识过程。”

从这个脚注中，我们可以很清楚地明白克莱因所说的投射是在一个内在情境下，指一个个体（婴儿）分裂，排出他（她）自体中不想要的部分并把它们投射进入到另一个人身上（母亲）。而且，我们还知道了这种排泄形式有口欲、肛门和尿道模式。但这种认同到底如何发生的，这点并不清楚。从弗洛伊德经典理论诠释中，我们猜想这种认同也许是自我将自体同化为它在客体中发现的某些成分(Freud, 1900)。但有些时候，可能这种认同是“客体关系的内化”更准确（Laplanche and Pontalis，1973）。分裂，这是从费尔贝恩处借用的概念。还有投射、投射性认同、内摄，这些概念在克莱茵的著作中被放到了一块儿，因为它们都是投射和内摄过程中重要而必不可少的组成部分。克莱因认为这种偏执－分裂状态中的客体关系，是婴儿在最早期生命中的一个正常的发展阶段。

克莱因的诠释者们都试图了解这个过程的详尽轮廓，并更精细地区分这些组成部分之间的差异（Grotstein，1982 ；Malin and Grotstein，1966 ；Meissner，1980 ；Ogden，1982 ；Segal，1964），然而这些后续诠释者们，虽然进行了必要的概念澄清，但却把克莱因对各种投射过程很形象的区分变得不那么形象了，而这些投射过程正是通过那些具有发展性、主导性的本能模式对客体关系产生影响的。他们无法像克莱因那样，很形象地描绘出口欲、肛门和尿道这些模式，而婴儿正是通过这些模式在幻想中排斥客体、攻击客体，又或者是在无意识幻想的母体中获得满足。

西格尔（Segal，1964）是对克莱因学说最能清晰说明的人，她在论文中写道，“投射性认同是将自体的一部分投射到另一个客体的结果。然后这个客体似乎被认为拥有了被投射的自体的一部分，但也有可能自体被所投射的客体认同了。”在这个很简洁的定义中，西格尔精确地描述了自体和客体间的无意识沟通，同时也优雅地表达出这个过程中含糊的地方。这种效应是因为意义的二元性引起的。我理解西格尔想说，这个客体被错误觉察为就和自体是一样的，同时自体也可能被错误地觉察为客体。第一重含义中，自体是通过觉察或认识（虽然是不正确的认识）到客体中的自体的一部分而认同。第二重含义中，自体被一部分自体投射进入了的客体同化和变形，由此产生认同。所以，投射之后认同看起来同时包含了命名和同化。拉蓝德（Lalande，1951）指出，这是关于认同的两个不同的意义，而拉普拉奇和彭塔利斯（Laplanche and Pontalis，1973）也提到了这一点。

西格尔的术语定义没有前者投射性认同的过程对外在客体的影响，而只是局限在投射性婴儿的内在心理世界。但在她早期论文中，也提过这个过程如何作用于另一个体身上："在投射性认同中，自体的一些部分和内在客体被分裂出去并被投射进入外在客体，然后这个外在客体就会被投射的部分所占领、所控制，并且和这些投射的部分发生认同。"这段话描绘的是双人现象，这不同于她上述的术语定义，而这二者间的联结就是"内摄性认同"这一概念，它指："当客体被内摄为自我后，自我就会认同客体的一些或全部的特征，这就是内摄性认同。"

只有在偏执－分裂状态中焦虑的影响下，投射性认同才会跟随在投射后发生。西格尔写道："在正常发展中……被投射的部分在投射过程总保持相对不变、接着再度发生内摄的时候，它们就再次被整合到自我中。"我觉得这番说法其实是提出了投射是什么样的（如上所述），并且区分了发生在投射过程中的内摄和整合，以及发生在投射性认同中的"认同"的区别。

施泰勒（Steiner）是西格尔的同事，也是克莱因学派的。在近期的报告中，（1989）他对"投射性认同"给出了这样的定义：它是一种原始机制，其中自体的一部分被投射出去，进入到客体里。他认为，投射性认同的目标有：(1) 除去自体的这个部分；(2) 攻击客体；(3) 与客体的一种原始的交流。结果有：(1) 自体和客体间缺乏分离；(2) 对客体的觉察方式发生改变；(3) 因丧失了被投射的部分，自体被损耗了。施泰勒提出，由于投射进入了客体，客体一定程度上会受到影响。可见，他对于"投射性认同"的观点与西格尔是很像的，包含了对人际效应的觉知。

施泰勒说明了"投射性认同"的定义后，指出："这个术语最大的好处就是人们不理解它。'自恋性投射'是一个更好的术语。"从这里我们可以看出施泰勒对"投射性认同"的概念显示出了确定性和明晰性，同时既有为此术语能产生混淆的特性所感到的快乐，也有对此术语的不满。他强调了内心但也没有忽视人际，但吊诡的是，他提供了一个词来替代此术语，而这个新词却剥夺了投射性认同过程中认同的成分。当我们研究“投射性认同”这个概念时，常会发现这种矛盾。克莱因学派另一位专家威廉姆斯（Williams，1981）提醒我们，投射和投射性认同之间有区别。“我必须强调
22 投射性认同和投射是不一样的。在投射中自体的某种心态被认为是属于其他人的，而并不是真的在其他人身上诱发了这种心态。”因此对威廉姆斯来说，投射和投射性认同两者都是人际间的，但是只有在投射性认同时，自体的一种心态才会在他人内部被诱发。

斯皮列斯（Spillius，1991）提出，对于投射和投射性认同区别的争辩，她无话可说。看起来，她选择了远离无望而混乱的文献。在一次对她的文章进行讨论后，她给出了如下区分：“投射是一个精神机制，但投射性认同是一种心灵状态。”

后继贡献者们：贾菲、马林和格罗特斯汀

从贾菲（Jaffe，1968）写的关于投射和投射性认同的文献综述中可以看出，作为一名弗洛伊德分析家，他断定在双价性（ambivalence*）影响下的投射是一种古老的防御过程，一方面“从客体中寻求一种分裂，另一方面它寻求与客体保持一种联结。”贾菲注意到很多作者总倾向于把“投射”和“投射性认同”当做同义词使用，他提出这二者都是落在处理客体关系的双价性的连续体中的一点，而它们的位置也取决于“湮灭性在心理层面运作的程度，也就是说，分裂所完成的程度”。他提出，在投射中“客体的湮灭是主导性的”，然而在这个连续体的投射性认同这一端，其中“和客体的认同并保存客体是极为重要的”。

马林和格罗特斯汀（Malinand Grotstein，1966），后者是克莱因学派的，他们同意费尔贝恩的观点（1954）：人格作为内在客体的动力结构，决定

* 也有人将此词译为“矛盾心态”。——译者注

了一个人如何与他人交往。他们和费尔贝恩一样并不认同弗洛伊德的观点：婴儿被性本能和攻击本能控制，虽然他们也认为内在客体包含了驱力的部分。

23

从这些理念出发，他们会使用“投射”这个术语，来指本能驱力的移置。而保留“投射性认同”这个术语则指，在婴儿与环境间、患者与治疗师间，客体投射相互作用的过程。马林和格罗斯坦（Malin and Grotstein）将客体称为“自体的一部分（或认同）”，而这个部分正是被投射出去的。客体接受了自体投射出的被否定或被遗弃的部分，“这个新合成的外在客体会吸收投射的部分，再内摄，然后整个循环就完成了。”他们觉得，投射中总会产生客体对投射部分的认同，否则投射作用可能就完全失去了。所以，在他们的观点中，“投射性认同”和“投射”是同义词。

反对使用术语：迈斯纳

迈斯纳（Meissner，1980），非常不赞同人们过于松散地使用“内摄”、“投射”和“投射性认同”这些概念，并公然反对各个作者。他觉得在使用“投射性认同”这个概念时，自己常陷入困境，因为它存在多重涵义，有时表达的涵义并不恰当，有时与“投射”概念混淆了，这让“投射性认同”的概念变得比较神秘和含糊。其他一些人也加入迈斯纳的行列中，试图让这种概念含糊变得有意义。不同的人对这个概念有不同的解释，这导致了广泛的讨论，讨论集中在这个问题上：如何区分“投射”和“投射性认同”。缩小这个领域的讨论可以帮助我们不要把问题弄得太复杂了，但它也走向了另一个极端。不管怎样，这种集中讨论对处理“投射性认同”概念含糊的问题，是很有必要的一个阶段，所以第一章会强调指出各个作者不同的观点，并尝试做分类。我因此还产生了一个假设：为何会在定义和术语上出现这些问题呢？

24

迈斯纳（Meissner，1980）给我们开了个好头，他对从弗洛伊德到克莱因的概念发展过程进行了回顾。他引用弗洛伊德（1911）对“投射”这个概念的定义:“内在知觉被压制了，而不是压制其内容，在经历了某种形式的扭曲后，这些被压制的内在知觉进入意识层面，以外在知觉的形式呈现。”弗洛伊德觉得投射是偏执狂身上的一种病理机制现象，这与克莱因的观点不一样。克莱因觉得投射是“应对过度的攻击性和焦虑的一种方式”，不管怎样投射都是“一个有必要的过程，也是维系客体关系的一个起点”(Meissner，1980)。弗洛伊德认为，投射是应对能量的一种机制，这一科学观点与克莱因的观点形成对比，克莱因强调投射是一个用幻想表达并受身体语言驱动的过程。

迈斯纳完全公正地表达了他对克莱因的批评，他觉得克莱因在“投射”和“投射性认同”这两个术语间过于率性而为。他说克莱因所谓的“投射性认同”应更准确地叫做“因投射而产生的认同”(identification by projection)。而克莱因所谓的“内摄性认同”这一完善过程，也许被描述为“因内摄而产生的认同”会更好。克莱因理论中，投射性认同对于建立和保持客体关系是十分重要的，并且它会驱动人一生的人格发展。

迈斯纳（Meissner，1980）是这么区分“投射”和“投射性认同”的：

“投射”中，“被投射的东西被体验为属于客体、来自客体，或者说是客体造成的，或者是客体本身所具备的一个品质。”

“投射性认同”中，“被投射的东西同时被认同和体验为自体的一部分。”

迈斯纳接着表明，由于经历了自我界限的丧失，并将客体看做自体的一部分,投射性认同从本质上看是一个内在心理机制。从这里我们可以看出，迈斯纳并不认同克莱因关于“投射性认同”是“一个正常发展过程”的观点，克莱因觉得只有当这个焦虑的程度由于死本能太过强烈而表现过于焦虑时，
25 投射性认同才可能变成病理性的。迈斯纳发现，投射是一种出现在成熟关系中的正常机制。在这里，他反对弗洛伊德认为“投射是存在于偏执狂中的一种病理性过程”的观点。在我看来，他用一种新的具有混乱性的观点来取代克莱因的矛盾观点，而且同样既深刻又更让人不安，因为它建立在充分争辩和评判克莱因观点的基础上。

迈斯纳也同样反对马林和格罗斯坦（Malin and Grotstein，1966）的

观点："投射包括了认同，同样的，所有的认同也包括了投射。"（1980）迈斯纳则认为，投射时，在认知层面自体包含被投射的部分，但自体并不隐含认同，因此投射的过程是一个正常机制。马林和格罗斯坦则觉得，认同一定会伴随（投射）发生，否则我们意识不到自己的投射并且投射可能简单地丧失在自体中了。也许这时我们需要用到奈特"局部和暂时认同"（Knight's，1940）的概念来调解争论：当投射的结果短暂时，不会形成任何结构。但不管怎么样，我觉得投射中这样短暂的认同确实也会对自体产生一定的影响：为恒定性认同做好准备，一开始是对部分客体的恒定性认同，然后是对整个客体的。同时，也为新的认同下自体的部分客体发生改变而做准备。

迈斯纳也会在家庭动力中常用这个概念。他觉得确实发生了复杂的投射性内摄，但并不存在投射性认同。他同意津纳和夏皮罗（Zinner and Shapiro，1972）的观点："主体对客体产生认知，就仿佛客体中包含了主体个性中的某些要素"（Schasff，1989），这时产生了投射性认同。但他强调这种情况并不常发生，除非在精神病性互动中。然而他并不能给出临床或研究证据来反对津纳和夏皮罗的观点：这种情况在非病理性互动中也存在，而津纳和夏皮罗却是有临床研究证据的。

总之，迈斯纳认为"投射性认同"这一术语是局限在病理性投射过程 26
中的，这种投射将自体的部分因素投射到客体中，并体验到这些因素仿佛它们原本就是客体所拥有的。他不觉得投射中就存在认同，因为认同中隐含了某种精神结构的形成，这不是单凭投射就会发生的。然而迈斯纳（1987）也说，在下面这种情况下会形成精神结构：当"内摄机制和投射机制相互作用，会形成客体世界的某种关系网，并帮助个体慢慢形成对自体的想象。"并且他还说："但是这种内摄作用的效果会因客体的回应而削弱。"他还觉得，虽然存在投射和内摄，但根本不存在所谓的"投射性认同"，这个术语是如此含糊不清应被舍弃不用！迈斯纳竟然得出了这样让人既沮丧又惊讶的结论，毕竟他对"投射性认同"这个具有多重涵义的术语进行过那么丰富而缜密的探索和研究。当迈斯纳因无法忍受这个术语的混乱而打破了这个含糊概念的界限时，他一下子从贡献者变成了贬低反对者。

在后来的写作中，迈斯纳（Meissner, 1987）这么来捍卫自己的观点：“病人只是简单报道了某种反映出的幻想，这个幻想实际是他们身上具有的某些部分，但他们却认为是另一客体身上的……这并不能让人满意信服。只有给出具体数据，我们才能证明这个（认同）过程真的发生了。”

对一个内在心理现象，如何才能给出具体的数据呢？我们往往在家庭关系的内在人际分析中，或分析移情－反移情时会出现这个术语，但也给不了具体可信的数据证明。“投射性认同”只是一个概念，并不是一个具体化的体验。再说，和投射性认同一样，很多常用的精神分析概念也存在这种含糊性，比如过渡性客体（Winnicott，1951）。这种含糊性对许多其他概念而言是很重要的，这些概念包括了客体关系，以及贯穿我们一生健康疾
27 病的投射性过程。

迈斯纳对这个概念含糊性（因该术语被松散使用而导致）的批评引发了大量的争论和澄清（Sandler，1987）。“投射性认同”这一概念已被广泛使用，它对那些能大致了解其含义的专业人士们而言，是极具沟通价值的。和奥格登一样，我觉得“投射性认同”这一概念对帮助理解移情和反移情是十分重要的；和津纳与夏皮罗一样，我确信在家庭互动中一定存在投射性认同。以我的经验来看，投射性认同较频繁地出现在内在心理和人际心理中——并在家庭生活以及性关系治疗中尤为常见。我觉得如果放弃这一概念，很多东西就会随之丧失，而如果可以很精确地辨识投射性认同在什么时候、什么情况下以及如何发生的，我们就能获得很多东西。

近期贡献者

奥格登

更近期，奥格登（Ogden，1982）为这种混沌带来了一些秩序，他试图基于临床情境下的一些体验为“投射性认同”下定义，并也将“投射”和“投射性认同”做了区分：

投射："……被自体驱逐出去的部分是受到否定的，被认为是属于接受者的。"（Ogden，1982）

投射性认同："投射者主观体验到他（她）与接受者之间有某种独特性，这种体验是基于被驱逐出去的感受、想法或自我表达。"（Ogden，1982）

在此，奥格登将"认同"详细阐述为一种独特性的感受，他还指出被投射的是什么，不仅仅是自体的一部分，还可能是一种感受或想法。在他之后的文章里，他得出这样的结论：投射性认同是在内在心理维度上的"一组伴随着客体关系的幻想"。奥格登（Ogden，1982）在阅读玛琳和格罗特斯坦（Malin and Grotstein，1966）的著作后受到启发，将这些人际心理互动中的操作分成三个阶段，它们是：(1) 去除自体的一部分，并给其他一些能接收到的人；(2) 迫使其他人体验这个部分；(3) 然后再把它从其他人那里拿回来。

这种包含了投射、强迫以及再生的模式正呈现了内在心理活动。从投射者（发出投射的那个人）的内在心理角度，奥格登进一步思考投射者为什么要经历这些阶段呢？在投射性认同中，内在心理和人际心理究竟能获得什么好处呢？由此，他得出投射性认同的四个目的，我们概括如下：(1) 防御：自体与自己不想要的部分保持距离，并认为这是其他人身上的。(2) 沟通：通过迫使接收者体验到一系列类似自己的感受，自体感到被理解。(3) 客体－联结：在与足够独立的接收者互动中产生投射，同时由于接收者与自体并非迥异，能容忍一些错误知觉，从而产生一体的感觉。(4) 心理变化的通路：投射之后再内摄，自体被接收者改变，这种情况常常在母婴关系、婚姻关系或者患者－治疗师关系中发生。

奥格登对投射性认同的论述如下：

"这个概念整合了无意识幻想、心理压力及独立的性格系统对一系列情感的反应。投射性认同一方面是人际间的互动（一个人通过投射性幻想对另一个人施加压力），一方面是个体的精神活动 28

> （投射性幻想、内摄性幻想、心理过程）。但最根本的，投射性认同是同时包括了这两方面的心理动力，既是内在心理的又是人际
> 29 心理的（Ogden，1982）。

在后来的著作中，奥格登（Ogden，1986）关注于解释，在母亲代谢了婴儿的投射，并且把（投射内容）以一种更加便于利用或便于管理的方式回返给婴儿后，婴儿的体验发生了质的变化。奥格登提出，婴儿发生了另外一种实实在在的变化，因为“投射性认同同时发生在一体和二体中（婴儿和母亲之间是既统一又分离的），这创造了一种有潜力的体验形式，会让婴儿比在个体的心理情况下成长得更有创造力。”在他看来，婴儿和母亲、患者和治疗师、投射者和被投射者，双方都是积极地参与到这个过程中，并且婴儿/患者在此过程中被改变了。通过细化被投射的部分，奥格登开创了二体投射性认同系统。

我觉得他的拓展研究很好，戈尔茨坦也这么认为的（Goldstein，1991），他对投射性认同的拓宽模型正是建立在奥格登的研究基础上。但也有人不赞同，比如科恩贝格（Kernberg，1987），他觉得不需要拓展这个概念。

奥格登注重对投射性认同人际方面以及环境重要性的研究，这点上他超越了克莱因，因为克莱因只在著作中隐约提到了这些。但和克莱因一样，奥格登也注重婴儿的体验。奥格登引用了比昂（Bion，1962）的说法，对“被容纳的婴儿”（或称“母亲－婴儿”，因为他更愿在“母亲－婴儿”二体的情况下来研究婴儿）进行了细致研究。他还研究母亲身上的包容性功能，而不是母亲身上心理结构的形成。因而，他对投射性认同的研究从人际过程又回到了内在纬度上。

桑德勒

桑德勒(1987)认识到投射性认同这个概念的含义会随内容不同而变化，也要看它是被克莱因学派使用还是被非克莱因学派使用，因为“这个概念
30 过于集中而必然的弹性性质，导致了它很难有一个精确的定义。”他描述了

“投射性认同”概念发展的各个阶段，各阶段划分依据是投射者的幻想对客体的影响作用。

第一个阶段：真实的客体没有被幻想影响。这正好回应了早期克莱因学者们对发生在幻想中内在心理过程的描述。桑德勒觉得这是一个调节、定义及分类过程的机制，通过这个机制来控制客体，或建立一个自体－客体界限（Sandler & Joffe，1967）。

第二个阶段：客体被幻想影响。这个阶段的证明可以参考海曼（Heimann, 1950）对分析者反移情的研究，她认为这是“患者的一种创造，是患者性格中的一部分。”由于投射性认同，分析者作为患者的幻想客体被影响，以致发生了反移情。桑德拉也同意拉克的观点（Racker，1968），觉得反移情是分析者对患者幻想中自体表象或客体表象的认同，这两者相应地导致了一致性反移情或互补性反移情。桑德拉亲身体验过分析关系中幻想下的自体－客体角色关系，所以他更能接受这也是投射性认同的一种形式。

第三个阶段：客体影响了幻想。在这个发展阶段，被投射的部分被容纳进母体中的某种想法或“幻想”改变（Bion，1967）。桑德勒并不认同这个观点，他觉得这听起来像是“把某种有形的东西放入客体中”。然而他会看到分析者中立的容纳角色：分析者容忍患者的悲痛，让无意识变成有意识，从而患者可以改变这个幻想。同时他也意识到分析者的反移情体验正是对患者丰富幻想的一种回应。不管怎样，关于“患者－分析者间的疗愈关系建立在投射性认同模型基础上”的观点，桑德勒表示怀疑。

当我们把桑德勒提出的“投射性认同概念发展的三个阶段”和本文前面总结的奥格登提出的“投射性认同过程中的互动阶段”进行比较时，我们发现了明显的互相回应之处。 *31*

科恩贝格

科恩贝格（1987）认为，投射性认同是一种原始性的但不是精神病性的防御操作，虽然，在精神病和边缘性状态下投射性认同是表现得最明显的。

科恩贝格发现除了在那些十分严重的、暂时性的、神经症性退行的情况下，在神经症中，投射性认同是相对不重要的，而投射在神经症中占据了主要位置。所以他由此得出“投射性认同是建立在以分裂为中心的自我结构基础上（原始性解离），并以此作为一个核心防御；而投射建立在以压抑为中心的自我结构基础上，并以此作为一个基本防御。”科恩贝格认为分裂和压抑是在不同阶段发生的相对独立的两个机制：分裂发生在边缘性状态下，而压抑发生在神经症状态下。这个观点与费尔贝恩是完全不一样的，费尔贝恩则认为分裂和压抑是同时发生的。

科恩贝格（1987）对投射和投射性认同给出了清晰而简明的定义。

投射性认同

> 基于以往的临床经验，我将投射性认同定义为一种原始的防御机制，它包含（a）将内在经历中无法忍受的部分投射到客体身上，（b）和被投射的部分保持共情，（c）通过防御内在经历中无法容忍的部分，试图控制客体，（d）无意识中诱导客体与它被投射到的部分产生实际的相互作用。

32

投射

> 投射和投射性认同的定义是不一样的，它是更成熟的防御机制。投射包含了（a）压抑内在心理体验中不能接受的部分，（b）将这部分体验投射到另一个客体身上，（c）对被投射的部分缺少共情，（d）通过有效的防御疏远这个客体，与它保持距离。投射中既没有对被投射部分的共情，也没有引发客体去回应被投射的内在经历。（p94）

我们从这里可以看出科恩贝格同意迈斯纳的观点：投射性认同是一种不正常的防御机制，而投射则是正常的防御机制。而且他也和迈斯纳一样，都反对弗洛伊德的这个观点：投射是原始的病理性过程。科恩贝格下的定义正好与桑德勒对投射性认同第二阶段的描述是吻合的。科恩贝格还通过两个完全不一样的临床案例探讨反移情问题，在这两个案例中他为两位年轻女士做心理治疗，一位是神经症患者，一位是边缘性患者。对后者，科恩贝格详细描述了他如何在反移情体验中与患者产生互补性认同，这是充分运用投射性认同的一个令人信服的例子。对前者，科恩贝格用关于患者的性幻想来回应患者自己的性幻想，但由于他觉得自己并没有被她控制，而且患者似乎也不想去除掉自己的这种幻想，所以科恩贝格认为在这个过程中既没有投射也没有投射性认同。

在我看来，投射性认同在神经症患者中也存在。我认为，这其中存在一种一致性的反移情，分析师在这种反移情里认同了患者的性愿望，从而患者的自体表象投射进入分析师。我想，当患者产生移情觉得分析师是个可爱的、令人激动的、俄狄浦斯式的父亲客体时，分析师也发生了互补式反移情。当科恩贝格保持沉默时，这个患者将他看做是个像她父亲般富有 33
挑逗性而诱人的人。至少，她已经把不想要的那部分父亲客体投射到了他身上，并借此认同他。科恩贝格觉得这种行为并没有引发他任何反应，但他的沉默已被患者用某种特定的方式解读了。在那种情境下，我承认客体可能并没有发生实质性的变化，但它被错误认同了。这仍然可被当做是一种投射性认同，且正是桑德勒描述的第一个阶段的投射性认同。然而科恩贝格还是觉得这个阶段只是投射，够不上投射性认同。从这里可以看出科恩贝格和威廉姆斯的观点很接近，即只有在投射性认同中，外在客体才会产生一种感受体验。因为科恩贝格没有产生对这个女患者的性幻想，这种本来能让患者引发他的感受却没有产生，所以他觉得这个过程中不存在投射性认同。

科恩贝格对投射的定义是基于在这个过程中没有引发客体反应而得出的。从这个及其他案例中，我看出科恩贝格对投射和投射性认同的区分运用，是看这个过程中究竟对外在客体产生了怎样的影响，微妙的或者重大的。科恩贝格还进一步推断，区分投射和投射性认同这两个过程可以依据分析师究竟承受了多少来判定。但我觉得分析师在反移情中承受得多少，不仅取决于患者有多少投射性认同，也受分析师自愿反应程度的影响。但不能认为分析师没有承受时就不存在投射性认同。科恩贝格很忠于心理治疗的人际观点，他反对迈斯纳区分投射和投射性认同中所使用的一体和两体的分类方式。科恩贝格觉得投射看起来是一体但仍然是二体的，因为投射时产生了一种为了远离客体的病理性防御。然而从他的各种案例中，我还是觉得科恩贝格认为投射是一体现象，而投射
34 性认同则是二体现象。

家庭研究的贡献：津纳和夏皮罗

津纳和夏皮罗（Zinner and Shapiro，1972）在家庭生活的人际情境中，运用到他们对投射性认同这一内在过程的理解。津纳（1976）曾读过迪克斯（1967）的著作，他把这个概念借用到美国的婚姻治疗中。他强调投射性认同是个具有防御和修复功能的无意识过程。他强调这是无意识的，这点对研究很有帮助，而其他一些作者则认为投射性认同是个如此实在的术语，它看起来是有意识的过程，并且有时还是很努力充满意志的过程。津纳写道："投射性认同是自体和客体相互作用，从而改变自体对客体认知的一个过程，同时对自体的想象也发生变化。"他还补充说："也是通过投射性认同，个体可能不从自体定位客体，而仿佛它就存在于其他伴侣关系中。"

对津纳而言，投射性认同是个无意识的内心过程，其中的冲突包含在自体中或被投射到一段关系中。就如迪克斯曾说过的，津纳认为婚姻中存在投射性认同，在这个过程中，不仅自体对客体的认知发生改变，并且也确实引发客体有相应回应。这个观点与奥格登也一致：客体的人际压力。和迪克斯一样，津纳进一步指出配偶双方都参与了投射性认同这一过程，用现代术语来表达就是，双方都同时是投射者和被投射者。所以，津纳（1976）将婚姻描述为一个互动的令人满意的共谋系统。这里的投射性认同是一个互动过程。津纳觉得婚姻治疗的目标是帮助每个配偶重新内化这些被投射的冲突。

津纳觉得投射性认同是个既健康又不健康的过程。投射性认同的程

度不一样，婚姻关系的性质也会不同，可能会从正常的共情转变为明显的妄想： 35

> “在这段连续的时间里，一段特别关系的定位取决于以下三个因素：内化的核心客体关系的质量和发展水平高低；配偶对对方是一个‘独立的而不同的个体’这一体验的容忍程度高低；防御需要的强度大小。配偶双方越能少地将投射模式当做外化冲突的方式，就越能多地凭借这一模式来分享彼此的经历，这段婚姻关系就会有一个健康的结果”（Zinner，1976）。
>
> 雷文斯克罗夫特（Ravenscroft，1991）在婚姻治疗中，运用配偶们在津纳所说的阶段表现出的投射模式，得出夫妻关系进展的轨迹。通过观察他们的幻想和行为模式，他评估出配偶双方传统的投射性认同体系，并记录下它在适应病理性阶段的原始状态。随着治疗过程的深入，这对夫妻呈现出这样的内在互动：进展到下一个发展阶段，然后又退行到一个更原始阶段。一段时间里，这对夫妻在经典的偏执-分裂状态中呈现出投射性认同模式，在下段时间里，这个模式又会陷入抑郁状态。雷文斯克罗夫特描述了这对夫妻如何熬过他所谓的“克莱因位置的循环”阶段，然后渐渐发展到一个较稳定的更高阶段。紧接着他发现这对夫妻的投射性认同模式进展到一个更少病理性的时期。当夫妻承受压力或遭遇创伤时，尤其是那种常见的分离或丧失时，他预计这对夫妻的关系可能会产生退行循环，从抑郁状态到偏执-分裂状态。但当他们能成功地再次获取彼此的投射，并修正对治疗师的移情时，这对夫妻共享的投射性认同体系会伴随着这个病理性适应阶段，而变得更具适应性。

基于“投射性认同”这一个概念在婚姻和家庭治疗中的应用，我们看到它具备了这样一种能量：在个体心理和人际心理之间架起了一座概念之桥。 36

我们看到，关于婚姻的选择其实是被一种渴望与某客体能互补的愿望推动的，而这种选择强化了无意识幻想（Dicks，1967）。所以说，成人发展会继续受到投射性认同的强烈影响。津纳和夏皮罗在家庭治疗中的研究，进一步表明投射性认同会对个体发展产生影响。他们写道："投射性认同在投射被容纳后，导致更真实而持续的结构性变化。关于这个现象的一个很明显的例子是：家庭互动模式会对孩子的个性发展产生影响。"（津纳和夏皮罗，1972）

津纳在最近一个报告中回顾了自己对"投射性认同"概念的使用，他（1989）说投射性认同完全是一个发生在投射者内部的过程，部分自我会与内在客体相互作用。对津纳而言，这是一体现象。相似的内在过程也发生在其他重要他人身上，但津纳说他很难接受那种太神秘的观点：投射会进入另一个人，反之亦然。如果说投射性认同完全是一个内在过程，那么他如何解释自己曾描述并承认过的相互性的投射性认同？他如何解释投射性认同对客体所产生的影响呢？津纳觉得，其中缺失的连接就是行动者。津纳说妻子通过投射性认同的内心过程，影响了她对配偶的认知，并最终导致对配偶行为上的变化。然后丈夫会通过自己投射性认同的内心过程来回应妻子，并也产生相应的行为模式。虽然津纳在著作中曾强调过人际概念，但他在教学中则将重点放在内在维度上，也就是说发生在个体内部。津纳并不认为是自己的观点有所转变，而仅仅觉得自己在投射性认同发生的地点上做了一个区分。

作为一名家庭治疗师，我基于自己过往的临床经验整合了这些家庭治疗研究的贡献，并得出这样的结论：在家庭范畴中，多重的个体过程会被共同的家庭生活无意识幻想所控制，并最终导致个体在人格上对部分家
37 庭生活经历产生认同。同时，这个内在情况被投射到内在家庭的无意识中。家庭中的某个个体会被选为这种投射的宿主或客体，投射的内容主要是这个家庭核心自体中被否认或不被需要的部分。在一个健康家庭中，这种宿主角色由家庭成员们轮流担当，而当这种投射性认同集中并固定在某个成员身上时，他（她）就会产生病理性问题，并且这个病人身上的

问题恰恰正代表了整个家庭的问题——家庭无意识中那些被遗弃的代谢部分。

来自心身医学和性治疗研究的贡献

在投射性认同中，一种遭遗弃的想法、感受、观念、部分自我，或部分客体的投射，会很大程度上导致外在客体感觉或认为自己被被投射的部分占据。但这种投射也可能保持在内在客体里，并在那里得到认同。当投射性认同完全发生在内部阶段时，投射者不是投射到其他人内心里，而是投射到自己躯体里。身体所有部分都会受到影响，并对遭遗弃的投射产生认同（Fairbairn，1954）。让性治疗师和婚姻治疗师尤其感兴趣的是，内在客体是如何被投射到了情欲带的情况。

在婚姻二元的投射性认同中，投射会导致外在客体产生一种心态。我们已倾向性认为这个过程是通过混合那些与投射相关的行为、想法或感受而发生的，但在性情境下，就像在婴儿期一样，更趋向通过躯体而产生投射。在相互投射性认同中，投射者不是投射到内在心理，而是投射到被投射者躯体里，反之亦然。有时为了保护另一个人，投射者会投射到他自己的躯体里。当返回的投射产生内摄性认同后，会直接或间接产生这种投射。这种发生在投射者躯体内部的直接或间接投射会导致投射指向的客体留在自体内部。自体或他人的整个身体会变得认同被遗弃的投射内容，而情欲带（erotic zone）尤其可能成为目标。冲突会以凝缩的形式被投射到生殖器的躯体屏上（Scharff，1982）。阴茎、阴道和女性的乳房都变成了被压抑的拒绝性客体系统或兴奋性客体系统。然后被压抑的客体会直接通过婚姻中的生理之爱得到重返。 38

投射和投射性认同：对它们范围的评论

全部投射和部分投射：摩西和哈尔维（Moses and Halevi，1972）提出了全部投射和部分投射的概念。在部分投射中，被投射的被认为是另一个人的，但并没有返回来。而在全部投射中，它是会返回来的。摩西（Moses，1987）认识到在全部投射中，会与客体有进一步接触，但还不足够充分来构成“投射性认同”。全部投射这个概念，是介于投射和投射性认同之间的投射性过程，这很有用，因为这个概念的出现意味着投射和投射性认同并不是完全不一样的，它启发我们去深入思索投射性过程的范围问题。

“投射到……上”和“投射到……里”：塔尔诺波利斯基（Tarnopolsky，1987）提出了另外一种区分，当投射发生程度较浅时是“投射到……上”，而当投射发生程度很深时则是“投射到……里”，“这时我们失去了方向，变得迷惑，并陷入失去自我的幻想中……这就不得不提到发生在分析者身上的投射，就像是有投射针钻透到皮肤下”。为什么会发生这么痛苦的渗透，
39 就好像皮肤下有感受器一样？换句话说，外部客体不得不体验一定程度的对投射的内摄性认同或被投射的部分会迷失在外部客体中。在这种情境下，投射者会认同被投射部分这样的反应而受到鼓励，就好像被投射的部分是客体的一部分。所以我的观点是，这个“投射到……里”不是不同的实体，而仅仅是投射性认同的第一阶段。

当前关于投射程度的讨论：桑德勒（Sandler，1987）用3个问题来表示他自己对投射性认同的识别和理解：

a. 它是否会反射，也就是说，这个投射是否会有个返回？

b. 自体和客体之间的界限，是前提还是结果？

c. 客体是否被影响了？

关于投射性认同的讨论：桑德勒（1987）提出了我所讨论过的这个概念发展的三阶段学说，它们是：

阶段1：真实客体没有被影响。

阶段2：真实客体被影响了。

阶段3：客体影响了幻想。

在实际发生时，桑德勒标注说，投射与投射性认同不是完全不一样的。拉赫卡尔（Lachkar，1989）提出了完整的两程度说法：“在单元投射

性认同中，一方并没有进入到另一方的投射中。而在双元投射性认同中，参与双方都参加到彼此的投射中。”这种双元的投射性认同仿佛同狄克斯（1967）和津纳（1976）所提出的“相互投射性认同”术语一样。

对定义的总结

我并不能将自己的发现与各种观点都契合，但把对这个概念的不同方面的定义和理解都记录下来，我发现这很有用。通过初步定义这些不同之处，40
以此来区分投射和投射性认同。

投射的定义

弗洛伊德：投射是一种应对本能能量的防御机制，是对外部世界不愉快内在认知的非正常移置方式。

费伦茨：投射是一个将不愉快的体验分配到外部世界的过程。

克莱因：投射是这样一个过程：自我用生理的方式将自己施虐的冲动幻想驱逐到外部世界，比如通过排泄有毒的粪便，投射到母亲或她的乳房上。

桑德勒：投射是指某人将自体表象中不愉快的方面归因到了另一个人的精神表象身上，也就是说一种客体表象。

迈斯纳：投射中，被投射的部分被体验为属于、来自某个客体，或就是这个客体的原因或属性。

科恩贝格：投射是一种正常的防御机制，它包括了：

1. 表达某种不能被接受的内在心理体验。
2. 将这种体验投射到某个客体上。
3. 对被投射的部分缺乏共情。
4. 作为一种有效的防御力量，会和这个客体保持距离或疏远它。
5. 这个客体不会产生相应的内心体验。
6. 与压抑相关，而不是分裂。
7. 这在神经症中很常见。41

奥格登：投射是自我中被驱逐出去的部分——（自我）抵赖不认，而归结到接收者身上。

投射性认同的定义

弗洛伊德：没找到。

克莱因：投射性认同是在偏执－分裂状态下的一种处理客体关系的机制。在早期与乳房的关系中，焦虑的婴儿会将他富有攻击性的、焦虑的感受通过分裂、呕吐或者排泄的幻想方式来排除，并把它们投射到母亲身体里，然后婴儿觉得自己遭受客体迫害，并认同了它。

西格尔：投射性认同是将自体的一部分投射到客体里的结果。这往往导致（自我）觉得这个客体具备了自体所投射的特质，但也可能导致自体变得开始认同被投射的客体。

迈斯纳：投射性认同中，被投射的部分同时也被认同并体验为自体的一部分。（他倾向于放弃这个术语，认为精神结构是内摄和投射过程相互作用的结果。）

科恩贝格：投射性认同是一种原始的防御机制，包含了：

1. 将不能忍受的精神体验投射到某客体上，
2. 对被投射的部分保持共情，
3. 试图控制客体从而保持这种防御，并且
4. 被投射的部分会无意识地对客体产生作用。
5. 它和分裂有关，而不是压抑，并且

42 6. 常在精神病或者边缘性情境下发生。

奥格登：投射性认同中，投射者会主观体验到一种对接收者的独特感受，有关被排除的那些感受、想法或者自体表象。接收者也对这个过程产生影响，并为之改变。

津纳：投射性认同中，自我会改变对客体的自觉，相应地也会改变了自体的意象。通过投射性认同，个体认为这个客体并不是存在于自体中，而好像存在于关系里的另一对象中。

投射和投射性认同之间的各种区分

现在我们可以总结出很多的因素来区分投射和投射性认同了，它们是：

1. 对被投射部分是否存在同情（科恩贝格）。

2. 对客体是否会产生影响（桑德勒）。

3. 客体被湮没的程度（贾菲）。

4. 发生的到底是压抑还是分裂（科恩贝格）。

5. 病理学基础到底是神经症还是精神病（科恩贝格，迈斯纳）。

6. 反移情的忍受程度（沙夫对科恩贝格观点的评述）。

7. 是一体还是二体现象（迈斯纳提出这个区分标准并给与驳斥）。

8. 让外部客体产生某种感受（科恩贝格，威廉姆斯）。

43

有进一步贡献的一些概念

奥格登、斯坦纳和津纳都觉得在投射性认同中，外部客体会被投射到内部的幻想所影响。斯坦纳（1989）对此很坚信，也非常认同这个观点：“至于如何对另一个体产生这些影响的，这点我觉得并不是很好理解，可能这和我们自体的个性有某种微妙的关系，尤其是那些脆弱的部分。”如何对客体产生影响，对这一问题，津纳认为：行为是一个必要的媒介。当被问到容纳性母亲是如何与婴儿交流并传递那种预期性认同时，西格尔（Segal）回答说：“我不知道，也许是通过某种知觉性的东西，类似语调等。”

其他一些人则投身其中，透彻地来研究这个问题。克里斯普（Crisp，1986）写道：“接收者身上一定存在某种因素，从而保证它可以接收到投射性认同。”她通过考虑那些会影响客体选择的因素来探索这个问题，但最后得到的文献资料收获甚微，除了克莱因（1955）曾提出过的：投射性认同发生的基础是投射者和被投射者之间的相似性或互补性。克里斯普列出了对投射性认同中的相互作用有影响的各种可能性。这些因素有：

1. 一般情况下，投射者和被投射者之间可渗透的自我界限
2. 只在某特定领域可渗透的自我界限
3. 专注于某个特定领域的可渗透的自我界限
4. 在一个或多个特定领域，投射者和被投射者之间的相似性

44 5. 在一个或多个特定领域，投射者和被投射者之间的互补性

克里斯普没有进一步说明“相似与互补”这两个概念，我认为“相似”指的是投射者自我中被投射的部分与被投射者自我中的一部分相一致，而“互补”指的是投射者自我中被投射的部分与被投射客体的一部分相补充，或反之亦然。

为进一步细化投射性认同是如何引起及被接受的，我转向研究比昂（Bion，1959），还进一步研究了拉克（Racker，1968）和博拉斯（Bollas，1987）。

价

我论述的起点是比昂提出的一个概念——价（Valency）*。在对小众群体的研究中，比昂（1959）曾记录下围绕着集体无意识主题的各种显著的性

* 比昂这里使用的“价”本来是化学术语，用来比喻人类像元素一样。价，也称为化合价，是指元素在相互化合时，反应物原子的个数比总是一定的。比如，一个钠原子一定是和一个氯原子结合。而一个镁原子一定是和两个氯原子结合。如果不是这个数目比，就不能使构成离子化合物的阴阳离子和构成共价化合物分子的原子的最外电子层成为稳定结构，也就不能形成稳定的化合物。又由于原子是化学反应中不可再分的最小微粒，所以元素之间相互化合形成某种化合物时，其各元素之间变化的核外电子数目之间必是一个一定的简单整数比。元素的核外电子相互化合的数目，就决定了这种元素的化合价，化合价就是为了方便表示原子相互化合的数目而设置的。“价”这种性质只有跟其他元素相化合时才表现出来，比如说氧元素通常显 -2 价，氢元素通常显 +1 价。当元素以游离态存在时，即没有跟其他元素相互结合成化合物时，该元素是不表现其化合价的。那么，人类在形成团体时，同样会表现出类似于铁元素一样的化合价。这是比昂团体理论的一个基本假设，1988 年挪威精神科医生 Karterud S. 做临床研究，部分证实了其理论的有效性。见 *Acta Psychiatr Scand*. 1988 Oct；78（4）：462-70.The valence theory of Bion and the significance of（DSM-III）diagnoses for inpatient group behavior.——译者注

格特征。为了更好地说明这个，他提出了“价”的概念：某种性格的个体与另一个人之间会瞬间产生偶然的联结，这种本能的能力被称为价。比昂(1959)简洁地说价是“人性格中因为热爱社交而自发产生的无意识功能”。但他这么说还是不能帮助我们足够了解发生的一切，所以我继而研究拉克的著作。

一致性认同和互补性认同

拉克（1968）认为反移情其实是治疗师对病人所投射内容的反应，并在治疗师的无意识层面发生了投射性认同，这种认同有两种类型：

在一致性认同中，这个治疗师会认同这个病人自我中被投射的部分。

在互补性认同中，这个治疗师会认同这个病人客体中被投射的部分。

我已经将这些概念运用到家庭治疗经历中，这其中常存在对家庭群体投射的认同（Scharff and Scharff，1987）。我还把拉克的经验运用到婚姻关系治疗中，并且包括了比昂的“价”的概念以及迪克斯的“无意识互补”这两个概念。简单来说就是，妻子的自体（或部分自体）或客体会与丈夫的客体或部分自体产生联结，这种联结是独占性的或是同时性的。 45

这种联结产生的结果就是一个关于相互投射与认同的指数过程(exponential progression)*,这个投射与认同是发生在夫妻或家庭无意识客体关系中的部分自体和客体之间的。

抽取性内摄

我也发现博拉斯（Bollas’s，1987）的“抽取性内摄”这个概念很有用：(这是)“一个主体间的过程……在这个过程中，一个人侵入到另一个人的心灵中，并抽取了某些精神元素”，留下一个“被剥下的部分自体”。精神偷窃所指的可能是观念、感受、精神架构，比如说超我和部分自我。这样的例子有：当一对父母要为孩子介绍一些性知识时，孩子说：“我知道啦！”

* 根据和原作者通信沟通，此处的“指数过程”（exponential progression）一词，是指投射性认同的过程是一种曲线性上升的过程，双方的投射以快速、激烈的形式迅速膨胀。——译者注

这时这对父母就被剥夺了分享信息和感受的机会，也失去了那部分属于开放式父母的自我；当妻子因为一些不公平因素而在测试中失败时，她发现丈夫竟比她更气愤，这时她就被剥夺了发怒的权利；当孩子犯错后，父母过于急切地惩罚孩子，这时孩子就失去勇于承担责任的机会，也被剥夺了一定程度的愧疚感。在极端的例子中，抽取后可能会“伴随某些心理结构的变化”。在其他例子中，博拉斯进一步说：“当一个人从另一个人的精神层面拿走某些东西后，会在原来的地方留下一个间隙或真空空间，然后他可能会放入一些绝望或同情的感受来替代被他所剥夺的东西。”因此，“每一次抽取性内摄会伴随一定程度的投射性认同。”

所以现在我在桑德勒关于投射性认同三阶段描述的基础上，添加了第
46 四阶段。它们是：(1) 真实客体没被影响；(2) 真实客体被影响了；(3) 这个客体影响了幻想；而我要添加的是 (4) 客体吸引这个幻想。

为了更好地说明投射性认同中这种由客体施加的吸引力，我不得不调用两个概念：“价”和“抽取性内摄认同”。而为了能理解“客体如何被幻想所影响的”这一较简单现象，我需借助“内摄性认同”这一概念，但它并没有被使用好，像很多人一样，我低估了这个概念的价值。在对各种各样观点合成的基础上，我来完成对“投射性认同”这个概念的发展性描述，但在这之前，我需在下一章讨论“内摄性认同”这一主题。

结论

讨论集中在“投射性认同究竟是一体的还是二体的”这个问题上。至少大多数作者都同意：投射是一体现象，但投射是否是个精神病的过程，在这个问题上大家看法不一。在投射性认同的案例中，所有人都意识到这是个人际概念，但津纳虽敏锐地意识到相互之间的投射性认同，但他依然认为投射性认同是一个完全内在的概念；奥格登强调说它既是内在又是人际的，但他并没有对相互的投射性认同进行概念延伸；然后博拉斯则带我们超越投射性认同到它的一个极端：“抽取性内摄”。在投射性认同和抽取性内摄

之间还有一个被人们遗忘的概念：内摄性认同，这是一个独立而有用的概念，它就像投射性认同的一个子阶段一样。内摄性认同提供了一个桥梁，帮助我们看到投射性认同既是一体又是二体的过程。

简而言之，我觉得对投射性认同一定程度的含糊理解，不可避免地导 47
致了这个过程的含糊性。西格尔（1964）认为不同的作者对“认同”这个术语有不同的理解，往往看到双重含义的一个方面，又忽略了另一方面，这让我们很困惑，毕竟人很难在意识层面保持复杂性和含糊性。我觉得之所以对投射和投射性认同的定义难以达成共识，主要是人们对认同各阶段有不同理解。作者们对认同过程的地点有不同看法，究竟认同是发生在自体还是他人、自体还是客体、内在客体还是外在客体上。除了对“认同”有两个含义（同化和命名）外，一些作者觉得认同是自我对投射到客体上的部分的认同，有人觉得是外在客体对投射部分的认同，有人觉得这两部分都包括了。关于投射性认同的讨论，我们的看法都在内在和人际两维度上被我们早期自我与他人关系的个人经历影响，也就是克莱因所说的“偏执－分裂”状态所产生的主要防御——投射性认同。

我的目标是减少“投射性认同”这个主题上的困惑性和误解，而不剥夺这个概念的丰富内涵或导致进一步迷惑。当一位理论家提出自己的观点时，我常感到困惑，因为看起来他又转换概念了，即便我能看到他在一定角度上构建了自己的观点。若不同人的观点得到理解、细化而不是更困惑或彼此争执，我们就能更好地了解“投射性认同”这个概念的复杂性。最后，我会在第四章提出投射性认同其实是一个概括性的术语，它包含了内在和
人际两个维度上的各自的互补性过程。 48

第3章

3

被遗忘的概念——内摄性认同

在精神分析的临床设置上，对投射性认同过程的讨论要远远多于内摄性认同。患者与治疗师之间的投射性认同过程被启发运用，我们对反移情的理解也随之增加。那么，为什么内摄性认同不是一样有用呢？对病人和治疗师而言，内摄性认同意味着什么？这里，那被批判的矫正性情感体验的幽灵（Alexander et al.，1946）伸出了它丑陋的头，没有一个治疗师愿因此被指责，所以患者对分析师或治疗师客体的内摄性认同的可能性就没有被重视。但忽略内摄性认同还有更深层而被压抑的原因，也就是说，为了避免认识到分析师也会内摄性认同他的患者们。这些内摄性认同的“价”，如果能被察觉到，可能会比那些在煽动性投射性认同中被激发出来的“价”更有启迪性。

分析师准备好为自己的个性带给治疗过程的影响而承担责任了吗？他准备好超越传统对反移情的运用而深入到主体间领域了吗？他是否愿意探索自己的内在客体关系、性和攻击感受，及他身心的潜在风险，逃脱患者角色而进入到自我分析中？我觉得我愿意，但我越努力去看，看到得越少。

渐渐的，我工作过的一些个案模模糊糊地提供了些例子，我希望在这章和整本书里用这些例子来阐述我的观点，但是在分享这些观点前，我需要重新回顾一些有贡献的理论架构。

内摄

“内摄”曾被称为“心理分析中最有用也最神秘的概念”(Meltzer, 1978)，然而“在心理分析文献中对内摄性和内摄的研究远不能和投射性和投射相比”(MenziesLyth，1983)。弗洛伊德同类相食的内摄选择性认同及超我形成的概念，克莱因对无意识幻想和内在客体的描述，都为内在世界发展的概念化提供了模型，但即便把这些都集合在一起，依旧很难解释孩子是如何对外在客体产生体验的（Meltzer，1978）。

欣谢尔伍德（Hinshelwood,1991）在他对克莱因学派概念解释的词典中，用 30 页来介绍投射性认同，却没有在目录中出现内摄性认同。他确实提到了内摄，但是整个治疗过程中这个内容仅仅占了 3 页的篇幅。他描述了内

50 摄的两种可能性：

“对外部客体认同的内摄（内摄性认同)”与“对客体不认同的内摄，如超我”。您是否注意到，内摄性认同仅出现在圆括号中，我觉得这限制了它的重要性。欣谢尔伍德在他精彩而广阔的内在客体治疗中，提到较常见的自我认同，但对内摄性认同的重视程度甚至还不及将其放在圆括号中。他写道:“这种很顺畅的认同安排(内摄性认同)表明内在客体是适合自我的，并得到认同，以身份认同、态度、角色等方式保留下来。”（内摄也可能没得到认同，这种情况下它们就以异性客体的形式居住在自我中。）我觉得欣谢尔伍德的词典精确地揭示了克莱因学派对内摄性认同的使用，但同时又缺乏对这个过程机制的描绘。欣谢尔伍德还观察到:“令人惊讶的是，内摄这个术语与投射有关，还作为投射的镜像，但其历史和含义却与投射非常不一样，且问题少多了。”

我同意投射和内摄是不一样的，但内摄并不是问题少多了，除非这

些问题已被忽略。迈斯纳（1987）是同意这个观点的，他说“虽然内摄机制并不那么明显，但显然我们都忽略和低估了它的重要性”。他引用西尔斯在偏执–分裂阶段提出的投射和内摄的重要性：“内摄虽不那么容易被观察到，但它依旧很重要。患者处在一种潜伏而慢性的危险中，也就是说，患者不仅生活在危险的外在世界里，也同样承受着体内的某种内摄，但他并不知晓。这些扭曲的认识存在于自我外，却侵入到自体中（患者会慢慢意识到它们的存在）。”在神经症患者身上，内摄甚至也很难被察觉到。 51

孟席斯–莱思（Menzies-Lyth，1983）写道：“投射似是被偷了灰光：有时显得更兴奋，更有创意和明亮，帮助我们理解那些正常或病理的发展。”她还说内摄被忽略的原因，来自患者对分析师自恋选择性内摄的干扰效应，在这里我还要补充说明的是，分析师的自恋其实也会影响到患者会发现什么东西进行内摄。换句话来讲，分析师在内摄性过程的发生前后都在稽查，因为他在自体中得到了满足。内摄–投射中内摄的动力过程看来还在无意识当中，所以它还没被作为研究客体。我们将在第 12 章中进一步讨论其中的原因。

认同

在进一步探索内摄概念前，我想退回一步，仔细考量“认同”这个概念。在心理分析中，认同是一个主体被另一个人的某些方面同化的心理过程，并根据对方的某些模式，整个主体或部分主体会发生转变（Laplanche and Pontalis，1973）。也就是说，这个主体在某些重要方面会趋向于认同另一个人。拉普朗什和彭大历斯（Laplanchc and Pontalis，1973）将“认同”分为两种：异体倾向向心认同和自体倾向离心认同。异体倾向向心认同是主体认同自体对他人的认同，而自体倾向离心认同是主体认同他人对自己的认同。两个明显不同的回应可用来区分这两种认同，这也被海曼（Heimann，1951）用来区分内摄性认同与投射性认同：“内摄性认同中主体的自我变得像客体；

投射性认同中，客体的自我变得像主体。”

52 在弗洛伊德的著作中第一次出现了“认同”这个概念，当时是为了探索导致癔症症状蔓延的模仿因素时使用的。但他意识到，认同并不是简单的模仿，而是主体自我对客体的同化，这种同化作用建立在主体和客体之间分享无意识幻想层面的相似之处。

结合和内摄

弗洛伊德（1912）通过对原始族群的研究发现，儿子会吞噬父亲从而实现对父亲的认同。后来在研究哀痛和忧郁症时，弗洛伊德（1917a）发现主体会用一种心理模式来认同丢失的客体，这发生在口欲发展阶段。在 1912 ~ 1917 年这段时期，弗洛伊德的论文主要描述了主体是如何用口欲结合或同类相食的力比多表达方式来吸纳客体，从而实现认同。他并没有用“内摄”这个概念，虽然 1915 年时他曾用过这个概念，并说是费伦希第一个使用它并让它推广的。费伦希将内摄看做是一个神经症患者会感受的过程，他（1909）写道：“神经症患者不能自主地将外在世界的一部分尽可能多地吸纳到自我中，并把这些变成无意识幻想中的客体……每个人都可能陷入这个过程中，和投射相对的，这个过程叫内摄。”费伦希然后对“内摄”下了一个定义：在内摄过程中，自我建立了与客体的关系而形成了内在客体。然而拉普郎什和彭大历斯（1973）批评费伦希缺少对内摄的详细描述，他对内射的外延界定超出了移情范围，他也把“投射”和“内摄”这两个概念弄得很让人迷惑。欣谢尔伍德（1991）在同样的论文中阐明了内摄和口欲冲动的联系，及口欲冲动和投射之间的联结。

弗洛伊德（1915）这么描述自我的内摄：“因为呈现的客体是自我的快
53 乐源泉，所以自我会把这些客体都吸纳到自体，也就是‘内摄’了它们。”关于投射的主体，弗洛伊德（1915）这样补充道“而另一方面，它也会把令自己不愉快的东西统统都排出去”。

弗洛伊德对他人关于认同的研究不是很满意（1933），因为相比较他

1921 年所提出的充足而简要的观点，这些研究并没有什么突破：“首先，认同是与客体产生情感联系的一种原始形式；其次，在某种回归形式下，它变成了某个有力比多联结的客体的替代，也就是说，通过内摄，客体进入到自我中；第三，它会演变成一种新的知觉模式，并与其他一些没有性本能关系的客体分享它”。他所说的“认同”，或亲本的客体就是（1）与所爱的、所恨的、所景仰的或相竞争的客体间产生联系的一种方式；(2) 是被丢失或放弃的客体的替代；(3) 与新的不乱伦客体产生联系的一种方式。当弗洛伊德在有关群体心理学的论文中写下这些观点的时候，我总觉得他已经站在发展客体关系理论的边缘了，然而他却转向坚定地建立与无意识冲突治疗相关的理论，并提出了很多伟大的专业技术。尽管如此，我还是觉得要在他提出的有关“认同”的观点基础上，进一步丰富和深入。

到 1921 年，弗洛伊德在表述客体被遗弃或丢失后的一些早期发现时，已经更经常使用“内摄”这个概念而非结合，自我通过认同和内摄被丢失的客体，从而替代丧失客体。丢失的客体可能是父母中被爱的一方或是相竞争的一方，但更常见的情况是，孩子内摄的不是父母客体一方的全部特征，而是无意识地选择双方的部分特征，并认同各种各样或景仰或拒绝的特征。客体关系理论中有这样的观点，在这种动态的关系中，无数不断增长的部分认同构成了最后的性格认同。但弗洛伊德则简单地认为自我放弃了丧失 54
客体后会在自体产生部分变化。“用这种方式，”弗洛伊德（1921）的论述又回到内摄概念，“自我用客体的部分特质丰富了自己，它把客体‘内摄’到自体，就像费伦希所说的那样”。然而自我并不总是被丰富了，当自我付出一定代价而被内摄的客体又被高估时，自我可能反而枯竭，这引发弗洛伊德提出这个问题“客体是否代替了自我或理想自我”。

这让我们的关注点发生转变：从自我发展中内摄扮演的角色，到超我形成中内摄的贡献。内摄也是孩子在意识层面上建立父母理想化的观念、规则和要求的方式之一，这构成了超我，形成于处理俄狄浦斯情结的俄狄浦斯阶段的末期（Freud，1924）。即便如此，超我也不是简单地从父母的特征和价值观上内摄来的。弗洛伊德强调孩子是如何回应父母表现出来的特征的，所以孩子的超我绝非是父母对孩子实际要求的复写而已，而是建立在每个个体富有创造性地应对俄狄浦斯情结、内摄接受到的父母规则及对应产生的独特应对形式上，所以内摄也是超我发展过程中的一个重要机制。内摄与认同的完善程度会随着孩子年龄的不同而变化：对初学走路的孩子而言，在孩子能记住他不能做什么前，妈妈一定要在跟前；而性潜伏期的孩子在妈妈不在场时也能记住妈妈不许自己做什么；青少年则知道了是否要听从自己的需要。这些带着父母规则的内摄性认同会变得越来越安全，直到它完全变成一种无意识。

客体关系理论认为，内摄在超我发展过程中有很重要的作用，但也有人认为人性格中的超我功能在前俄狄浦斯时期就开始发展。婴儿当然也会
55 用发出要求的形式来应对父母的要求，比如喂养习惯、入睡和觉醒模式、大小便训练，所以客体关系理论坚持认为早在口欲期婴儿就开始对要求性和控制性的父母体验产生内摄。当婴儿怀有矛盾的情感开始关注深爱着的母亲及养育自己的母亲的乳房时，超我就开始形成了。母亲和她的乳房这时也是婴儿攻击的客体，婴儿为自己的攻击力感到焦虑和抑郁。这时正在形成的超我相比俄狄浦斯时期的超我较少有调整性，因为口欲期残暴的冲动具有决定性的影响。弗洛伊德有一个观点，婴儿对通过与父母对抗反向形成的父母要求的内摄是有条件的。与此类似，客体关系理论强调对父母客体的某些方面产生的投射和非认同作用。早期形成的超我会伴随着口欲期对乳房残酷的攻击，以及在俄狄浦斯时期产生的对父母想法和对孩子看法的内摄性认同发生改变，这时对父母身上不认同的部分还会有进一步投射。在内摄和投射共同作用下，婴儿会有选择性地内摄父母的某些方面，然后创造性地解决俄狄浦斯情结，最后形成自己相应的性格。

费尔贝恩（1952，1954）坚持认为由于婴儿会产生不可避免的抑郁，内摄一定会在所有心理架构上发生，即便遇上一个好妈妈。海曼（1973）则引述了克莱因的观点,内摄和投射都是“自我的基础,是自我产生的工具”。克莱因（1946）和孟席斯－莱思（1985）都清楚地提出了对存在客体的内摄和内摄性认同，而非弗洛伊德所说的仅仅是对丧失的客体，这是自我发

展的基础，相比较海曼（1973）提出的“内摄会导致超我的形成”这一观点，前者更容易被接受。

在口欲原始性的绝对控制下，婴儿对这个世界所有的知觉都来源于喂养它的母亲。通过对乳房的吮吸和吞噬，婴儿内摄了乳房，并且还通过将 56
新的客体都塞到嘴里的方式来内摄所有其他客体。海曼觉得婴儿这种模仿行为并不是仅仅是一种模仿本能，而是对客体产生优先内摄的证据，是当前模仿行为的一种模式。

桑德勒（1987，P.10）建议我们要分清内摄作用的三种含义：(1）吸纳外在世界；(2）构建孩子幻觉世界中的某个重要客体；和（3）形成超我（会被投射和其他扭曲的幻想而改变），在孩子的意识里建立父母客体作为他的超我。

在自我心理术语类中，桑德勒（1987）是这样给内摄下定义的：“一种无意识伴随着内在‘幻影’而建立，常被看做内在世界的一部分，与某个人的自体表象相对。”他承认通过对内摄的认同，自体表象有可能被改变。

然而另一方面，费尔贝恩（1954）却认为内摄是一种特别防御，是自我的第一个防御。当外在客体让自我感到太痛苦而无法忍受时，内摄就发生了，外在客体作为一个拒绝性的内在客体被内摄，从而被压抑。内摄是应对那些感觉不舒服的客体的方式之一：把不舒服的客体吸纳进来，通过将它赶出意识层面的方式在内在心理上控制它。这个机制通过抛弃掉那些不要的客体部分，保持了好的未受污染的客体。费尔贝恩觉得内摄作为一种应对沮丧和无助感的防御机制，对自我结构的形成很重要，但他很少提到对早期关系中好的方面的内摄，我觉得这是他在理论上的缺陷（Scharff and Scharff，1987）。但通过进一步阅读，并与戴维·沙夫博士进行探讨后，我渐渐修正了自己的看法。沙夫相信那些令人满意的体验也被内摄了，因为婴儿是被预置好就是通过内摄所有体验来建立心理结构的。现在我这么理解 57
费尔贝恩的观点：对好的客体体验，婴儿也会产生内摄来填补其内在的空虚，只是这种内摄不是首要的。萨瑟兰（Sutherland，1963，1980，1989，1990）作为费尔贝恩理论的主要说明者，他认为中心自我吸纳了那些好的体验而非压抑它们，这些好的体验就作为理想自我在意识上表现得很活跃。萨瑟兰还在教学中强调，婴儿是通过感受到母亲在喂奶时深情凝望他的眼神，接受到那种好的体验的。如此这般，内在世界被构建起来。

孟席斯－莱思（1983）同意说内摄的结果是形成了内在世界，但是她不觉得这就是内摄的目的。她觉得内摄的目的与“意义、安全、安全性和应对焦虑的防御”有关。在心理分析的过程中我们可以来研究这个目的，因为这时我们能观察到在什么情景下知觉到的客体会被内摄。为达到这个目的，婴儿会内摄并投射那些不要的部分，再对修改后的客体印象进行内摄，然后就形成性格。孟席斯-莱思还探讨了有些婴儿在面对那些坏的客体时，会陷入这样一个困境：到底该内摄什么呢？究竟是不内摄而饿死还是内摄坏的部分而被毒死？那些生存下来的躺在分析师的长躺椅上的患者，往往都选择内摄而中了毒。内摄并不仅仅是对自体里矛盾的坏客体的一种防御，同样也是拥有客体的方式，毕竟有总比没有好，至少得保证有东西来构建起自我的内在心理结构。

在治疗中我们发现患者会用各种方式来应对内摄性认同，从而产生了两个极端的结果：

1. 对治疗师或治疗体验的抑制性内摄性认同
2. 对治疗师或治疗体验绝望而不加选择地内摄性认同

58

与抑制性内摄相关的是：

1. 害怕已投射到治疗师身上的部分再返回来
2. 害怕治疗师的客体会投射到患者身上（Menzies-Lyth，1983）

不加选择地内摄性认同

那些面对治疗师或分析师会不加选择地内摄性认同的患者们，一般都不愿直接吸收和接纳所提供的东西。同时，他们还常通过内摄性认同使咨询效果看起来很好，从而削减咨询量。然而，这种内摄性认同会破坏和阻碍分析师潜在的认同模糊性得到治愈，这让治疗本身的重要性让位于患者的内摄性认同。分析师作为一个模糊的客体，在与患者的关系中保持某种未知，从而使得患者自体的某些部分与他人关系的模式能被挖掘出来。这种未知性导致焦虑并刺激成长与学习，但有些患者无法容忍这种模糊性。他们用不加选择地内摄性认同来创造一种错觉——我和分析性客体有同样的（对分析内容的）了解和感受。患者用这种方式应对由分析师和内在客体的未知而带来的焦虑感，这似乎让他们在分析空间中得到了保护（De Varela，1990）。

对理想客体的内摄性认同

> 芬德利夫人已接受治疗好多年了，因为她有自杀意念、低自尊、对她的孩子们乱发脾气及较严重的抑郁。她挖掘出了被自己深深压抑的童年受虐记忆——那些来自身体和性的虐待，而施虐者就是她的母亲——一个有严重自杀倾向、混乱而酗酒的女人，母亲对自己弟弟、丈夫还有儿子的死带有额外的罪恶感和压力。 59
> 从10岁时父亲去世，到18岁离家，芬德利夫人一直和母亲呆在一个房间。芬德利夫人很崇拜父亲，但她挖掘出了自己对父亲强大的怨恨，因为他没能保护她免受母亲的伤害。从祖母那里，芬德利夫人感受到伟大的母爱祖母是一位有强烈宗教信仰的女性，也很崇拜患者。

作为一名治疗师，我所做的很难被看做患者祖母的移情候选人。即使在她经受痛苦而出现难受的腹部症状时，这意味着她又重新体验到被虐待（母亲曾对强迫她使用灌肠剂和灌洗器非常感兴趣，母亲就是以这种形式对女儿施虐的），芬德利夫人还是把我当做一个温和的客体。我希望芬德利夫人把我的解释体验为一种侵犯与堕落的行为，虽然在一些重要场景中的确发生过几次，但大多数情况下她还是保护我免受移情影响，那本是我工作注定要承受的刺激。

对那些虐待性投射，我保持着中立的态度，她没有迫使我改变，还主动让我保持中立的位置，却在对家人或同事身上描述着那种设定。实际上，她对母亲的攻击性认同已经达到一定程度了，即便这种动力驱使她冲孩子们大喊大叫，但她却不会这么来对我。她一直有受害者认同：觉得自体就是个受虐的孩子，但她很少觉得被我伤害到。她的移情主要表现为对现有关系的处理和分析上。

她的移情神经症试图避免在与我的关系中，重新体验到父母客体的虐待，她在我身上注入的是一种理想化的移情就像她那个祖母。同时，她也在理想化幻想中把我塑造成她未曾有过的母亲，她保护我也就是保护这个幻想客体。到目前为止，她最强烈的认同是对她深爱的祖母。芬德利夫人

60 对理想客体的内摄性认同，一定程度促使她增强自我力量，从而避免发展成边缘性人格结构。她把我内摄性认同为一个如此理想的客体就像她的祖母，这产生了积极的作用，有效防御了投射性认同的返回：把我当做坏母亲客体。而在分析中我们得知这个坏母亲客体早在她童年时就分裂了。

芬德利夫人的防御是如此成功，3 年后她实现了所有的治疗目标并想结束治疗。她不再害羞、抑郁和充满挫折感，作为一名义工，她表现出色，在大学里她成绩优异，甚至她还参与一个话剧的演出。我对她的进步感到十分惊讶，也常回想起帮助她一起度过的那些很棒的分析和治疗时光，但我总感觉还不够，还有很多要处理的。之所以会这么认为，主要是因为我没有感觉到自己被利用，或更准确地说，我没有感到在她移情下自己被虐待。我的治疗效果和治疗抱负似乎停滞了，但我不想去评判她该制定什么样的目标，也不想她来适应我所认为的完整分析工作。我很期待治疗取得进一步发展，也许能看到一些突破而圆满结束。芬德利夫人告诉我，她的丈夫表扬并鼓励她，觉得她已经准备好来结案了。她乐观地说，我不久后就能结束对她的分析。

第二天，芬德利夫人被自己那个恶毒的邻居给惹恼了，那个

邻居当着很多人的面数落芬德利夫人最小的女儿的举止不当，还怪她没有管教好自己的孩子。鉴于这个邻居以往类似的行为，芬德利夫人尽量避免和这个邻居起冲突，因为担心这个邻居会引发自己病态性的恐惧情绪。这一个邻居会让芬德利夫人想起易怒的母亲，忍不住把两个人做比较。当知道了事情的来龙去脉后，其他邻居们都不相信这个抱怨的人，而支持芬德利夫人。可是芬德利夫人不能当做什么事情都没发生，她觉得像被母亲攻击了一样，陷入了深深的抑郁、退缩，还企图自杀。她打电话向丈夫求助，丈夫安慰了她却没有立即赶回家。因为丈夫的忽视，她感到十分愤怒，但她并没有给我打电话。她是否也会对我同样很生气呢？这个让她想起母亲的邻居，刺激她，让她很愤怒，而一如往常的，她总是保护我免受她的移情攻击，转而投向丈夫，却感到丈夫像母亲一样忽视她。 61

内摄性认同在艺术中的升华

芬德利夫人在一个犹太人优秀市民机构中心做义工，并在一个话剧中扮演母亲的角色。这位母亲经营自己的家族事业，并和母亲一起生活、工作。虽然很多时候芬德利夫人是一个比较害羞的人，但这次她却突然很享受自己成为焦点，可是当这个话剧演到第三场时，芬德利夫人突然止不住地不停咳嗽。

"我扮演的女人真的很爱她妈妈，"她说，"这点我也一样，但不一样的是，她妈妈也很爱她，并且真的很尊重自己的女儿，这点和我差别很大。对我而言，这是一个很棒的机会，可以感受那充满爱意和真诚的母女关系。当然，我只是在创造这种关系，因为我无法像导演建议我的那样，从和母亲相处的亲身经历中汲取记忆和经验，我不得不回忆和祖母在一起的日子。总而言之，这种感觉真的很好，但某种程度上似乎太好了。我开始不停地咳嗽，最后我们不得不在舞台周围都放上盛满水的玻璃杯。在一个场景中，我们要一起整理蕾丝边的小衣箱，这是个很温馨、甜蜜的场景，它让我想起了祖母，因为她就非常喜欢穿有蕾丝的衣服。当我看到蕾丝的时候，我就开始咳嗽。”

芬德利夫人内摄了那个舞台妈妈，这个过程让她很愉快，但似乎感觉太好以致她与祖母的关系和她与母亲的关系融合到了一起，她不得不用咳嗽的方式来排出后者，而咳嗽也正是她那爱抽烟的母亲的特征之一。母亲，这个原始客体展现出了自己，一定程度上也受到排斥，避免毒害患者的好
62 客体。但芬德利夫人的咳嗽对于她流畅的表演是一个威胁和阻碍，如同她移情而唤起的母亲，对于她在话剧中的内摄也是个威胁。

内摄性认同和抛弃

最后的记录。在接下来的一次咨询中，芬德利夫人非常兴奋地说起她公演的那个晚上。

我觉得自己很享受呆在那儿。我总想:“节制的规则太可怕了！非常遗憾，我必须保持距离。”

芬德利夫人继续说，她最好的朋友没来看她演出，她很失望。出于一种反移情，我问她对我没能去看她的表演，她会有什么感觉？她承认她曾想过我是否会好奇来看看，但她并没邀请我，因为觉得我不会跨越我们关系中的距离。之所以这么认为，她说是有根据的：有一次，她与我探讨一部电影时问我是否也看过，我说这是我的个人隐私，我不会回答的。（这是她对我所说的扭曲的认知。实际上，我觉得她真正想问的是，我是否知道她分析中讨论的每一部电影，因为她总对自己所说的有效性和完整性没自信。我解释说，我倾向不作答，因为我想要探索的是她的想法，而不是我的。）基于这段移情的过往经历，我指出她希望我看过她演出，因为她觉得自己的说明似乎不能很好地传达这次演出。

“当然的！”她肯定地回应。“我从没有过自己够格的感觉。

> 当母亲来学校看我们合唱队演出时，酩酊大醉的她总是那么引人瞩目，而我则缩在女低音的人群中。这次我可是领唱。我从来不会把你看做母亲，因为我觉得你更像是个不断停止、重放的录音带。”

这个移情是对我进行了很大程度上的非人化，但我没有感觉自己被关在外面，因为我对被当做录音带很感兴趣，我很想把它倒回去再好好研究和学习。我很开心有机会再重拾错过的一些机会，也许这次就是一个新机会，帮我看清她因为想靠近我而构建的防御。 63

> 我说她没有意识到自己多么想我来看她的这场演出，因为她是这次演出的明星，完全能胜任这个戏剧性的角色，而且她自己的感觉也很好。她希望我充当一个好妈妈的角色，目击和验证这一切。她把这样的想法投射到我身上，接着我也觉得自己想去看她演出了。她还告诉我，她有为这次演出制作了专业的视频。
>
> 所以作为一个录像，我就在那儿了！我想象自己去看那个录像。作为一个治疗师，本身也是个演员，我很想去看芬德利夫人的演出，那是一种很自然而然的感受，而不仅仅是满足患者。错过观看她的演出，我没有感到什么压力；我也没表现得很想看这个演出或视频，而只是想利用这次机会触摸她的那份渴望：想靠近我。

这是一个相互内摄性认同的例子。我很开心把剧场作为媒介来体验这个，它为我们进一步去体验内摄和投射性认同提供了一场预演。直到这次，她的治疗才有了突破，之前因为理想化移情的投射，阻碍了我有机会去接受她坏客体中的拒绝性和兴奋性的投射，并对这些投射进行内摄性认同。这让我一直感觉到我和她之间缺少什么东西。我的反移情一直处于一种部分性被阻隔的内摄性认同的状态，因为大量的内摄性认同在移情中表达了。

内摄性认同和对投射重返的恐惧

在接下来的案例里，治疗师最初被投射性认同为一个坏客体，后来治
64 疗师被内摄性认同为一个好客体，这样让治疗取得进展。然后，这个好客体就一直被不断品尝和依附，这反倒变成了一种防御，用来对抗之前对客体的投射重返（回意识层面）。

好感觉的内摄

柯林斯夫人（第9章也会提到她）曾对我非常愤怒，我说什么都对她没有帮助。她来咨询是因为她把女儿看做自己未来的证明，并看做是我未来的证明。持续一段咨询后，柯林斯夫人变得没那么抑郁了，而她女儿的情况也很稳定，不需要任何咨询。柯林斯夫人开始变得不那么悲观地讨论事情，并谨慎地觉得我还是有帮助她的潜力的。她最大的孩子毕业的那所学校的家长组织邀请她参加一个职业工作坊，并希望她和很多其他大人们一起，为孩子们讲述关于职业和工作的问题。她对这个任务很有信心，要知道为了支撑这个家，她工作了整整十年，她丰富的工作经历及所接受的培训正是孩子们想要听的。柯林斯夫人非常努力地准备这个精彩的演讲，她阅读了训练目录手册，重新回顾了她的笔记，并用整整两天来准备关于工作目的的内容。她很清楚自己似乎太过用功了，过于重视这个小任务，仿佛在为市长演说做准备。关于这些，我是这么回应她的：我很理解她在这件事上为何如此付出和努力，因为这不仅仅意味着一场职业演说，更是关于她自己的演说。

第二天，柯林斯夫人告诉我，那番话对她意义深远，我帮助她看到辛苦工作中的积极因素，而没有说有什么不好。她当然清楚自己在准备时过于焦虑，这里面虽然有很多混合因素，但她很高兴我并没有指出来。她曾经是一个很容易就指责自己太愚蠢的

人，但这次她决定不要这样了。她说她做了个梦："我和你坐在那里，彼此凝望。你把手给我，我们的手握在一起。你就这么凝望着我。这些和情欲无关。你只是在告诉我，你对我的理解。那种感觉真的很好。"

65

我意识到这个梦表明柯林斯夫人正处于内摄性认同的状态。以往她是个总被往前推的人，对我所提供的东西，她总要破坏或赋予性色彩，但现在她能够接受和接纳我所传达给她的信息了。这个梦更进一步确认了她对我的内摄性认同，因为我积极对待她演讲这件事。

随着咨询的进展，我发现柯林斯夫人根本不想挖掘她如此焦虑地准备演讲的其他原因，即便她知道还有其他原因。我说："柯林斯夫人，我觉得你想不断品味这次经历带来的美好感觉，做了一件很好的事，并从我这里得到很好的反馈，所以你感觉很好。你不想破坏这种感觉，不想像以往经常发生的那样感觉很差劲。"

"就是那样！"她大声应道。"我今天不想做其他任何事情，这周也不想。我只想着自己多么享受工作，享受做演讲并一直呆在这样的环境中，这和呆在家的感觉很不一样，而后者是我很想逃脱的环境。虽然我还不知怎么做，但那些做什么和到哪儿做的问题只是工作方面的，而不是我的问题，或证明我不合适。"

柯林斯夫人内摄了她和我关系中令人满意的方面，从而发现了自体想要的好客体。她非常想保持住这个好客体，而它也修正了我和她早期关系中的坏客体（见第9章）。柯林斯夫人对我的内摄性认同，让我想起了那些接纳了父母信仰的孩子，他们变得自信而独自上路。

害怕分析者客体的投射

比辛格尔夫人才三十多岁，已是一位女教授兼离异母亲，这

> 4年来她一周4次来接受咨询。她成功应对了厌食症和暴食症，现在是个健壮而美丽的女性，和4年前我看到的那个高高瘦瘦的
> 66 女子判若两人。现在的她会用一种不同的方式来处理分离焦虑，而不仅仅通过口欲途径。
>
> “我说起过，我觉得自己被你搅得很乱，”在这周最后一次会面中她说，“当我离开这里，我觉得很兴奋，尤其是周五，兴奋到我不得不手淫。我很担心孩子们会发现，这对我而言是个威胁。我意识到这点，也尝试着当我在这里时，不要注意它，不要做那个。我甚至不知道为什么今天我还要来这里。”
>
> 比辛格尔夫人继续说起她的首要客体（primary object）：“我妈妈总是人群中最年轻、美丽的女性，我很高兴其他人也这么认为。我记不起爸爸了，他也很英俊。你对我而言很有吸引力。我不知道怎么搞的。”

比辛格尔夫人开始对我产生兴趣，把我当做一个兴奋性、性欲化的客体，是在她注意到一个关于系列公共讲座的宣传广告后，她得知我也会在她主教教区里做演讲。她对我突然闯入她私人的宗教领域非常怨恨。她嫉妒地看到人们觉得我的观点非常有趣，想邀请我给世俗大众/非教徒们也做演讲。她担心我也希望她表现得同样迷人（这出于一种竞争心理，也是她所希望的）。招待我是她的工作，这点她能忍受住，但她担心的是：如果她说了太少或太枯燥的无关细节后，我会不会不要她了。

我的演讲对她的无意识来说的意义是，其他人发现我是具有可兴奋性的，关注我的演讲，这让她产生了母性移情。但她不知道我为什么能让她兴奋，她让我知道，我没有像她妈妈那般迷人的外表：高挑、苗条而光彩照人。也就是说，我看起来并不让人兴奋，只是在联想中是这样。我确信在这部分，我和她妈妈有一定差距，这个回应也是我对患者自我投射内容的内摄性认同，她投射出的自己与母亲客体之间的内容。她也不是那种高挑而充满吸
67 引力的女性，但至少算迷人，然而她却总表现出无助、依赖而过度在意外

在环境的形象。

"直到现在，我妈妈看起来还是非常棒！"她说，"她的穿着让她有很高的回头率，即使睡觉时，她也穿得像个明星。她也想让我这样子，直到现在她还为我买贴身内衣并寄给我。它们都非常合身，那些美丽的内衣和睡袍，贵得我都买不起。我不能把它们退回去，只好把它们都收到衣柜里，然后忘掉这些。丝质睡衣、蕾丝睡袍，这些都不是我要的。"

无论主观地还是客观地说，她那光彩照人的妈妈引发了她的兴奋，并且对我产生移情。比辛格尔夫人突然沉默了好几分钟。我没有想到要说些什么，也没有去想到底是什么阻碍了她继续说下去。

她接着说："我知道我沉默了，也不想听你说。我意识到没有在和你分享我的感受。"过了会儿，她说起波斯湾战争，作为海洋生物学家，当说到伊拉克排的油污染了大海，并对那些鱼儿还有其他海生物有害的时候，她变得很激动。"如果我说话的话，我害怕你也会受到那些黑色垃圾的污染。"她最终说了出来。

我说话的禁令终于解除了，对此我感觉很舒服，我问道："如果那个发生了，你害怕什么呢？"

"那些垃圾可能会让你窒息。然后我就不得不打理这里的所有事情，但恐怕我做不到。你知道的，关于波斯湾事件的整个事态，我们惟有强忍住各种情绪，保持距离，保持含混。"

她的洞察力产生某种联结，我需要作出解释："你一直在我们之间保留了那些有关海湾的感受。尤其是这个周末，你特别感受到了这些感受，在你身体下面，生殖器那里，你把这些感受组织为一种需要释放的躯体感受，因为这样看起来比告诉我你的感受要好。"

"是的，"她安静地同时回应，"因为我能抚慰自己的躯体感受。"

68 她从躯体感受转向告诉我她对我的需要。"我希望能一周5次来这里接受分析，这样我就能更常见到你了，而不必做更多的工作。每次我从你这里汲取了这么多，而我又需要这么做，一旦中断我就会很难受，我不知道怎么办了。"

现在我才了解到，无意识内摄性认同比我原以为的要重要很多。她不能告诉我，她多么需要我，就像她不能告诉她那单身的职业母亲，自己多么需要她一样。同样的，她说不出自己的需要，因为我就像她妈妈一样，根本没意识到自己对于这个看起来很独立、优秀的女性有多么重要。她用来摧毁这座分离的海湾的方式，就是把悲哀转化为其相反面——兴奋——以一种躁狂的防御来保留住我。借用客体关系术语，我会说，她把兴奋性客体投射到我身上，以防御她觉得我是个拒绝性客体，然后对抛弃性客体她就能感到一种可控的、可满足的性的期望而不是不可控的愤怒。对我而言，我需要自问，自己是否在用这个理论防御色情移情所带来的不适感？毫无疑问是的。但这个理论的好处就是，它可以让我们在保持一定距离的情境下，充分体验，而不会完全被淹没。

这种用兴奋替代受伤和拒绝的动力机制，产生于她7岁那年，因父母离异，她失去爸爸。没有了爸爸，让她觉得很痛苦，并转向认为妈妈冷酷而难以亲近，但同时那种没有解决的指向爸爸的俄狄浦斯期的性感受，也转向妈妈了。作为一个阳具性、有迷人外表的女性，她妈妈具备这个价而接受得到。当意识到我是个受邀请的演讲者，这激发了她的恐惧，害怕我也会像她妈妈一样，展现出需要兴奋客体的一面，并产生一种要让她兴奋的幻想。换句话说，她害怕被我对她的投射而征服，就像她害怕母亲客体对她的投射一样。

69 在后来的一次会面中，在一段充满焦虑的沉默后，比辛格尔夫人就和母亲关系中取得的进步开了个玩笑，我跟着她一起笑。接着我突然意识到在她提到的那个油垢下压抑了更深层次的焦虑，那可能对我有影响的。

"我知道自己还有没有说的，因为我担心一旦告诉你，我就不得不和你结束治疗。我要说的会毁坏我和你现在这种关系，会破坏你的。”

“你担心那会带来不好的影响，会破坏其他东西，就像海湾里黑黑的脏乱的油垢。我觉得你想让我知道你黑暗和肮脏的一面，但你又想保护我不要受到那部分的伤害。”我说。

“这么长时间以来，我一直回避不敢告诉你的就是，我会触摸自己的肛门，”她说，“我觉得这让我很兴奋，主要是因为它能带给我控制感。肛门和阴道相比更有界线，不，不是阴道，只是那个开口。它会帮我避免那种开口带来的焦虑。一天我手淫时突然感觉像是别人在触摸我，而不是自己摸自己，那时我突然有了这个不一样的发现。讲了这些肮脏的事情后，我几乎一刻也不能呆在这里了。我感到深深的焦虑，如果继续更详尽地谈论这个，我们如何还能一起工作呢？这是肮脏而低层次的，却又让我很兴奋，我会忍不住幻想你也受污染，然后我们就不得不分开了。哦！也许幻想中的那个人就是你！我也想控制，把你留在我身边，再也不离开！”

这时我才意识到肛门手淫与投射性认同概念的关系，这是梅尔茨提出过的联结（1966）。他说肛门的理想化就是，通过肛门，患者可以将破坏性的感受投射出去。这个公式正可以用在比辛格尔夫人身上。为了避免我对她投射出的破坏性感受产生认同，以及我可能会有的报复，她觉得她必须离开我。我还察觉到比辛格尔夫人将我当做是一个会刺激和渗入她肛门的 70
客体，而最难把握的就是她想让我在她肛门的区域内靠近她。

> 我对她说，“你想要通过传递那些来自你肛门的破坏性感受，来搞得我也很肮脏。发生这样的情境后，你假设我就会决定离开你了，但是你又觉得你的肛门可能是我也想到达的地方，在那里你能保证我的安全，也不会让我离开你。”

肛门自慰除了在投射性认同中扮演它的角色外，它也在内摄性认同中与客体互动。在这个形态中，肛门用来接收对客体的令人害怕的投射，同时又保持客体很好的部分。在反移情中，我感到了一种排泄物的投射，并激发了我报复的情绪，这比投射到患者的肛门里的冲动更接近意识层面。在这些主题上工作时，我发现如果我能够忍受住自己在患者肛门里这一意念——不仅仅是自慰的一个手指而是我整个人——那么我就能帮助患者去谈论那个焦虑-激怒的主体。也就是说，治疗师对患者幻想的内摄性认同对于治疗进程至关重要，但这种内摄性认同同时也对一个人的反应模式有很大的威胁性。要知道，如果只处理治疗进程中一个人对另一个人投射的反应，会容易得多。我想这也是内摄性认同受忽略的一个主要原因。

> 在讲述和分析了一系列梦境后，比辛格尔夫人陷入沉默，这些梦境表明了她要伤害我，而我也想报复她。她暗示她想说的和这些没关。
>
> “你会想原来我一直都在隐瞒，”她带着谴责我的意味说，因为她这么说时给我一种感觉，她会这么想都是我的错，她继续说，“但如果我不隐瞒，我就会想起自己的肛门自慰。”她继续说到那
> 71 些和她妈妈的来往信件。她妈妈寄来的信总是很整洁，都写在很精美的信纸上，而她的则显得很凌乱，因此常被妈妈指责。“当我的孩子很不爱整洁时，我不会生气的，”她说，“妈妈对我的不整洁太敏感了，反应太过激烈。我像是她的什么呢？就是个身体，总被挑剔着。我不要她靠近我，因为我总记得她是怎么帮我洗澡的：她坚持要用手指攥着毛巾来擦我耳朵，结果我耳朵受伤了。这和肛门自慰有某种关系，都是别人帮我做的感觉。我只在洗澡或淋浴时这么做，因为那时我才能忘我而感觉放松。那天我讲了个笑话，你笑了，这让我今天能轻松地说出这些。你的笑让我放心了，这和妈妈很不一样，我几乎从没见她笑过。”

我的笑代表对患者自体的内摄性认同，而相应的，我和她的客体外，都有那个不苟言笑的妈妈。面对客体的投射，我的独立表现成了一种推动力。

但在后来的会面中，患者又指责我的笑，说这对她而言也是一种侵入，这时我的笑又代表了一种对母亲客体的侵入性的认同。

内摄的功能：防御和构建架构

迈斯纳（1987）也强调内摄的防御功能，他写道：

> 通过内摄，在自我中保存与客体的关系，这么做同时也创造了一些服从原发过程的内化性存在，从而留下了其派生品质……因此内摄的防御性操作，是活的一些自体－保存性妥协，但也会干扰自我的整合，这种整合原来应更多通过成熟的客体关系，而不 72
> 是太多由驱力派生出来的……内摄……其防御的侧面倾向于一个内在结构形式的修复过程，在驱力派生的原发过程的组织类型中，同时也防止了更多自我整合的自主性次级过程的突显。

和费尔贝恩一样，迈斯纳倾向于从病理性角度看内摄。

克莱因客体关系理论认为，婴儿通过感官经历体验客体，感觉要么都好，要么都坏。基于这种感官经历，客体关系也就相应被体验为都好或都坏，直到婴儿驱力成熟些了，自我才能进行较复杂的识别。体验究竟归于好还是坏，取决于婴儿的需要、冲动和幻想。（传统独立团体的客体关系理论，通常会关注的是母爱中至关重要的贡献因素，但比昂（1967）和孟席斯－莱思（1985）则关注母爱的双重面，不仅是好的贡献的一面。）如果这种体验是好的，它就会被内摄，如同一种吮吸和吞噬的心理模式。如果这种体验是不好的，那么它就会被投射到客体身上，如同一种吐出的心理模式。这些不同的心理模式导致两种分类：好的/坏的、内在/外在和我/非我。婴儿倾向篡夺客体的那些令人快乐的品质，并宣称是自体的一部分，而对那些痛苦的品质则会持否定态度，并归于客体身上。用海曼的话（1973）说，“有这样一种趋势：内摄快乐的部分，吐出并投射痛苦的部分”。

婴儿在最初时是那么的无助，必须依赖客体供给才能存活，这时他会通过全能的幻想防御那些可怕的困境，而幻想里的内在客体都是让他满意的部分。如同海曼（1973）所说，“他们都属于他，是他的一部分，透过他、
73 因他而存在”。即使是当婴儿吐出一些东西，这也是婴儿的分裂，是和它的身体有联系的，所以外在世界被认为是属于内在世界的。进一步的，乳房作为一个外在客体也在幻想中被结合，这样好的乳房就被占据在婴儿的自体中，并通过吮吸他自己身体的一部分来刺激和记忆，比如说吮吸拇指。在内摄作用下，“这个好客体的心理本体 / 现实是如此强烈，以至于婴儿对喂养乳房的需要会被抑制、强烈而成功地被否定，并投射到外部世界，而被他吮吸的身体部分则通过内摄乳房及渴望的客体而被认同。”

根据比昂的观点（1967），婴儿同时内摄和认同了（1）母亲是个包含了他（她）的焦虑的客体（2）母亲实现充当容器的过程。母亲扮演一个容器的功能：在她的幻想中保持婴儿未经组织过的需要、悲痛，然后对这些东西修整、解毒后再返回给婴儿，这样母亲就成为了婴儿的焦虑容器，而婴儿也认同了她是一个容器。需要特别说明的是：这个容器并非就指婴儿装满了焦虑的罐头，而指一种容器式功能，是母亲和婴儿之间的一种平衡动力操作机制。

比昂提出了一个很特别的幻想特征，他称之为母亲的 α（阿尔法）功能。α 功能是指：母亲吸收了婴儿未经组织和思考的信号，即比昂所说的 β（贝塔）元素，包括：悲痛、需要、爱和仇恨冲动，然后母亲会把这些 β 元素转化为能忍受并思考过的体验，即比昂所说的 α 元素，最后把这些 α 元素返还给婴儿，让它处于较好管理的状态。婴儿内摄并认同了容器母亲在她的幻想状态的 α 功能，并吸收了对他而言无毒的体验，这样婴儿就能储存一些体验了，而不是得通过投射把它们排出去。特别要说明的
74 是，α 功能会把一些感官印象较原始的数据转化为 α 元素，比如梦、幻想或清醒时的想法。

有时候这个容器是不好的，但不管怎样，婴儿还是得内摄，当然一旦婴儿认同了这个不适宜的 α 功能，自己会受到妨碍。然而，婴儿还是需要处理自己未代谢的投射，这是在它与母亲关系中体验到的，也是母亲投射

到婴儿身上的。当母亲的 α 功能不那么健康时，我们假设她所投射的也是没有进行很好调制的。所以在这种情况下，婴儿内摄到的是有害且扭曲的东西。有人可能会觉得，如果这样的话，婴儿就不要内摄，让这些有害的东西无法进入自体。有些婴儿的确是这么做的，但这种完全将自我与现实隔绝的解决方法，会对将来的关系带来很严重的后果。而一种更常见的也不那么激烈的防御是：为了更好地控制这种坏体验而内摄，如此也能保持住好体验中的快乐。

所以根据比昂所说的观点，内摄对创造思考过程很重要。梅尔茨（1978）也有相似的观点，他觉得内摄的刺激就是对食物的需要，以及思考的需要。梅尔茨指出好的或坏的体验所带来的满足感是内摄发生的先决条件。这个循环过程是这样的：婴儿感到饥饿，母亲意识到后喂养婴儿，婴儿觉得很满足。下次当婴儿再饥饿的时候，他就开始预想那个自己需要的喂养乳房，当他得到了这个喂养乳房时，就会知足地安静下来；而如果不是他要的喂养乳房，那么婴儿就会表现得更恼怒了。这样，婴儿在满意或沮丧的情绪状态下，建立起了相对应的想法，婴儿的思考力得到发展。思考，也就是在寻求想要的客体和得到了这个客体间创造了一个桥梁。比昂所描述的内摄，即一个思考的过程，在寻找自己想要的客体和得到了这个客体间创造了一个桥梁，正好清晰地呼应了弗洛伊德对内摄的看法：客体消失后，婴儿在自体里重新创造客体的机制。 75

内摄很少单独发生，因为内摄的内容往往从属于其他精神机制，包括投射。比如，西格尔（1990）描述了一位患者与她内摄客体的关系，并显示这种关系是如何决定患者的两种反应的：首先是面对西格尔的脸，似乎那上面写着真相；其次是试图得到西格尔的解释。在自己内部得到了一些东西后，患者对这些东西变得健忘和忽视，或又把它退还给西格尔。她之所以要遗忘她已获得的东西，是想在内部世界保持对它的拥有，而不会遗落到外部世界去（表现出的症状是：功能性便秘，和写不出东西），然后她就不用去看它了，而实际上它已变成了排泄物，患者就可能又把这些投射到分析师身上。这个患者有能力内摄，但她需要贬低她所给出的东西，通过把这些内摄到自体后，来提高它们的价值，然而她很痛恨自己制造了这些排泄物。总之，她所内摄的是一个被毁坏了的但又被理想化的排泄物客体。我将在下一个自己亲历的案例中，说明一个相关但又不同的动力原理。

一个缺陷性容器的内摄

安迪，是一名个子高高、长相英俊但很闲散的26岁男子。他举止有点无性化，但并不是同性恋那样，因为焦虑和抑郁而来咨询。现在他和母亲、继父住在一起，对此他感到很窘迫、尴尬，然而他自己又没办法负担得起一个住所。他的身体太过虚弱了，不能工作赚钱，而身为乐师常常要半夜为客人演奏的，而他已熬不住了。他太过焦虑，胃部似乎纠结着让他吃不下东西，还对很多食物过敏。这种饮食问题最早出现在他9岁的时候，工作成瘾的父亲在出差路上因心搏骤停而死亡。从那以后，他就开始过度关注悲伤的母亲，甚至比以前更将她依附为首要客体。在他离家
76 上大学期间，母亲遇到并嫁给了现任丈夫，而安迪形容这是一段彼此效忠却情感疏远的婚姻。安迪的抑郁症状影响了他的自我形象，以至于他觉得自己看起来很粗糙。他认为自己的脸是破了相的，因为脸上有一些凸起的粉刺，他忍不住要挤它们，把那些不好的东西挤出来。他对人际互动间的担心正体现在他的皮肤和黏膜界限上。在处理有关我的早期焦虑时，他就是通过一些生理症状来表达的，而不是用言语说出对我以及分析工作的担心。他用让人烦透了的皮肤和肠来内摄我，对他而言这相当于找到了一种与言语对等的方式来和我沟通。我解释给他听，他想从我身上找到一种对他身体像母亲般的关注，他的身体在向我呐喊，让我知道他很难受。在听完我这番解释后，他能把投射到我身上的东西，又内摄回一部分，生理症状也得到暂时的缓和和减轻，并可以用口述的方式说出他的过往和生活状况，特别是那些人生各个性心

理发展阶段。

随着治疗进程的发展，安迪的情感关注从皮肤转移到了肠和肌肉系统上。他关注的不再是挤出不好的东西，而是担心当他吸收好的东西时没有去除掉里面坏东西。对他而言，食物是恐惧而具有破坏性的，并会导致痛苦的腹泻。我问他是否糊状的东西也会导致腹泻。安迪很惊讶听到糊状的食物，因为它看起来已经像是腹泻后的样子。现在我意识到了，他为何把有些食物联系到排泄物了：干李子、葡萄干、巧克力豆豆曲奇或菠萝圈，所有这些对他而言都不可以食用。任何有洞的食物，即便是形状很好的，像百吉饼、瑞士奶酪或凤梨圈，都是要避开的。安迪之所以很难建立起一个整合的躯体自我，主要是因为他无法成功地从喂养母亲那汲取到食物，因为他的食物都被捣碎了，就像排泄物。他说，自从父亲去世后，他就有这些障碍了，也许安迪对母亲很愤怒，因为她在失去了丈夫后变得抑郁，没能为自己的儿子保住父亲；也许因为她找了一个新丈夫而嫉妒她，种种潜在的原因导致，他将母亲做的食物看成“狗屎”。也许他那抑郁的母亲对她不得不去做这些也感觉不好受，由于母亲深陷一种病理性悲伤中，无法分离出来，以致不能去处理自己孩子的焦虑和抑郁。 77

我感觉问题肯定出在更早期，如果还在潜伏期时，这些问题就能得到妥善处理的话，安迪就不会出现这些症状了。如果他的父亲没有去世，并给他还有母亲带来影响，安迪可能就不会出现这些肠胃症状了，而是安稳地生活着。不管怎么样，他的困难的定位区域提示，在他1岁时，母亲在处理她的偏执－分裂状态焦虑时出现了一些问题。很可能在安迪还是个脆弱而需要人照顾的婴儿时，母亲就没有表现出积极而平静的状态，反而是某种程度的不安和虚弱，总害怕被丈夫抛弃，不时担心丈夫会死去，因为他总要出差，不能陪伴在她的身旁。用比昂的术语说，她没有作为容器起作用。所以患者内摄了一个缺陷性容器，而把其脆弱性投射到外在及他身体的表面。他本该内摄的营养受到抑制，还被投射出的怒气和愤怒所污染、破坏，我们能看到其中的关联性，最终导致患者身形瘦削、营养不良。

但内摄和投射不仅仅局限在口欲期或偏执－分裂状态期，在抑郁状态中，强烈的口欲性合并和吐出状态并存（并会持续到俄狄浦斯期早期）。不管怎样，婴儿在抑郁状态中渐渐成熟，当面对客体丧失和感到沮丧时，那些简单的防御比如否定、自以为万能的分裂都不得不放弃了，婴儿变得能够在意识中保持客体，并感受到截然不同的情感：满意和沮丧。令自己满意的客体可能也是令自己沮丧的客体，现在存在的乳房下一秒可能就消失了。
78 抑郁状态的特征就是正反情感的并存，它让婴儿在醒来时感受到强烈的焦虑，因为它现在意识自己可能毁灭或失去母亲。

正如海曼（1973）所说的："在期望能吸纳好客体的同时，也伴随着吸纳它坏的一面的危险，相对应的，排出坏的内在客体也可能会失去它好的一面。"她警告说，这个发展阶段的问题会抑制内摄和投射，阻碍他的发展，或导致他在吸纳和排斥间狂乱地不停转换，从而显得不稳定、喜怒无常及在与客体的依恋发展上的失败。

在俄狄浦斯期初期，口腔、尿道、肛门和生殖的冲动会共存，从而处于一种混沌状态。婴儿感到很沮丧，因为所有这些冲动都会受到来自父母的阻挠，孩子会在原初场景中想象所有这些被阻挠的事情都是父母在对彼此做的，而孩子却被禁止享受。受挫折的孩子希望能加入或破坏这对令人又害怕又满意的父母，是他们把自己悲惨地排除在外。然而出于对父母的爱和需要，这套解决方案被否定了。孩子就寄希望于通过幻想来处理这个原初场景，虽说这些冲动是各种形态的，但都还处在口欲期，孩子会退回到口欲合并幻想。他想象自己有性关系的父母在彼此合并，最后导致二人死亡，而他自己也死了。这个情节让他很害怕，就用口欲合并来处理，他想象的不是合并单个父母，而是将他们捆绑在一起合并，这样那让人害怕的情节就只是发生在孩子身体里了。孩子发现这些想象虽然让他更贴近自己深爱的人而得到快乐，但仍然不能排遣那些被排除在外的嫉妒之情。孩

子对捆绑父母的内摄，让他更贴近同类相食的想象了（就是对他的），但 79
至少他在想象中会一直监督着自己爱的人，并控制着他们可能带来的破坏程度。

这个时期内摄作用会进一步体现在孩子们的性期望上，通过吮吸来和父亲的阴茎合并并从中得到滋养，好像这么做可以替代乳房的作用，尤其是断奶后。和自己的性单元想象相对应的，孩子也会想象母亲合并父亲的阴茎并留在她内部，这么做就为母亲带来持续的满足感和力量感，同时父亲也拥有了母亲的乳房。孩子猜想，大概就是因为母亲拥有这么一个有价值的客体，富有力量的父亲才愿意听从母亲的请求，却不会听自己的。关于合并阴茎的幻想，无论是自体的或客体的，对孩子们都很有意义：对男孩而言，一方面让父亲的阴茎免受自己因为太嫉妒而发起的攻击，另一方面也让自己的阴茎不会受到应得的报复性的阉割；对女孩而言，由于自己没有阴茎（那令人自豪的拥有物），也不能拥有父亲的阴茎，她有一种丧失感和被剥夺感，而这种幻想能在某种程度上减轻女孩的痛苦，并架起了一座桥梁：从对阴道的接纳，到了解阴茎能给自己带来一个宝宝之间。最初女孩会和母亲竞争父亲的阴茎，但后来她会渐渐放弃这种无力的索要，这时她就会转向自己未来的丈夫了。

海曼（1973）是这么总结内摄和投射在自我和超我塑造过程中所发挥出的功能的：

> “在成长的过程中，孩子生命的第一年会伴随统一和澄清过程，而在孩子构建和修正自己的内心和外在世界上，内摄和投射贡献很大，它们会帮助减少孩子的烦扰及相伴随的事物或太过理想化。孩子的无助感和无所不能感，以及觉得父母是神或怪兽的想法变得越来越少，对内在父母的幻想会发生变化：他（她）越来越不会觉得父母是一个自己体内的身体客体，而更多地学习到一些面对这个世界的想法和规则。这样从吸纳一些内容和人而形成的原
> 始观念中，超我系统慢慢被建立起来。” 80

专业术语的区别使用：认同、内摄、合并和内在化

在阅读与“内摄”有关的一些文献中，我发现存在几个术语之间的变换，如同我对“投射性认同”文献回顾时的发现一样。海曼（1973）的文章里很有帮助的地方是：她清楚地沿袭了弗洛伊德对“认同”的定义，即认同是一个同化的过程，自我渐渐变得像被内摄的客体。她觉得，内摄是以一种心理方式来吸入经历和经验的精神机制，其基础是以口欲期具有决定作用的生理模式来吸纳。我注意到这时她的关注点从内摄过渡到了合并（incorporation），但却没有分别对这些机制下定义。从她的文章里可以看出，她觉得合并是内摄的形式之一，是建立在俄狄浦斯期早期的同类相食幻想的基础上。

拉普朗什和彭大历斯（1973）也注意到了这些术语间的交替使用，并指出“‘认同’这个术语应该同其他类似的一些术语区分开，诸如‘合并’、‘内摄’和‘内化’。”他们接着解释说：“合并和内摄都是认同的原型，以某种认同的模式体验到一种精神过程，并伴随一些生理表征（如摄取、吞咽、保持一些东西在体内等等）”。实际上，他们并没有直接区分开内摄和合并，但却细化了这两个概念。基于这些论述，我得出以下结论：

首先，合并指向本能性目标（后来还包括了相关的客体关系），特征是客体在口欲期进入主体体内，并保持在主体内，从而达到三个目的：感受到快乐目标中的满足感、毁坏客体和占有主体的特质。占有所内摄客体的特质，
81 这是认同的一种原型。拉普朗什和彭大历斯也提醒我们，虽然合并是通过口欲模式来表现的，但可能会扩延到其他替代器官上，比如摄取，或保持性的身体部位像肠、阴道，还有不那么明显的皮肤和肺部。

内摄和合并一样，也是和认同密切相关的，它指外在和内在心理机制各个部分之间的一种置换，比如说，自我或理想自我。内摄和身体边界没有直接联系，而合并却会有相应的身体边界。不管怎样，拉普朗什和彭大历斯觉得，结合过程为内摄提供了身体模式。他们说弗洛伊德和其他分析

学者常交替使用“内摄”和“合并”这两个术语。我觉得内摄和合并二者是可区别的：内摄中，接收者感受到这种置换，却没有相应的幻想，而合并过程的特征恰恰就是产生对客体进入的幻想，虽然这种区分在实际操作上并不是很重要。

关于认同和内化，拉普朗什和彭大历斯进行了更主动地区分。他们认为，自我认同了客体或部分客体，而内化了主体间的关系，并将它们转化为内部主体。这种说法对二者在使用上进行了区分，却没有区分二者的机制，就如同作者们所说的，二者太紧密相连、互惠互利了，它们与被占据的客体融在一起、不能区分。拉普朗什和彭大历斯（1973）觉得客体关系理论的一些术语没有得到弗洛伊德或其他精神分析学者的细化和发展，对认同的各种模式也没有形成系统化的认识。他们没有在内摄性过程这个问题上，给克莱因学派带来好的参考（但他们足够重视“投射性认同”这个
术语），让人搞不清他们究竟太重视它们了还是太忽视它们了。他们结论 82
的有效性还受限于：没有对费尔贝恩的著作（1954，1963）进行论述，而费尔贝恩曾尝试在内摄、随之的分裂及被内摄客体抑制的基础上，系统地呈现内在客体关系的理论。不管怎样，他们的讨论让这些被忽视的术语得到更多关注，并提出系统地建立客体关系理论的必要性，从而发展了认同概念。基于这些，我会在下一章对内摄性认同和投射性认同概念提出整合的观点，并在第 5 章阐明它们在发展中的联合作用，且在第 12 章说明治疗
中是如何使用它们的。 83

第4章

投射性认同和内摄性认同的整合观点

4

投射性认同

对“投射性认同”这一术语的理论探索，既有清晰的洞察力，但也有十足的含糊性。我觉得这种含糊性主要来源于以下几个方面：

1. 克莱因散漫的写作风格导致了这个术语在起源上就具有一定的松散性。
2. 西格尔觉得“认同”具有双重含义，而人们往往只接受一个或另一个含义，却很难同时接受两个。
3. “认同”这个术语的含义也没有得到统一：“认同”究竟应该定位在主体上还是客体上，是投射者还是被投射者呢？
4. 投射性认同这个过程固有的模糊性。
5. 理论家们对理论材料产生的投射性认同，及他们个人在处理分离和依恋关系时的方式，决定了他们对投射性认同的态度和忍受力。

内摄性认同

内摄性认同和投射性认同一样，某种程度上都属于难以捉摸的概念，然而它在定义上居然很少有争论。我觉得内摄性认同一般被认为是发生在内部，因此关于它究竟发生在自体还是他人这点上不存在焦虑，也就不会有激烈的争执去探讨它究竟是一体还是二体现象。人际过程的幽灵并没有弄浑这汪“分析的水”，却让内摄性认同概念沉没了，幸运的是这个沉没过程并不是无迹可寻。弗洛伊德认为内摄是客体死亡或丧失后产生的一种吸纳和认同，而内摄性认同概念也认同了这位建立者的话。对这个术语缺少争执，实际上意味着这个定义还没有受到应有的重视和细化，而在这点上，连弗洛伊德本人也觉得很遗憾。

作为临床医学家，只有我们内摄性认同了自己的本能，以及让自我心理学理论得到修改，并与费尔贝恩（1952）、冈特瑞普（1961，1969）、科恩贝格（1975）、温尼科特（1958，1965，1971）、博拉斯（1987，1989）、
85 萨瑟兰（1963，1980）的客体关系学理论或自体心理学理论的发展相整合，内摄性认同概念才能衡量出自己真正的重要性。基于它特有的术语，科胡特（1982）认为，心理分析若想快速发展，“就需要改变：对过去那种伟大的亲本的自体客体进行彻底的内在转化，这样才能取得决定性的发展……我们还必须从对弗洛伊德的研究，转向对人的研究。”

总而言之，内摄性认同概念在发展及治疗过程中，之所以很含糊，也缺少足够的关注，主要源于下面几点：

1. 这和弗洛伊德在处理哀痛时，使用了内摄和认同有关。

2. 以男性为中心的文化中，我们更强调的是排出而不是吸纳。

3. 投射性认同中已包含内摄性认同了。

4. 治疗师的自恋特质，让他们不愿承认自己会对患者产生内摄性认同。

基于我在第 2 章和第 3 章的文献回顾，及多年的个别精神分析、配偶和家庭心理治疗的临床经验，我觉得“投射性认同”这个概念是一个概括

性的概念，包含了一系列的子类型，而内摄性认同正包含在其中。相类似的，内摄性认同也是个有自己独特权利的过程，且受制于投射性认同过程。两个过程都承载了结构改造和防御两个功能。对个体的正常发展而言，二者都很必需，而在病理学上二者也都被夸大了。从健康学到病理学，内摄性认同和投射性认同是相继发生的。86

内摄、内摄性认同、投射、投射性认同

简单地说，发出投射的人，被称为投射者；接受投射的人，被称为被投射者。引发内摄性认同的人，被称为内摄者；而被选为内摄源起的人，被称为被内摄者。

下面是关于内摄性认同的各个步骤的特征：

内摄

内摄者从另一个体（也就是被内摄者）身上吸纳一种感受、想法、部分自我或客体。内摄，可能是形成对外在世界认知的一种简单方式，也可能是在自我或超我中形成内在客体构造的第一步。内摄常被认为是通过口的方式来实现的，但我觉得它也能通过眼睛、耳朵、鼻子、皮肤、阴道以及我在第3章呈现的通过肛门的方式来实现。

认同

内摄者认同了所内摄的内容，从而自我与从被内摄者身上吸纳进来的那部分更相像。在这个发展过程中，最有可能的被内摄者是父母中的某一方。被吸纳的内容可能是内摄者深爱的、害怕的或相竞争的部分，它可能因对另一个人的感受而精确，或扭曲。这个内摄将与其他内摄结合成一个合金、一个新的内在客体。这个客体与自我紧密相连，结果会因为与被内摄者身上的外在客体更像，或反抗它。内摄性认同的目的是：与被内摄者保持联结；因丧失了一段关系而创造另一段新关系；占有一些自己羡慕或嫉妒的好特

87 质；保护另一个人免受坏东西的污染；或替代从而变成另一个人。

精神结构形成

在内摄性认同下，形成自我和超我。弗洛伊德觉得超我是一个叠加的、可修正的结构，充满俄狄浦斯阶段对父母内摄性认同或与之对抗而反向形成的反应。在费尔贝恩的客体关系理论中，当体验到坏客体时，自我中的攻击性、令人生畏的部分会被分裂并叠加，从而保护中心自我免受父母互动中那些难以忍受部分的影响。弗洛伊德觉得，一定程度上这些自我部分就等同于超我结构，但它们在俄狄浦斯期之前很早就发展了。在克莱因理论中，内摄性认同在幻想中对超我的发展有贡献。当内摄性认同了一个坏客体，自体可能会在一段关系再投射时，对这个内在客体和它的代表物表现出很强的攻击性，或自体受到一段新关系中的坏客体的连续攻击。若这种被内摄的内容被超我认同了并得到过度重视，自体可能真的会受到诋毁；而当内摄的客体是一个好客体时，它就会推动形成一个理想的自我，并对自我赋予积极的色彩。

再投射和投射性认同

现在这个过程和投射性认同的各个步骤相关了。

投射

投射中，自体的一部分——无论是自我的一部分还是内在客体的一部分，无论是自体或客体分裂的一种感受还是一种想法，都从内在精神被驱除出来，还被认为是外在客体拥有的。投射就是这样一个精神过程。投射的施行者（称之为投射者）并没有意识到自己对另一个人（称之为被投射者）
88 产生了投射，所以就与这个拥有被自己驱除出的自体的外在客体有一种隔离。这个客体被认为拥有这个特质，实际上它没有。发生的唯一认同就是对这个客体品质的核查或误认。从语义上看，有人觉得投射性认同一定发生了，因为根据西格尔对投射性认同的定义，“认同”一定是以这种固有的形式发生的。但从技术上说，这还不能算做投射性认同，因为它对接受到的投射并没产生相应的独特体验。这个投射未必合适，它可能是偏执者的妄想、神经症的错误知觉，或一个不变投射的暂时而正常的逐出，紧随着会是再内摄。

投射性认同

投射性认同过程中有很多步骤。第一步总是投射，至于它会保持投射还是变成投射性认同则取决于第二步：是否发生对所投射客体的认同，这个客体我指的是外部或内部的客体。如果被影响的客体是内部客体，那么整个过程是内部的。至于它仅是投射还是双重的投射－投射性认同，则取决于被投射的客体是否会对这个过程有主动影响。当被投射的外在客体对这个过程有贡献时，无论是兴奋而应得的积极贡献，还是被拒绝的消极投射，投射性认同都进入到人际维度了，同时客体可能还将自我的一部分投射到主体中，从而创造了互动的投射性认同过程。当所有的步骤都结束了，投射性认同就不仅是一体或二体的现象了，而是多维部分客体的现象，也就是说这个过程中会有各种自体和客体部分参与其中，比如家庭生活中存在的一种、两种或多种人格在潜意识层面互动和交流。 89

投射性认同各步骤具有以下特征：

投射。投射者驱逐出一部分的自体或客体，投射到外在客体身上。投射者觉得这个外在客体具有这些特质，实际上不是，是投射者自己身上具备的。（这是最初的投射，当被投射者认出这些特质或给以命名后，才产生认同。）

客体感应。投射者如此坚定地认定外在客体自体中具有这些被投射的部分，这让外在客体无意识地产生相应的感受体验。

客体的内摄性认同。通过无意识层面的内摄性认同，被投射者会认同投射者所投射的部分。这种感受状态会持续，从而影响到被投射者对投射者的态度和行为。被投射者会有两种态度，认同或不认同。如果不认同并极力摆脱这个“异形”，或内摄性认同的感受，会与投射者的其他感受相互映衬，从而在转换的过程中得到调整，因为被投射者人格中具有识别力和整合功能。

客体的变换。被投射者具有他（她）自己的人格，所以投射者所投射出来的自体部分，被投射者认同并接收到的已和它在投射者内部时的不一样了，在另一个临时寄宿的主人家，它被转换了，无论是好的或坏的，它都被确认，夸大或者缩小。这个过程被比昂描述为一个焦虑的婴儿在幻想中对母亲产生投射性认同的包容力。

客体内摄性认同的类型。被投射的部分自体可能是自我的一部分
90 （部分自体表象）或客体的一部分。换句话说，借用拉克的术语，被投射者的内摄性认同，可能与投射者自体整合协调或相互补充（Racker，1968）。

a. 一致式的内摄性认同。被投射者被诱发，化身为自我的被投射部分（简称自体），然而这个客体仍保留在投射者身上。

b. 互补式的内摄性认同。被投射者被诱发，觉得自体包含了被投射的客体，这个客体与投射者的自我有关。

内摄性认同不仅取决于通常投射的部分自体或客体，还取决于被投射者的价（Bion，1959），即是否能被投射者对投射者投射的部分自体或客体有回应。

客体接受投射的价。被投射者会对某种投射有一个价，它会倾向于接受一定的投射并认同投射者的部分自体。有时候这种价会主动寻找另一个人身上是否具有这个部分，并通过“抽取性内摄”来认同（Bollas，1989）。

自体的再内摄性认同。自体认同或同化自己，对被投射的自体部分进行再次内化、确认或修饰，这时精神结构就会被“黏合”或稍微改变。如果实际接受到的投射就是外在客体所返回的，黏合就是个健康的过程，但若发生了不被允许的改变，它也可能是不健康的。改变可能是健康的，如果这时发生的修改很细微，或者这种改变是基于被投射者对另一个人的他者性具有无意识的欣赏能力上，且能够躲藏并以一种脱毒的形式返回所投射的内容，这样的改变能够缓解焦虑，并减少将来发生扭曲的可能性。改变也可能是不健康的，这时它是以一种完全扭曲的形式返回所

投射的内容，而没有对焦虑做任何修饰，甚至会增加焦虑，或破坏投射者的整合。

91

相互的投射性认同。投射者对被投射者投射的同时，也接受到来自被投射者的投射。这一对投射者－被投射者，是基于一定的价而无意识匹配的，他们彼此认同对方的投射。因为这段关系中不仅是一个人，所以投射性认同是个相互的过程：比如，丈夫和妻子的联结是建立在无意识的互补性客体关系中的；患者和分析师通过移情和反移情而发生联结。同时，投射性认同和内摄性认同密切地联系在一起。

我发现这里有个很有用的医学比方，内摄性认同的工作原理就像成骨细胞，这些细胞忙着造骨，却不太会考虑最后的成品会是什么样的。破骨细胞会打破成骨细胞建设的骨头，但却是严格按照最终设计出的骨头形状来做的。投射性过程也像成骨细胞，打造着最后的内摄形式。伴随内摄性认同，投射性认同也在促成最后的形状这个过程中，扮演主动角色。骨头的最终形状取决于那些较强的助推力，比如发达的肌肉或成长性的荷尔蒙刺激，所以成骨细胞需要全力投入造骨，才能促成好的骨形状的形成。所以在童年和成年的每个发展阶段，内摄性和投射性过程都在塑造人体个性中发挥着重要作用。

同伴关系中的投射性认同和内摄性认同过程

下面这幅图简要说明了一个孩子是如何通过投射性认同和内摄性认同过程，在无意识里和父母沟通的。婴儿为了能让他的需要得到满足，他将自体的一部分投射到父母身上，并从父母身上认同这个部分。父母通过移情作用认同了这个宝贝的需要部分，就知道如何才能更好地喂养和满足他。如果父母没有认同。

92

孩子的这部分，而是拒绝他，那么孩子就会把父母客体体验为一种拒绝，这会让他狂怒不已。如果父母变得很焦虑并过度反应了，那么孩子会把父母客体体验为一种兴奋，这会激发他不断去渴求。这幅图很好地表现了任何一对成长促进关系中两个人之间的内在精神结构——孩子和父母、丈夫和妻子、患者和治疗师，都会通过投射性和内摄性过程进行无意识地沟通（图 4-1）。

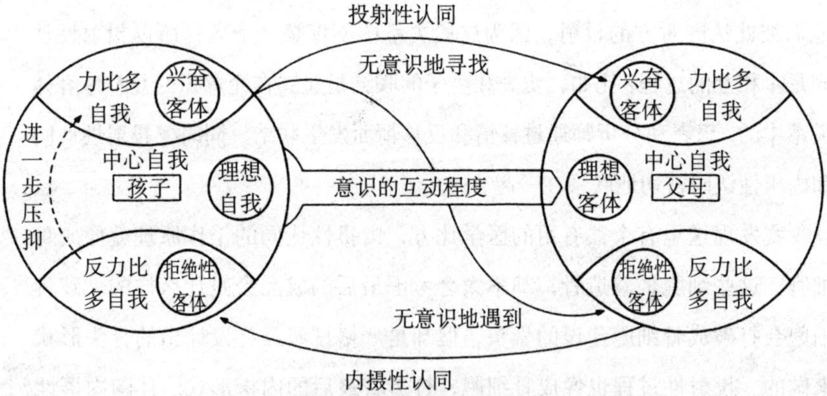

93　**图 4-1　对内摄性认同和投射性认同的整合观点**

投射性认同过程总是伴随着内摄性认同，在更暴力些的案例中，还伴随着抽取性内摄。这些连锁过程正好构成了价的基础。狄克斯（1967）说，配偶们通过价而联结，产生一致性或互补性认同，价决定了他们间的“无意识互补程度”，在这点上，本尼斯特和平卡斯（Banniser and Pincus，1965）是认同的。价的匹配度导致两个人在个性上瞬间结合：发展友谊或坠入情网。价由内在客体关系决定，而客体关系在目前生活关系中寻求表达、重复或治愈（Scharff & Scharff，1987）。投射和内摄间的平衡性，由每个独特个性的客体关系，及与配偶客体中部分自我的匹配度决定。这种平衡的原型可见于父母和孩子间，而新版本则存在于配偶间、老板和员工间、工作伙伴间或朋友间。内摄性认同和投射性认同常在治疗和分析中被忽略，然而它们又恰恰对治疗的进程发展至关重要，因为它们贯彻了一个人一生的成长和发展。

投射性认同在定义上具有含糊性，还引起了很多争论，而内摄性认同却被冷落、忽略，都是对它们共享特质的巧妙回避。为了应对它们，我们诉诸于分裂和压抑。投射性认同被投射到文献著作中，而内摄性认同则被压抑了。这两种作用都是无意识过程，在生命最早期时的一种原始沟通形式，那时我们还不会说话，不能思考，所以我们该如何才能找到适合的词来描述那段经历呢？实际上，那段经历里可能没有任何想法、记忆，仅仅是一个精神结构。基于这个精神结构，我们试图理解投射性认同和内摄性认同，而发生这两种作用后，这个精神结构也改变了。因此当我们发现对一个人的见解会随着时间的迁移而改变时，你不必惊讶，而一个作者也可能渐渐地推翻或收回自己最初的见解。也许我们在共谋：通过一起强调投射性认同，而压制内摄性认同，或能压制此过程中的不一致、矛盾性、混淆及沮丧。 94

我们对克莱因的灵感充满感激，但同时也感到困惑，这是出于一种嫉妒，到底有多少关于投射性认同和内摄性认同的东西我们还不知道，贪婪的本性让我们想知道得更多。这些概念十分脆弱，它们既经不起掠夺式或杂乱式地运用，也经不起愚笨的理想化。它们受投射性认同的攻击，就认同了它们，仿佛一个人早已了解了一般；而内摄性认同让我们对这些概念产生一种封装的、顽固的而批发性的接受，甚至产生群体认同。我们想弄清楚这些概念，又谨防用一种坚定而迅捷的方式将概念敲定下来，那将导致所有涵义的具体化。

模糊性是不可避免的，实际上这正是投射性认同和内摄性认同过程的本质所在。在无意识层面，我们挣扎着想理解和澄清这些概念。我的假设是，一个人趋向认同某过程是一体还是二体的，可能取决于他个人在处理与客体的分离依恋关系时的解决方式。

我意识到自己目前的观点可能会随着经历和理论积累的增多而改变。我很欢迎大家发表自己不一样的观点，也反对将这些概念的涵义简单地一棒敲定下来。 95

第二部分

个人、伴侣、家庭
发展过程中的
投射性认同和内摄性认同

第5章

家庭中的投射性认同和内摄性认同对个体发展的影响

在投射性认同和相伴随的内摄性认同中，家庭成员间进行着无意识沟通。在性格上相互投射性认同的复杂原型就是，在孩子出生前存在于丈夫和妻子间的互动。然后，这个原型的不同方面就无意识地分布到孩子们中去了。通过投射性认同，每个孩子都与父母和同胞们进行无意识的交流，从而形成了性格中的某些部分，几乎每个孩子都刻着父母的烙印。而通过内摄性认同，孩子吸收了父母伴侣关系及父母中某一方的某些特质，从而构成自己独特的性格。

婚姻，是种彼此承诺的关系，包括身体上的亲近、满足彼此的需要，并给对方身份认同，也回应着婴儿－母亲关系。对成人而言，婚姻提供了一次修复人格结构的机会，个体原始被压抑的部分自体会在意识层面得到表达和解决。一个健康的婚姻，为配偶双方都提供了成长机会，双方个体性格分裂的部分都能得到治愈。但在不那么健康的婚姻中，这种分裂反而被确认和强化。妻子被压抑的部分投射到丈夫身上，认定是他具有的，而不是自己的。而丈夫又有“价”接受到，认同了妻子的投射，从而确认了这个压抑的部分。同时，丈夫也会将自体被压抑的部分投射到妻子身上，妻子同样也会认同这个投射，因为某种程度上她也具有这个“价”。夫妻的无意识客体关系在无意识层面是非常匹配的，他们保持着婚姻同盟关系，从而保护每个个体的防御结构。婚姻的特征就是一个包含了意识、无意识的独特的客体关系系统。

当这对夫妻有了孩子，未修复的自我以及婚姻客体关系系统中被压抑的部分客体都会投射到孩子身上，从而抵抗潜在的威胁，保持婚姻稳定，也就是确保这个新家庭的稳定。远在俄狄浦斯期之前，这种威胁主要以原始性母性贯注的形式出现。婴儿在婴儿－母亲关系中的焦虑会导致防御性投射性认同，这种投射性认同是试图容纳的，而这种投射性认同也会被婚姻关系影响，或者进入到婚姻关系中。此外，对父母共有的孩子，母亲和父亲各自都会产生某种幻想和期望。这些幻想是他们分享的无意识客体关系的产物，也是反映他们原生家庭经历，并混合各自人格的婚姻联合人格
100 的结果。然后，这个孩子就被看做配偶或者自体中让人恨或爱的部分，就像孩子祖父母身上的那些让人恨或爱的部分一样。这个让人恨或爱的部分会保持在父母感受中还是被投向孩子，这取决于被压抑的自我或客体是否已被投射（Scharff & Scharff, 1987）。

后来各个发展阶段以及后续出生的孩子们将会让婚姻受到一次次挑战。每个重要的发展阶段中，孩子们在与父母及同胞们的互动作用累积下，都会形成各自的精神架构，孩子们的人格也渐渐形成，而这些精神结构则取决于孩子们对父母的投射是认同还是排斥，以及对应形成的某种体质和价。津纳和夏皮罗曾说过：“通过接受所投射的内容，投射性认同会导致可信而持久的结构改变。一个典型例子就是家庭互动会对孩子的个性发展产生影响”（Zinner and Shapiro，1972）。下面就是一个关于家庭互动如何影响孩子个性（不仅是孩子出生最初几年的个性，还延续到了成人后的个性）发展的例子，这是由原生家庭的经历所决定的。

伴侣的客体关系历史对儿子发展的影响

莫里森先生是一名成功的税务会计，他和太太一起来找我咨询，希望我帮助他们限制自己对34岁的儿子马克的一种破坏性的慷慨冲动。马克没结过婚，他的生活很不稳定：从一个女人怀里到另一个女人怀里，从一所大学换到另一所大学，从一份工作换到另一份工作。他一点也不像他姐姐，他姐姐已经结婚并过着安稳的生活，住在郊区，还有两个孩子，而他自己除了一部赊账买的克尔维特牌汽车外，一无所有。他几乎把所有的积蓄（和莫里森先生的收入相比，马克的收入微不足道）都花在女人和旅游上。他们说这个孩子工作上不用心，根本不知道如何应付租金的问题，但我很快发现其实马克非常清楚该如何解决租金——莫里森先生和夫人会帮他付的。现在他们意识到自己的养育方式有问题 101
了，并一致觉得需要让儿子触碰到一个底线，学会自己对自己负责，这样他才能变得有责任感。可是，他们都无法忍受可能的结果，万一儿子流落街头怎么办？他们怎忍心让这个发生在儿子身上？一直以来他都是个可人的孩子，对父母也很贴心，只是他一直找不到自己喜爱的工作，不能自食其力过上体面的生活，也无法结婚。实际上，他的问题一直都存在：在他还是个孩子时，他是家里的开心果，但莫里森夫人总会接到学校打来的电话，指出他在行为和学习习惯上的问题。等到青春期，他成了学校里最出众而轻佻的一个，但他那么聪明而富有魅力，所有老师都为他写了热情的大学推荐信。即使在他只有5岁时，他就会用小手指紧紧缠绕着妈妈，而这莫里森先生根本阻止不了。

当他们告诉我这个故事的时候，我感到在被儿子控制的这段漫长时光里，这对夫妻很沮丧。当他们开始修饰这个故事时，我注意到了自己的遐思：他们对这个儿子叹息不已，儿子对自己

的生活显得那么无助，却对父母有一种强有力的控制力。当我指出这点的时候，他们都点头强烈表示认同。我问为什么会这样呢，这时我才惊讶地发现，自己竟忘记马克并不是这个家唯一的孩子。

莫里森夫人从椅子上将身体倾向前来，她双眼放光，声音中充满了兴奋。"我女儿苏珊可能是最有责任心的孩子之一了，她总能处理好一切事情。每个人都爱她。她总是最受爷爷奶奶喜爱的一个孙女，所有的表兄弟姐妹都知道，她也是每个人最疼爱的侄女、外甥女。她总那么甜美，他们都毫无顾忌地喜爱她。"

当我盯着她看的时候，我想莫里森夫人自己也许就是最受瞩目的孩子了。她有天使般的面庞、红色的卷发，这些让我想到了安妮*，那个可爱之极的孤儿，她赢得了沃巴克斯爸爸以及全美国人民的心。

她接着解释为什么会发生这一切，当说到儿子马克出生时，她的眉毛突然一皱。"他出生后，每个人都讨厌他。"我原以为是
102 大家对她女儿的嫉妒和愤怒被转嫁到了这个新生儿身上。可是，莫里森夫人并不这么认为。"他们都不喜欢他，却和苏珊保持很好的关系。"她说。如果真是这样的话，我觉得苏珊代表了一类理想的孩子，而马克则被看做不受欢迎的闯入者，闯入到大家与苏珊组成的理想化二联体中，所以他得不到家人的爱。莫里森夫人继续说："他们都取笑他，一起联合起来对付他、不理他，甚至推倒他，

* 安妮（Annie）和沃巴克斯爸爸（Daddy Warbucks）都是美国著名漫画《孤女安妮》（*Little Orphan Annie*）中的人物。这个漫画故事围绕孤儿安妮展开，她被白手起家的亿万富翁沃巴克斯爸爸收养。此漫画在《芝加哥讲坛》上连载了 85 年。后被改编成电影和音乐剧《Annie》，同样获得了巨大成功和广泛影响。——译者注

这样他们就能完完全全地只和苏珊玩了。有一次当这种事情发生时，我刚好从医院下班回家，我看着他，从他身上我看到了自己。小时候发生在我身上的事情，现在都发生到了他身上。沙夫博士，后来我一把抱住马克，紧紧的，我再也不要任何人伤害他，包括他爸爸。所以我就开始这么做了。我知道我不该让事态这么发展下去，现在他已经34岁了，但我就是不能阻止自己这么做。沙夫博士……"

当她再次呼唤我的名字靠近我的时候，我被她拉过去了，被她的尊重和信任所包围，但是我开始想，这时莫里森先生在哪里？当我和莫里森夫人交流的时候，他会觉得自己被排斥在外吗？是否在家时，也会发生这样的情况：她和孩子们在一起，他却被忽略在一旁呢？他看起来一点也没受伤或被惹恼。他依偎着她，像我一样地注视着她的一举一动，对她很着迷。所有的关注点都在她身上，仿佛在他自体中什么都没有。我开始想，是否我也被理想化，就像苏珊一样，如果这样的话，我又代表了莫里森夫人身上哪个部分呢？但此刻莫里森夫人还在想着她儿子，不是苏珊或者我。

"沙夫博士，"她继续说，"他就是我，这点是毋庸置疑的。他越大竟也长得越来越像我。当他难过的时候，他会半夜3点给我打电话，我一点也不介意，这是母亲应该做的。我总能在他回家的时候找到理由起床，然后陪着他说说话。我觉得自己是那么贴近他，如此地了解他，因为他就是我的一部分。"

所以莫里森夫人把自己的两个部分投射到孩子身上，一部分是理想化的自体，投射到苏珊身上，这也是每个人都会认同的理想客体，而那个被破坏的、不好的客体则投射到马克身上。比起苏珊的那部分，她更认同存在在马克身上的那部分自己。我注意到这个扩展家庭，其实是她内在客体分裂成的两部分的代表：一个是令人崇拜的客体，一个是毁损的客体。那么她的内在客体关系是如何反映她在原生家庭中的经历的？

"你和马克的关系，与你和母亲的关系相比如何？"我问。

"我是父亲的心头肉。"她回答道，根本没提母亲。"我是家中最小的孩子。我的兄长们都非常聪慧，表现出色，而今他们都在各自领域成为国家级专家。我是一个抑郁的孩子，完全是个错误。父亲说有段日子人们都不雇用会计，他陷入了抑郁，甚至准备好从窗户中跳出去，但最终他没有这么做，因为他有了我。我是他继续活下去的理由。他为我着迷，总对我说：'来，坐到我腿上来。'那么的直接，沙夫博士，阿姨叔叔们都注意到了，并谴责他。哦，那根本不是什么性侵害，也许是有点太过娇宠了，但我喜欢这样。我的哥哥们都不喜欢我，他们把我当做一个玩具，沙夫博士。他们会折磨我、取笑我，冲着我大喊大叫，不仅如此，他们根本不想和我一起玩。父亲对我的期望和对他们的期望完全不一样，我在他眼里是美丽的，我可以交很多男性朋友，功课拿C就可以了。他从没说过我有什么不好的。"

"那你母亲呢？"我坚持追问道。

"母亲对我根本不在意，"莫里森夫人简略地回答，"她只关心那些大一些的孩子，关心他们的功课和活动，而我对她而言根本就是个错误。"

虽然她不时称呼我"沙夫博士"，但在这段对话中我压根没觉得自己被信任和接纳，相反，我被她拒绝着，并警告不能伤害她。

我想我被莫里森夫人的自体认同为一种来自她母亲的拒绝性客体，以及一种作为母亲的拒绝性客体，她觉得母亲可能都会犯错误并伤害到孩子。

当她自己作为母亲，在处理和孩子们的关系时，她无比小心翼翼地防御着，生怕会拒绝孩子们或被孩子们拒绝，她宁愿和孩子们保持一种兴奋的亲近感，这一切建立在她与她父亲的关系模式上。她的女儿可能不是特别满足莫 104
里森夫人共生的需要，苏珊的“价”接受了母亲的投射性认同，看起来趋向认同了理想客体，也灌注了一种兴奋客体的兴奋及自治能力。我很想知道，究竟是什么在保护着她呢？我猜她一定从另一种不同的投射性认同中受益了，这种投射性认同最可能是来自她父亲的，并且是注重自我供给以及自治的。在一个健康的家庭中，包含了不同的父母客体，我们会发现父母中某一方的投射性认同会对孩子的内摄性认同产生一种重要而突变的影响。我很想知道基于莫里森先生的家庭历史，他的投射性认同会是什么。无论是有意识地跟随这个想法，还是无意识地认同了莫里森夫人的方式：当被女性拒绝后，就转向男性，我都选择转向莫里森先生。我也这么做了，我意识到自己对莫里森先生有种认同，觉得他被这个家庭排斥在外。我将自己与莫里森夫人互动中感受到的排斥感投射到他身上，并希望通过询问他的客体关系历史来照顾他。

“你的家庭怎么样？”我问他。

“我母亲还活着，”他回答说，“她早就该离开父亲了，但是她没有。”

我默默地感受着关于莫里森先生家庭的故事，这是一个很独特的开头方式。这儿有个早期版本，一个男人早就该离开了。他是否太依赖她了？还是他和钱过不去？

> 他继续说：“我的父亲是个很复杂的人。我觉得他没有自信，非常缺乏安全感，他形成独裁的个性，身边没有一个朋友。他很有忍耐力，几乎什么都能忍受。一开始他在宾夕法尼亚州的兰开斯特做生意，后来我们搬到匹兹堡争取更好的机会，在那之前我们在兰开斯特呆了一年。他是个有责任感的很好的供应商，但对 105
> 我母亲却很糟糕，而作为父亲，他也像没存在过一样。他喜爱那些没有个人想法的孩子，但当孩子反对他的意见时，他就会发怒。

我和他之间除了足球的话题外，没讨论过任何个人方面的事情。

"当我弟弟出生后（他比我小 7 岁），父母就开始争吵，没日没夜地吵，我听着看着这一切。有一天晚上他离家出走了，我来到父母的卧室，看到母亲在那儿号啕大哭。我就劝她离开父亲，但她不愿意。"

从这里我们可以用早期版本中的一些东西来解释现在的情境，莫里森先生试图让妻子（他自体某些依赖的部分寄宿在妻子身上）能在对待儿子时保持一个立场，但并没有奏效，就像在他还是个孩子的时候，希望她母亲可以离开她父亲。如果莫里森先生能坚持的话，可能会成功的，如同后来几年他成功地和母亲呆在一起。

"有段日子她真的做到了，带着我们去了纽约，她从一个大家族那里得到很多支持。我们在那儿住了几个月，我非常喜欢呆在那里。但有一天晚上快吃饭的时候，她突然站起来说：'这顿饭谁也不许吃了。'然后就立即带着我们回家了。我们回到家后，父亲一句话也没有说，但每天晚上母亲还是会为父亲准备好吃的。母亲就是这种女子，丈夫一句话也不对她说，她还是会为他在餐桌上准备好食物，每天晚上都这样。"

"大学毕业后，我开始经商，但我不能忍受父亲与人打交道的方式，所以要求离开公司。他听到我这个决定，冲我大发脾气。那年我 36 岁，那也是我最后一次和他交谈。"

现在他儿子也 35 岁左右了，毫无疑问，莫里森先生害怕自己与儿子的关系会复制自己与父亲的版本——最后是一个突发而充满伤痛的结果。如果他坚持立场，儿子可能会感到被拒绝；如果儿子变得自给自足，莫里森先生自己又感到被儿子拒绝。为避免陷入这种僵局，与父亲对待自己的方式相比，莫里森先生对儿子要亲密多了。在儿子 5 岁时，本该行使起一个父

亲的权威，来给儿子设立界限的，但莫里森先生却没有这么做，因为害怕 106
伤害到孩子，结果反而宠坏了儿子，让儿子与具有强烈保护欲望的母亲太亲近了。这种处理方式让莫里森夫妇在对待孩子的问题上没有冲突，并保持了和谐的婚姻：配偶关系的整合性对治愈他们的共享内在配偶非常重要。这样，莫里森先生就能开心地看着妻儿在一起，而不会感到婚姻受威胁；莫里森夫人也可以开开心心地给与儿子很多关切的母爱，这比她成长过程中得到的母爱要多得多，而且还不会被父亲打扰。

莫里森先生觉得父亲是缺失的、拒绝的，而莫里森夫人觉得母亲是那样的。莫里森夫人成功联结了与父亲的亲密关系，也许她这么做是为了弥补母亲对自己的忽视，而她窃取了父亲这么多的关注，那本该是父亲对母亲的，这却进一步导致母亲远离她。莫里森夫人的母亲没办法分开女儿和丈夫的联结，就像莫里森先生没有办法分开母亲和父亲的联结，或妻子和儿子间的联结一样。莫里森夫妇共有的内在父母客体是一方的父母缺失、拒绝，然而他们各自选择的防御机制却不一样：她的防御用一种兴奋感和亲密感替代（以她与父亲的关系，及她与马克的关系为例）或是兴奋感和自主感替代（比如她后来结交了很多男性朋友，以及那个她喜爱的女儿，女儿爱社交且令人崇拜），而他的防御是帮助被拒绝的自体从拒绝性客体中脱离出来（比如他试图让母亲离开父亲），以及他不断地帮助儿子脱离困境。

莫里森先生把他对非拒绝性的父母－孩子模式的需要，投射进他与妻子及每个孩子的关系中，而这与莫里森夫人想再生与父亲的亲密关系，及消除与母亲的拒绝关系很好地匹配。莫里森先生通过满足自己的需要来加强他们之间的关系，却没有履行起一个父亲的角色，他本该在儿子俄狄浦
斯期时，阻止儿子和母亲过分亲近，并处理好这种分离关系的。他无法成功 107
地把孩子从母亲那里分离开，这反映出他的一种无助，包括在企图分离父母时，无论他还是母亲都感到被父亲拒绝，这让人很绝望。

治疗中需要将他们两人的投射都收回来，这要求莫里森夫妇能分享彼此被父母拒绝的绝望感受，对他而言是父亲的拒绝，而对她而言是母亲的

拒绝。

母亲通过投射性认同，将幻想投射到孩子身上，而孩子又具有这个“价”接受投射，这会影响到母亲养儿育女的方式，最终塑造孩子的性格发展。父亲的幻想则具有协作作用，它能批判性地帮助母婴关系从过于紧密的投射性认同系统中释放出来。一旦这种幻想到了意识层面，父母中的某一方就有机会来抵消这个作用了。但是，仍然会有抑制作用来抵抗父母们这么做，所以这时需要做一些对立的工作。

育儿中的投射性认同

下面这个例子中，展现了一对夫妻是如何分享彼此的投射性认同幻想，并养育两个幼儿的。他们来找我做伴侣治疗，几个月的治疗后，他们在育儿实践中取得飞速进步：一个孩子的睡眠障碍症状被调整过来了，另一个3岁孩子的喂食障碍也取得了显著进展。作为父母，他们觉得非常开心，然而作为夫妻，他们却在性格差异问题上陷入了瓶颈。

“我们两个人很不一样，”贝基说，“文斯对人真的很感兴趣。他能走进一个满屋子都是陌生人的房间，然后和他们交谈起来，比如你如何收拾地下室的啊，你怎么看待阿亚图拉？我做不到。交朋友对我而言，需要很长时间。我很在乎自己的家庭，这里有我最好的两个朋友：文斯和孩子们，我也喜欢我的两个邻居。还有，我对自己的雇员也很好，但除此以外，我对人一点兴趣也没有。但是文斯却喜欢垒球和高尔夫俱乐部里所有的家伙，甚至包括西夫韦百货公司的收银员。无论是谁，我都不感兴趣，我也没有觉得人有那么有趣。我们之间的确存在这样一个困扰：到底该如何对待陌生人。”她看了他一眼，最后说了一句：“我没办法和你一样。”

“我知道，”文斯回应说，“我的原生家庭氛围很冷，我就总想到外面寻找温暖，所以其他关系对我而言非常重要。而且，无需抱怨他们不能做什么，他们很能融入每个人的生活，我很能理解这个。贝基请求我读一些关于大屠杀的书，我读了，所以我知道了一些背景资料。”

“大屠杀和你父母之间有什么联系吗？”我问贝基。

“他们两人都在集中营，”她迅速答道，“我妈妈是唯一的孩子，没人觉得她能活下来。而我爸爸亲眼看着自己的三个兄弟被枪杀，然后被丢进尸体焚化炉中。”她说这些的时候像在播报新闻一般，言辞简洁，语速短促。我问她是否家人就是这么告诉她的。“不是，”她说，“我只是总结了一下。”

我回应说：“你所说的故事真的很恐怖，需要很长很长的时间来诉说，也才能触碰到你对这一切的真实感受。”

贝基打断了我的话。“文斯已经知道这些了，”她说，“他读过。”

“你担心他不听你说？”我问。我看到贝基眼里充满悲伤。

“我从没谈论过这个，因为我无法冷静地说，我会恸哭的。”说这句话时，她的眼眶里已噙满泪水。

我问：“你是否觉得自己烦恼、痛苦的时候，文斯不会坐在你身旁陪着你？”

“他会的。”她点头说道。文斯温柔地把手放到她的膝盖上。

“但是，你真的会吗？”她问他，她接着问我：“为什么我们一定要这么做？”

我回答说：“我觉得你从上一代也就是你父母那里遗传了很多情绪，这些情绪能帮助你更好地理解目前的家庭现状。”

“是的，我之所以选择文斯，也是受到了这个影响。嫁给他的理由之一就是他不悲观。他绝不会跟着一个警卫上一列火车，然后奔赴死亡。他也许会为生命而战死，但他一定会做些什么，”贝基充满信心地说，“他会保护我们的。”“你还觉得纳粹党会出现？”文斯说，“我从不担心那个。你却总是想着那些事，你不能永远扛着那些回忆啊！”

“可是，我不想遗忘。我也许永远也忘不了这些回忆了。每次我抱着拉娜的时候，我就会想起来。每次我看着孩子的时候，都会想起那些。”贝基抗议说。

“什么？”文斯用带着警告的口气说，“你说什么？”

“对，就是这样，”贝基说，“我要记住这一切。当拉娜出生时，我就想给她起个俄国名字，这是我最初就想好的。”

“她看起来是那么瘦小、娇弱，”贝基激动地说，“当我抱着她的时候，我会想起妈妈那时就这么把我抱在臂弯里，集中营里所有的婴儿都这么被妈妈们抱在自己的怀里，然后全部都被烧成灰烬。我想起电影《苏菲的选择》中：她站着，排着队，等待被判决是活着还是去死。她长得那么迷人，所以她是能够‘活下去’的，或是去营地工作，但那个看守却说：‘你只能带一个孩子。’她有一对双胞胎儿女，最后她选择了儿子（我觉得她可能认为儿子更能照顾好自己）。当然，作出这样的选择后，她就没法活下去了。她选择自杀。作为一个母亲，你怎么能带着那样的选择活下去呢？是的，她是我第一个女儿，她让我回想起集中营里所有的婴儿们。当我抱着她的时候，我想到那场大屠杀。她是我的大屠杀宝贝。”

“可怜的孩子，”文斯说，“我对你的这一切毫不知晓。所以你无法对女儿说‘不’，因为你担心纳粹党有一天会重新出现并带走她，所以你才这么过度喂养她——总觉得她快饿死似的。哦！这样不行，你要忘记那一切！”

“我绝不会忘记，”贝基抵抗说，“没人指望我父母还能活下来，更不指望他们还能有孩子。对他们而言，我是一个奇迹，而对我而言，拉娜是一个奇迹。我想给她起个俄国名字，我希望她能带着它。现在看着女儿雷切尔，我就不会想那些了。她那么粗大，那么强壮，当我抱着她的时候，我从不担心会发生那一切。但当我看着拉娜的时候，我还会回忆起那些事情，她就是那些记忆的所在，她是我的大屠杀宝贝。”

在接下来的一次夫妻治疗中，文斯和贝基都说他们度过了可怕的一周，贝基在做决定的时候，表现出从没有过的焦虑和善变。每天她都睡得很晚。文斯已经被妻子悲观的举动惹恼了，并且威逼了她好几次希望她能告诉自己答案。在他的原生家庭里，暴力是一个基本准则和特征，他不介意复制到现在这个家庭里。 110

文斯解释说：“当我这么做的时候，我感觉遭透了。这样做不对。这么做从来就是错误的，但我是被她逼出来的，我再也无法忍受了。她不断地整理东西，一遍又一遍的；她批评我买的跑鞋；她半夜起来喂养孩子；她到商店里买窗帘，不知道到底该买哪个，终于她买了回来，却又退了回去，然后又带回了和原来一样的窗帘。我觉得她行为分裂了，我像和一个疯子住在一起！”

贝基这样解释自己的行为举止。“我没疯，”她斩钉截铁地说，“我只是有些慌乱而已。要知道，选择一个正确的颜色并不容易。你想要一切看起来很棒，房间里所有东西都搭配布置得很好，你要求又这么严苛。你总能找出我的错误，这让我很焦虑。我没有疯。”

“你疯了，”他坚持说，“正常人是不会做出你那样的事情的。”

“我没有疯，”她回应道，“和其他人在一起我不会那样的，是你让我发疯的。”

我问：“今天讨论的这些听起来有些疯狂的事，和上周探讨的话题有关系吗？”

“当然了！”文斯说，“我一想到她会把孩子当做是大屠杀宝宝就受不了，这太疯狂了。”

贝基发誓说：“我再也没有，也再也不会提到这个了。”

这件事情还没有被讨论开。文斯对于妻子的那个幻想感到非常焦虑，却还没有找到合适的应对方式，而他压抑的行为让贝基又一次次受到精神创伤。按照他的建议，她已经在改变自己的养育方式了，只是还不能一直保持进步而已。之前，贝基会过度喂养女儿拉娜，而且对女儿从不设规矩，什么都答应孩子，现在她的养育方式发生了突然转变，这让文斯有些无所
111
适从。由于那个将拉娜投射性认同为大屠杀宝宝的幻想还存在着，贝基和文斯都不指望养育行为能彻底改变，尽管已经出现好转的迹象了。

我觉得他们还需要好几个礼拜的治疗，这种投射性认同才能被收回。但这对夫妻不愿就这个话题再讨论下去了，即便只是简单回顾贝基的个人观点也不愿意，文斯和贝基简单而又清楚地控制着那个话题。他们会把在治疗中学到的东西运用在育儿问题上，这样就能减少外部压力，彼此相处也更融洽些。但即便在治疗过程中，他们都回避讨论彼此的关系——直到文斯再次生气，而这次我通过和自己联结在一起，终于体验并理解了他们之间的那种投射性认同系统。

> 文斯因自己与妻子的治疗工作一直缺乏深入的进展而感到很沮丧。他满怀着不愉快的心情面质我。
>
> “我们到底在这里做什么？我们在讨论如何给孩子立规矩，这方面我们取得了一些进展，可是这对我和妻子关系的改善却一点帮助也没有。你就坐在这儿，然后随便我们怎么着。我们需要指导！你知道自己在做什么吗？我在我们的治疗上没有看见任何起效。你是个真正的医生，你需要给诊断。也许你给了我们什么，但一名真正的医生给的应该是处方！我们的处方在哪儿？建议在哪儿？”

> 我觉得自己非常焦虑，没被欣赏。我和他们呆在一块儿，并在一个他们都能忍受的水平上工作着。现在我感觉自己身处浪尖上。我希望他不要生气了，因为我有被轻视的感觉。我还发觉自己竟也在担心，是否我所做的一切真的对他们一点帮助也没有。我在脑海里排列出了一系列的沉默理由，这帮我承受住了这次攻击。

在我能够放下自己的防御想法，而是说一些有价值的话之前，贝基插了进来。

“今天因为晚叫他起床，他就发怒了，但其实也就晚了3分钟而已，我们还是按时到了这里。”她尝试着解释。

112

我觉得贝基希望能转移，最好消除丈夫文斯愤怒的情绪，她焦虑地为文斯找借口，希望能保护我，实际上她通常也是这么来保护自己的，当文斯不满她养育孩子的方式而勃然大怒时。我被贝基内摄为文斯愤怒情绪的接收者，而我也没来由地感到罪恶。也许，他这么愤怒就是希望对方感到罪恶，又或者他投射了自己的罪恶。他之前是投射到贝基身上，现在换成了我。将罪恶感投射出去，可以让他不会因被卡住感和无助感而遭到别人的轻视。

“可能文斯也很生你的气，”我对贝基说，“但现在他生我的气。”

我受不了文斯的愤怒，希望这一切尽快结束，也很担心自己掌控不了局面，我好想找借口逃掉啊！但我又非常清楚，我必须要迎接他的挑战，并给与强硬的回应。

所以我说：“文斯，你对我生气了，因为治疗的效果不佳。你能多说一点吗？”

刚说完这句话，我就感到文斯的攻击了。他立马身子前倾，并指出我所有的错误。我很讨厌他这么说，却要尊重他表达的权利。我用比昂的容器理论来做自我支撑。我有两种认同：一个是像贝基一样的，用愤怒反击给对方；另一个是面对文斯的攻击时，认同贝基的焦虑，给与像老鼠般逃窜的回应。我觉得自己的任务是包容并代谢文斯的失望和愤怒，而贝基的态度则是回避，不去面对，并觉得很无助、低自尊。

文斯终于说完了。他总结道："就这么简单，这就是我的诊断。我们需要一个架构，但你却没有提供。你是这里的医生，应该知道怎么做。你该给出你的建议，告诉我们该如何解决这个问题，要不然的话，我们不如舒舒服服地呆在自己家里。好，我对你想
113 说的就这些了。"

"好的，"我说，"你想让我按你说的去做，如同你想贝基按你说的那种方式养育孩子一样。你极力回避不确定感或无助感。你觉得如果自己表现得更直接、坚定或发火，我和贝基就会听你的，但说实话，我觉得你这么做对我不起作用，对你也一样。我接受你用发怒的方式来处理你和我、和贝基之间的关系，但生气还带着这样的目的：让我感到挫败。我努力不让自己卷入到你的愤怒中，或自己也变得愤怒，这样的反应帮我更好地理解了，为什么当你变得很严厉和发怒时，贝基变得那么焦虑，乱作一团，并找各种借口。"

"我知道了，"他回答说，"贝基，你努力想让一切变得很好，而不是陷入糟糕的情况。你真的很在意我。"

"文斯，"贝基说，"我好害怕，不知道你想做什么。我想可能你要打我了，就像你爸爸打你一样。你气坏了，好像我是个不可救药的坏孩子。可是，我没那么糟糕。沙夫医生，你也没那么糟糕。你能理解我的感受，但似乎你没感觉这么糟糕，比我好多了。我很惊讶你可以这么处理文斯的愤怒，以前我越安抚他，他就变得更发怒，现在，他竟然镇静下来了！"

文斯的原生家庭，总是用武力解决问题。他不会像父亲那样殴打妻儿，但他还是会发怒，发怒时让人害怕。文斯小的时候，父亲总会责骂家人，现在他也这么做了。除了责骂的行为，他在其他方面都做得都很完美。他

娶了这样一个女人，她的原生家庭总会埋怨外部世界，但对自家孩子却觉得他们完全没错。她不认同丈夫刚性的标准，这点上我也不认同。即使文斯做错了，贝基也会为他找理由，这点上她对自己也是一样的，具有很强的忍耐力。

在这对夫妻的投射性认同系统中，丈夫文斯会将自己体内那个总乱喊乱叫、无助且总犯错的孩子投射到贝基身上，而她也认同了这点，虽然实际上她在工作中是一名很有能力的经理。他认同自己的客体，这个客体代表了他那个严厉而易怒的父亲。贝基接受文斯这个有些孩子气的投射，因为这样才能继续保持她觉得丈夫很强壮、愿搏斗的意象。但在将他看做是一个拯救者、守护者的同时，她也同时引发了他体内像纳粹一样的权威的个性特征，这恰恰是她父母最害怕和憎恨的，纳粹那种绝对的一致性和对人性失败的抹杀，却是被贝基认同了的。 114

一段婚姻的投射性认同

下面这个案例更好地显示了，在一段婚姻中是如何产生特别的投射性认同系统的。即便孩子们身上都已出现严重的骚乱症状了，这段婚姻关系还是没引起夫妻双方的注意。直到这个家庭力量的投射体——父亲病倒了，他们才开始审视这段婚姻中的投射性认同系统。

威廉·谢尔登和温迪·谢尔登是一对军婚夫妻，他们带着三个漂亮的女儿来接受家庭治疗：8岁的桑德拉、14岁的威尔玛、19岁的博比。博比已经结婚了，丈夫也是名军人，当他出海的时候，博比还和父母住在一块儿。谢尔登一家的咨询缘由是：自从得知丈夫威廉得了无法治愈的慢性疾病——“硬皮病”后，妻子温迪就陷入抑郁；他们还提到女儿威尔玛的学校恐惧，自从两年前父亲病发、大姐博比也偷偷有了性行为后，她就表现出学校恐惧的症状。威尔玛近期正在接受儿童精神科医师的抗焦虑药物治疗和心理学家的脱敏治疗。负责管理这个案例的儿童精神科医师，建

115

议他们同时接受军方一名社会工作者的家庭治疗，而这位社会工作者则邀请我一起为他们进行治疗。谢尔登一家同意了，并且同意在他们全家人都很信任的某军队医院的电视中心录影棚中进行治疗。

威廉（也叫威尔）曾是一名未经正式任命的海军陆战队飞行员，获得过最高等级的军官表彰。他受到如此高的尊重，却处在一个介于正式任命和非正式任命之间的尴尬处境。在家里，他受到家人们的信赖和尊敬；作为一名飞行员和官员，他曾获得过那么多的荣誉。不幸的是，三年前的某天，他突然感到剧烈的偏头痛，这让他失去了飞行资格及相应的各种奖金和福利。他渐渐适应了这些损失并否定它们给自己带来什么影响。一年后，他的身体又出现了新症状：手部变得僵硬和充满麻刺感，渐渐的，这种僵硬变得越来越严重，他几乎不能走路或使用手指，直到这时，威尔的病才得到确诊——硬皮病。硬皮病发病过程不可预测，开始是皮肤变厚，肌肉组织变僵硬，然后这种影响会蔓延至食道、心脏以及肾，得这种病很可能5年内会死亡，但也不是绝对如此。虽然他身体的疲惫及身体僵硬度已经非常严重了（在我会见他的这段日子里，病情已加重到一定程度了），但是威尔还像以前一样积极工作，他不愿申请病退或残疾人证明。20年的服役期满后，威尔现在终于要退休了，他坚持按常规办理退休手续，而不愿基于自己的病情申请办理特殊退休，这种特殊退休将为他赢得一大笔补偿金。虽然威尔已病成这个样子了，他还是想和家人们一起实践海上旅行的梦想，绕着美国的海岸线一直到达位于西部的退休点。

在最初的两次咨询中，一直都是威尔一个人谈论着自己和这个家。他说得很带劲，包括自己的感受及其他人的。我们几乎插不进一句话。和我一起工作的治疗师厄朗特先生指出了这一点。威尔自豪地告诉我们，他是这个家的舰长，他有责任把这个家解释给我们听。尽管我尝试着向家庭说明录像的群体解释法，但还是发现自己不能超过每个个体。

在反移情中，我感到非常非常沮丧，不仅仅因为这些目标没达成。最初我们想分析家庭对威尔作为家庭代表的需要以及家庭的界限，但结果却是我们不得不全部从他口中才能了解到这个家里其他的个体。我觉得自己被激怒了。我感到威尔紧紧地限制着我，没有留下让我和团体接触的空间。为了能争取到更多的联系的空间，我感到自己在工作中很顽强，同时对他们的口头材料过度谨慎，而且当我试图去理解桑德拉的游戏时显得很呆板。会谈中，我常感到很紧张、拘束，有伸展的需要，这和威尔的紧张有所认同。当我认同他位置的时候，我觉得自己被这个家庭死死控制、限制了，这种感觉就像我被黏在了如同威尔那样的僵硬、缺乏弹性的皮肤中。基于这些经历，对威尔是如何全权代表这个家庭，以此阻止我们的咨询介入，慢慢的，我有了新的理解：这是这个家庭不断重复的一种模式：依赖威尔。突然我变得同情威尔了，一个强壮而富有力量的男人，因患病而被剥夺了力量，却依旧还要挺身而出，他活得很累、很紧张。同时我感到，由于他那种躁狂和反恐惧的防御，我被他完全排斥。我该如何来表达自己有能力帮到他及他的家庭呢？ 116

这种感觉让我意识到，他的妻子不知道如何来表达自己。她会传达给我心烦的信号，却在眼泪掉下前，又压抑了自己的这种情绪，她不知道如何用言语表达自己。不管怎样，我还是觉得她的非言语表现在告诉我，她渴望有人来帮她克服无力感及说不出的苦。我努力与她无言的沉默保持某种关联，这样可以为她的想法腾出空间。面对丈夫的疾病，我感到她害怕、无助、不知如何应对。在他们的亲密生活中，她悲伤地意识到，丈夫原来那双那么有力、灵活的手现在却僵硬、笨拙得像块石头。她变得那么焦虑，以致要靠不断地吃来疏解焦虑，但这又让她觉得身材变形、很丑陋。

谢尔登夫人意识到这个录像对家庭的影响（见图5-1），所以她选择坐在家庭小组右边很远的地方，还把最小的女儿放在她前面的桌上，这样就把她身子挡在后面了，不会进入摄像镜头中。而这个最小的孩子也满足了谢尔登夫人的心愿，她在镜头前表现得很好、很吸引人，这让她妈妈感觉很舒心，而左边最远的地方
117 坐着治疗师们。谢尔登先生的位置总紧挨着我，而旁边就是他最大的或排行居中的那个女儿。谢尔登夫人偏爱这种座位顺序，因为这样她那穿戴整洁而英俊的丈夫和某个可爱的女儿，就会出现在摄像镜头的中间位置。她觉得自己长得不够好看，不配和丈夫坐一起，她更想坐在两个较小女儿的中间，而这样威尔玛就可以一直坐在父母中间。

博比（19岁）如果出席的话

威尔·谢尔登先生　　威尔玛（14岁）

沙夫博士　　威尔·谢尔登夫人

厄朗特先生　　桑德拉（8岁）

图5-1　谢尔登一家的座位图

谢尔登夫人是名优秀的水彩画家，她美丽的海景画让邻居们对她很敬仰，但因为她自尊很低，总觉得自己没能力，也不相信那些人真的很喜欢她的艺术作品，所以她没能卖掉任何一幅绘画作品，也就没法养活自己了。她完全依赖丈夫谢尔登先生，而他也乐意做妻子可信赖的支持源。但是现在，她意识到自己很快就要为丈夫做些什么了，但她没提到她也需要为自己做些什么。

在第3次会谈中，我看到了这个家庭独特的应对问题的机制：替代(substitution)。这位父亲被用来替代整个家；最大的十几岁的女儿创造出一对有性生殖力的夫妻（指19岁的博比自己已结婚）来替代父母；外表靓丽的她坐在父亲的身旁，替代了母亲本应坐的位置。这个家庭里处在性潜伏期的孩子，承担起了一定的责任和创造力，这本是母亲应做的，而丈夫有时能力有限，需要妻子来协助，这点上显然谢尔登夫人没有做到。这里的幻想是：男人保护女人，青春期的孩子与成人结伴并发生危险的性关系，年 118
幼的孩子却做母亲的父母，一个强壮的个体要比整个群体来得更有效、更安全，在这个家庭的皮肤下包含了各个个体要隐藏的东西。我还不知道这个家庭里为什么会出现这种模式，但究竟他们想隐藏的是什么呢？

有时最大的女儿会不在，这反映了她特别独立于这个家。有时最小的女儿也不在，因为她要参加学校活动。而她们的缺席让这个家庭团体有机会讨论一些她们在时不能讨论的话题。比如，博比没有参加第3次会谈，在最初的开放沟通阶段，这个家庭的成员们就说起了博比16岁那年的一次创伤经历。

第3次会谈

> 威尔玛说到自己恐慌的情绪，谢尔登夫人说她很能理解女儿的这种感受，因为当她怀上桑德拉的时候，她也有过这种恐慌情绪。那时，这对夫妻本来觉得这个家已经很完整了，而现在再有一个孩子可能就会拖他们的后腿，尤其会让原先要购买游艇的想法不得不推后。他们打算8年后进行海上旅游，并想买艘游艇好为这个盛大的年际旅游做准备。谢尔登夫人沮丧地发现，自己竟想终止这次怀孕，实际上她也预约了人流手术，但10分钟后她就取消了。她和她丈夫对这个决定都感到很高兴，但谢尔登夫人还是忍不住会有罪恶感，为自己居然会有这样的想法，哪怕只有短短的10分钟。不久后，她就因为出现抑郁和恐慌的症状而住院，在那里她得到适度而成功的放松治疗，但却没有谈及她内心的冲突。

我问是否发生过任何相似的情况，从而引发了威尔玛的恐慌。威尔玛说起3年前的那次可怕的意外，博比半夜突然惊醒，浑身都是血。谢尔登先生那时还在海上接受训练，谢尔登夫人
119 只好请求邻居帮忙。邻居说博比一定是流产了。谢尔登夫人愕然了：她根本不知道博比怀孕了，甚至不知道她有过性行为。她的邻居又怎么知道的呢？原来是威尔玛将博比的这个秘密告诉了邻居的女儿。

博比想生下这孩子，她以为这样男友就会和自己结婚。她把这件事告诉了威尔玛，并让她发誓不说出去。威尔玛本来对博比有性行为这事已经感到很害怕了，现在对于要将这事瞒着父母、把这事告诉了朋友也感到很害怕。她是第一个知道博比发生性行为的人，那时全家人正打包、封装行李准备回到美国，而博比则与男友在旅馆开了房。后来威尔玛更是确定博比有了性行为。她什么也没说，只是感到很害怕而生病了。等她14岁的时候，威尔玛的朋友都开始约会了，而她却无法和男孩子们一起出去玩，即便是很多人一起，她开始用逃学的方式来避开他们。但博比却从那次创伤中走了出来，她很快就与现在的丈夫陷入爱河，并结了婚。她的父母也在自己十几岁的时候就结婚了，所以他们很赞同大女儿的这桩早婚。他们唯一担心的是，因为那次意外流产，博比可能再也怀不上孩子了，博比的子宫受到了损害，她必须接受荷尔蒙治疗。

当父母和威尔玛回忆着这些创伤经历时，桑德拉在玩彩色木块。她把它们排列成两个紧靠着的形状，有一个内部成矩形。我觉得她所表达的界限，一部分是她这个年龄的心理需求，一部分是回应她在这个家里没有安全感。她解释说自己搭建的是个临湖的旅店房间，这很像是性行为发生的地点。这次我关注到了桑德拉的玩耍，但并没有深究下去。对我来说，知道她的玩耍与这次所讨论的问题一致，这已足够。

第4次会谈

在下周的咨询中，桑德拉一个人在玩耍时，其他家人讨论起了对咨询的反应。上一次咨询后，他们感到所有旧的感受又涌上心头——悲伤、气愤、辛酸。谢尔登夫人担心自己不能克服这些情绪，但她和丈夫对那次意外谈了很久，对于能重新体验这些感受并不被湮没，他们感觉轻松很多。但是，他们一家人串通好了告诉博比，上次咨询什么也没说，只是讲了桑德拉很小的时候发生的一个老笑话：她摔倒，一下子跪在了地上。我看到这个家庭的人害怕说出那些未管理好的情绪，他们觉得宣泄那些创伤经历中的情绪，是应该一笑了之的，并隐藏起来。他们担心一旦在小组里分享这些感受，就会侵犯到某个个体。他们也有足够理由担心孩子在婚姻外发生性行为，这点最大的女儿已经证明了，二女儿要尽可能避免，而最小的还在性潜伏期的女儿还不必面对，所以现在她做得很好。 120

根据我们的投射性认同理论（Scharff & Scharff，1987），基于他们婚姻中的性联结，这对父母无意识客体关系中的三个方面，被分别投射到三个女儿身上：性潜伏期的孩子承载着冲突－释放的一面（因为现在还不是她性发展的主导期，性欲还是可以被彻底压抑的），二女儿幻想中的性是可怕的、排斥的，而最大的女儿则觉得性是令人兴奋的客体关系，所以尽管存在危险和危害，她还是很渴望性。这些症状表明这对父母在性联结中存在正反感情并存的矛盾。在这次治疗中，我仅仅知道由于威尔的肌肉、皮肤的问题，他们的性关系已不能像从前那样了。

现在我证实了父母所经历的性冲突，会被孩子认同，而孩子的恐慌会和母亲很像。他们层层的性冲突已被揭开，但我还是不知道它的来源，而且它与这段婚姻的投射性认同系统有什么联系呢？这段婚姻中，丈夫充满力量，而妻子则软弱无力。在第5次会谈中，这对夫妻提供了一个关于他们投射性认同系统的生动例子，这样对它就能很好地理解和命名了。在第6 121

次会谈中，他们继续挖掘了各自原生家庭中的一些根源因素。

第5次会谈

温迪很高兴威尔现在能在治疗中承认他病了，但她还希望他们俩可以在家讨论这个，特别当她想关心他时。"如果我可以讨论他的病情，就好了。"她悲伤地说。

"我承认我病了，"威尔抗议说，"只是我不会承认它会变得那么糟。我身体出现了一些症状，而诊断也是不确定的，但我不认为所有那些事情都会发生。"他转向我，解释说："当她谈论这个的时候，她会变得很沮丧，而我得设法帮她从情绪中走出来。当我和家人通电话的时候，我会说一切都好，但温迪给她妈妈打电话的时候，会一直哭，我也被她闹得心慌。"他又转向温迪，说："你的家庭认为我病得很严重，而我的家庭则认为我没什么事，他们甚至都不会问一问。我对他们的交代，就像我只是感冒了般。我们两边的家庭态度差距太大了：因为她的缘故，她的家庭过分关注，而由于我的原因，我的家庭甚至不知道发生了什么。因为两个家庭住在不同的州，所以他们也不会在电话里沟通这事的。"

我对他们说："威尔、温迪，由于你们的原因，你们两家对病情有截然两种观点，从而你们也在自体体验这两种病情。"

当这种正反情绪并存的情况和潜在丧失再也无法被忍受的时候，分裂和两极分化就会占据统治地位。这些投射到温迪身上的就是死亡、无助和沮丧，而投射到威尔身上的就是反抗斗争的精神，而经由他们自己放大，这些又进一步被投射到各自的原生家庭中。通过这些变量，这个投射系统现在被命名和认识了，而我又很好奇这背后的驱动力到底是什么呢？

第6次会谈

这周因为博比不一定要上班，她来参加了这次会谈，但桑德拉却缺席了。由于要参加治疗，她常错过学校的活动，而这次谢尔登夫妇决定帮她请假，这样她就能去学校上气球发射课了。这次会谈刚开始的时候，这对父母说起了对二女儿的担心，威尔玛的学校恐惧越来越严重了，本来就要担心威尔的病情的，这下无疑又增添了额外的压力。

谢尔登夫人（温迪）从威尔玛的心理咨询师那里听到这么一句话："她说在她心中，学校比爸爸更大。威尔玛，你也这么认为吗？你怎么看待爸爸和学校的？"

威尔玛不知该怎么回答。她用哭泣表达自己的沮丧，但却不知怎么说出来。几分钟过后，她擦干眼泪并尝试说些什么。"我从来不知道该怎么表达。"她悲伤地说。我安静地等待，忍受着她的不舒服。最终还是温迪把她解救出来。

"我的感受和威尔玛是一样的，"温迪赞同地说，"当我说起威尔，我就会开始哭，但基本上我不知道自己在想些什么，好像'威尔'这个词激起了什么——一些埋藏在心中很深的东西。我不知道自己在想什么，究竟是什么让我感到沮丧。所以我理解威尔玛的感受。我猜可能是所有发生过的事情，当一说起他的名字，我就会引发所有想过并担忧过的事情。"

温迪继续解释说，她并不觉得威尔会死，只是担心他再也不能做以前做的那些事了。"他可能会变得非常依赖我们，"她接着说，"但现在我们还不这么看，总觉得他会照顾我们，而一想到我们可能要照顾他，就感到有些惊吓。我们确实需要做些他以前要做并且能做的事。"

威尔以前常做的事情之一就是：为她们考虑，这是与我一起工作的治疗师指出来的。当威尔沉默的时候，这会变得非常明显：其他家人会觉得很不习惯，不知该如何表达自己。她们的这种抑制行为，实际上是希望得到威尔的营救。

我能感觉到坐在身旁的威尔总迫不及待地想去保护家人，为她们说话，希望一切都很好。我决定保护这份空间，好让温迪找

123 **到自己的声音。但我会感到他希望阻止我这么做。究竟我该怎么做才能处理他的焦虑，让他安静下来呢？**

与我一起工作的治疗师出了一个主意：让我运用自己的反移情。"你们都挣扎着找到自己的声音，因为以前通常是威尔来帮你们表达自己的——而现在他也准备随时帮助你们表达自己。如果我没有在这里说话的话，我想他会站出来的。"

"他就要爆发了，"温迪赞同地说。在回应我的反移情中，她找到了自己的声音，她继续说："当我要做什么的时候，你会感觉他已准备好为你承担所有。我想了很多到底发生了什么，为什么会这样。如果威尔娶了一位和我不一样的女子，他不会那么独裁的。但他觉得对我要付那么大的责任是因为……因为桑德拉不在，我想说出这件事情，我一直在拖延，我觉得自己说不出口。"她低声啜泣。

"我们会等你，直到你觉得自己准备好了。"我说道，这么说主要是为了防止威尔的介入。这次，他能接收到我的暗示。

几分钟的紧张和蕴含着深意的沉默后，温迪设法让自己不再流泪，重获了自信，她继续说："威尔病后，我出现了很多问题，这些缘于我的过去。以前，我不觉得自己有什么特别的，哦，是威尔让我觉得自己很特别。但是，当我才8岁的时候，有两年的时间，我一直被祖父性骚扰。那时我刚上2年级，出现了很多情绪问题，学习也不好。遇到威尔前，我从没告诉过任何人，结婚前两天我把这件事告诉了他，原以为他一定不会娶我了，但最后他还是娶了我。因为这个，家里大小事情，我都听他的，让他做决定，而他也让一切都很好，让我很有安全感。因为那件事情，我觉得自己不够好，所以让他按照他自己的方式来处理所有的事。现在他病了，我想不得不改变这些了。"

当这个家庭在讨论温迪的历史时，博比描述了整个家庭如何巧妙地阻止外界来检验她们母亲“不足”的学习能力的，而温迪说自己从不读书或写东西，这让自己觉得很羞耻。

温迪的开放，为更好地理解她对投射性认同系统的贡献提供了必要的信息。她在自己男人身上，寻求无法从父母身上得到的控制和构建。她也很 124
钦佩丈夫学业上的成功，因为这也是她缺乏的。但为什么威尔想娶这样一个有过创伤的、并没有修复的顺从女人？他在家庭中也感受不到自己很特别，但温迪却让他感到自己非常特别，绝不可替代。在他的家庭中，他父母更溺爱弟弟而忽略自己。没人会听他在说什么，或关注他优秀的学业成绩、努力学习的态度，无论他如何努力，也不能改变这样一个事实：他父母只会积极地关注弟弟，那个读到高中就辍学的全明星运动员。他通过和一个崇拜自己的女人早早结婚，来摆脱自己不被重视、无用的感受，并通过参军让自己的抱负受到尊敬。在婚姻中，他将原生家庭认为他是无用的及自己无力改变这一切的无助感都投射到温迪身上，而她也准备好接受。温迪将充满能力的感觉投射到他身上，这样让她感觉很安全。她在他的工作和地位中寻求快乐和满足，却否定自己作为一个画家的能力，并拒绝挖掘自己读书和写东西的潜力。

这次会谈临近最后，威尔告诉我们，温迪上周才发现，原来她的一个妹妹也遭受过祖父性骚扰，但和温迪不同的是，她妹妹在事发后就告诉了母亲，但母亲并没去和祖父对质，不久后全家人以一个不相关的理由搬走了。温迪这些年一直在想，为什么当初她却不能说出口，她一直没找到答案。即使到了现在，她还是不能把这件事告诉母亲。

“要让她知道，不如杀了我，”温迪说，“我记得那时自己总很努力地让妈妈更爱我一些，我真的很努力了，但她就是不太喜欢我。她嫉妒我和爸爸之间的关系，爸爸从没碰过我，我却是他最疼爱的女儿。我不想告诉妈妈，祖父对我做了什么，但实际上我很想让她知道，想她爱我、安慰我，可对我，她从来没做到过。”她悲伤地说。

125

技术上有两个方面促使谢尔登夫人最终能自我暴露。在本次会面最初的漫长等待中，我承受住威尔玛的影响和焦虑，以确保它不会破坏家庭成员或治疗师。而在接下来一个更久、更紧张的等待中，我运用反移情说出了自己对谢尔登先生的担心，怕他的焦虑和保护欲会对治疗的心理空间构成威胁。基于长期治疗中建立起来的信任，他愿意接受我对他防御性冲动的限制。一旦我能说出谢尔登先生总想接管一切的想法对我的影响，谢尔登夫人也能说出它对自己的影响了。可以这么说，谢尔登先生为太太最终能自我暴露创造了空间，他是有贡献的。

第7次会谈

在这次会谈中，我遇到一个问题。桑德拉这周来参加治疗了，温迪像对待自己的母亲一样，选择不告诉小女儿关于那件性骚扰的事。全家人在讨论着其他感兴趣的事，却没出现任何重要的信息。

我感到很枯燥和退缩，想着该如何解决这个问题。我并不想用某种方式推动他们前进，却感到自己被推入沉默和无助中。我停止和枯燥抵抗，而是审视、觉察自己的体验，最终我找到了一种有利于这个家庭的工作方式。

“和上周艰苦但有成效的咨询工作相比，今天我们这个家庭的咨询工作似乎在倒退，”我开始说，“我发现自己也在倒退，”我承认，“我不想推动你们说一些我脑袋里的话，我不能说我在想什么，我不知道桑德拉究竟知道些什么。”

“我觉得桑德拉什么都不知道。”威尔玛说。

“那对她而言，那该多么困惑啊！”我说，“如果说我一直都在困惑于这些事情的话，那对她而言也应如此。”

桑德拉纠正我说："我觉得这些事情没什么意义。我不是非得知道发生了些什么。"

126

威尔试图用一种较含糊的、绕着话说的方式，来回应桑德拉。我觉得他想要告诉桑德拉了，在和她一样大的时候，妈妈到底发生了什么事呢？桑德拉把一只愤怒的鲨鱼木偶放在妈妈身上，一边摩擦妈妈，一边咬妈妈的脖子。上周当大家都在这接受治疗的时候，桑德拉在学校里画气球，温迪问她课上得怎么样。谢尔登夫人希望这样能转移女儿玩耍的注意力。可以看到，家人们都有个期望：桑德拉能有个单纯快乐的童年。但是，从她和这个玩偶的玩耍中可以看到，桑德拉在无意识里已经与诱惑及性骚扰等主题产生了联系。温迪觉得桑德拉无法理解自己的故事，但威尔找到了一种方法解释给她听。

"你知道那些讲述发生在孩子们身上不好的事情的电视节目吗？"他开始说。桑德拉点点头，他继续说："就像陌生人抓住孩子们，然后对他们做一些与性相关的事情。当你妈妈还是个小女孩时，也就和你差不多大，发生了这种事情，只是那是你妈妈的祖父做的。所以你妈妈总会过分担心你和姐姐们，当你们要穿过丛林搭公车的时候，当你们和朋友们在玩耍而房间里却只有一位父亲家长在，这些时候她就会非常担心你们受到伤害。"

桑德拉很严肃认真地看了看妈妈。威尔玛则回想起来，当她像桑德拉这么大时，每次与朋友们晚上疯闹后，妈妈从不让朋友的爸爸为她洗澡。威尔承认温迪从小就教会孩子们如何保护自己，不让自己有任何机会受到伤害。

"温迪一直这么警惕着，以防任何人或事伤害到孩子们。"威尔强调说，几乎是用自豪的语气。"也包括对我，"他悲伤地补充说，"我从来没有为孩子们换过一块尿布，"他接着说，"我从没为她们中任何一个人做过什么，因此有人都叫我盲目爱国的猪。我甚至没为她们洗过澡，在她们还只有两三岁的时候。她们也从来没坐在我膝盖上来晾干自己。我和孩子们之间没有太多的亲密关系。”他懊悔地说着。

温迪则说，威尔在情绪处理上比她这个妈妈更能帮助到这些女孩。每个大一些的女孩都会记得，自己曾和爸爸有过一次很亲密而充满怜爱的交谈，那时自己躲在卧室里哭泣，而爸爸则陪在一旁安慰自己。每次，温迪作为母亲却总感到被排斥在外，无法加入。温迪解释说："突然间我会心头一惊：'他们正独处一
127
室！'我要进去看看。他们只是坐在那里聊天。然后我会感到羞耻，虽然我从不认为他会做出那样的事情，但就是不能阻止自己这么去做。"

我们很容易共情温迪的这种强迫行为，但为什么威尔能接受妻子对自己的不信任呢？也许他也害怕自己对孩子会有性冲动；也许他已习惯了这种防止乱伦的刚性界限，他的原生家庭里也这样；也许是出于不同的原因，但就像温迪一样，他在原生家庭中也没有一种健康的家庭过渡空间，在那里自己乱伦可以被感受、被回应和被承认，同时却不会付诸实施。

接着威尔这样来解释自己的动机："我成长的环境中，父母的卧室是非常神圣的，你要进去的话，最好有个好理由。那扇门总关着、锁着，你不能去那儿。现在孩子们的房间也是这样的！我从来不能找任何理由去那儿。这和我成长的情况正相反。"

我注意到，他目前的情境和小时候的情况，既相反又惊人的相似。底线都是他仍被排除在主要场景之外。

"所以，孩子们的房间对我是关闭的，"他继续说，"我也不能锁自己卧室的门。"

这就是他为什么说现在的情况和他小时候正好相反的原因：小时候，他不被允许踏入父母的私密领域，因为作为成年人，父母会有性关系。

"我们卧室的门必须开着，因为她要确保能听到孩子房间里的一切，确保孩子们相安无事。"他说。

当桑德拉安慰温迪的时候，温迪哭着说："祖父常突然走进来，然后就关上门，所以我无法忍受门被关上。如果我们要发生性关系时，威尔会起身去关门，然后走向我，这时我会拒绝他。"

"她不是自发的，但这个问题总影响我们的性生活。"威尔懊悔地回应。

128

"但是我们会锁门。"威尔玛抗议说，她想支持父母的性权利，也想提醒父母，孩子也有自己迫切的需求。"好像我们锁了5次。"

"我知道的，"威尔感激地说，"而温迪有段时间也尝试锁上门，但大多数时候那扇门是开着的。"

婚姻中，当威尔想与妻子发生性关系时，常常会顺从妻子、远离孩子，这个"家庭舰队里强壮的舰长"就不再是那个强健的男性了。因憎恨让孩子远离父母的空间，威尔无法表达作为成年人的正常性需要，反而是压抑了。他害怕自己性方面的自信会伤害温迪，也可能伤害毫无防备的孩子。而温迪则害怕，一旦告诉妈妈她和祖父间的乱伦行为，自己会被杀死。

第14次会谈

威尔不再否定自己残疾的事实了。他开始讲述病情如何恶化，虽然这很残忍。"突然，我的手指就动不了了，"他开始说，"我也走不了了。现在感觉没那么糟糕，慢慢能接受了。我会让温迪帮忙打开瓶盖，而不会觉得很困扰。我总在读一些教科书，有一本让我震惊了一个礼拜。它说，'如果医护得当，大多数病人都应该能活5年。'这意味着5年后，一切就会有问题了！而对我而言，医护得当意味着，要更换肾脏和其他所有器官。"他说啊说啊，一句比一句残忍、激动。他说得那么直接和现实，在这点上我很崇拜他，但他说话的语速及压力感，让其他人根本无法回应。现在，直面病情的现实又让他回到自己原先的处事方式：他自己来承担一切。

我觉得自己局促不安，很紧张，还有不适感。和我一起工作
129 的治疗师今天不在，突然间我好想他，如果他在我就不必一个人来忍受咨询中的紧张和压力了。我想，‘如果威尔不在，温迪一定会很想他；而威尔一定也很怀念那个可以和他一起承担家庭生活压力的温迪。’当威尔开始说自己的胸痛和呼吸困难时，我发现自己的肋骨肌肉变得紧张，不得不拉伸下自己的身体，并活动手指关节。我用身体反应来体验反移情，而非在感受或幻想中体验，这并不奇怪，因为这个家庭就这么来表达无意识的——通过威尔的身体情况及结果。

在后来的回顾中，我知道自己那时正在内摄性认同的作用下，体验着威尔的痛。我真的感觉自己就像个快死的人，还觉得这个快死的人已经侵入到我体内。我觉得这是一种投射性认同体验，一方面我希望能接受这体验从而更好地理解它，但另一方面又觉得这种体验太超负荷了，而想摆脱它。我的反移情帮我更好地体验到了威尔的感受：作为这个家庭无意识投射的核心，他感到很紧张。我感受到他紧张的肌肉和皮肤，就代表着他压抑着的自我界限为了达到容纳的功能，已经被拉到了极限，就像我的反移情一般。但是，当温迪提供了更多必要的信息后，我们就能从这种反移情中了解到更多。

我解释说，威尔这么做会阻碍家人们的回应，话音刚落，大家马上都一起回应，但是谁也听不清谁在说什么。接着他们开始有不同的回应：博比说她受不了要一件接一件地听这些事情，而没时间慢慢适应。威尔玛说她受不了直到现在才听到这些事情；而温迪说她受不了威尔只在治疗中谈这些，在家却什么都不讲。

“不是我不想面对，”威尔抗议说，“而是因为我什么都做不了。”

“那么就请让我说‘我很担心’。”温迪回击道。130

“担心又有什么用呢，”威尔坚持说，“我们什么也做不了。”他克制着自己的情绪。温迪眼眶里满含泪水。

我问威尔看到温迪眼眶里含着的泪水，他的感觉是什么。他所有的防御一下全卸下来了。

“我觉得很无助。”他的回答短促而简单。

至少威尔能够将投射到温迪身上的无助感又收回来，这个心理行动为温迪下一步的贡献创造了空间。

“有时他说到一些事，我就会想起他的病，觉得好难，”她开始说，“有时我会恐慌。如果我不能动，就会很恐慌……或想到自己张不开嘴巴了……我想这可能因为祖父的影子总悬挂在我头顶上。但想到威尔可能动不了手指了，或张不开嘴巴了，我就会很恐慌，这该怎么办呢？想到晚上，我们要一起上床，这多么难啊！”

在温迪眼里，威尔是一个强壮而健康的男人，壮实的身体让他更有力量。她把和祖父有关的一部分自我投射到虚弱的丈夫身上，然后悲伤地看着他像小时候的自己一样，陷入了绝境。基于自己的经历，温迪想他如果真的不能动了，这对威尔来说将是件多么可怕糟糕的事啊；威尔想这一切该让温迪多么无助啊。最后，他们终于能将投射到对方身上的东西再收回，不再只是将力量感和虚弱感投射到对方身上，而是能承认并分享各自的焦虑：面对生活中的这些事情时，自己会变得像一个虚弱而无助的孩子。

通过既分别感受也一起分享这种虚弱感，这对夫妻重拾力量，发展出一个更适合的投射性认同系统，在这个系统中他们的婚姻生活将得到改善。一对更成熟的夫妻能修复自己不成熟时的那些分裂，而这些分裂可能已被
孩子们接受并内化了。在面对危机和接受治疗时，父母若能从中得到成长，131
这对孩子的性格发展也会有积极的影响。132

第 6 章

6

投射性认同和内摄性认同，爱情和内在伴侣

浪漫的伴侣

浪漫的爱情从哪里来的，我们总能找到它吗？珀森（Person，1990）的说法是，爱情不是在所有文化中都常见的，比如在中国和日本这些很强调个体对组织的忠诚的国家，爱情被看做或滑稽或悲惨的事情，且偏离常态，而在西方文化中，个体被看得高于一切，若没有爱情，这对一个人而言无疑是一种耻辱。她觉得，爱情只可能存在于重视个体的文化中，这些文化中积累着很多关于爱情、本能和文化生活的神话故事，它们为个体创造爱情的能力提供了一种能量，即一种文化潜意识。

珀森强调说想象是关键：它为我们早年的经历抹上某种色彩，然后构成对爱人的选择。爱情并不仅仅是和性相关的本能冲动的满足，而是超越了本能需要的生理水平，通过脱离父母客体，变换为贴近深爱的、非乱伦的客体，来满足自己本能的需要。如弗洛伊德猜测的那样，爱情是对丧失客

体的重新寻找。通过对母亲、婴儿以及父母配偶的回归与进步的认同，自我得到重新整合，改变了自我的知觉。珀森总结说，在最佳状态下，爱情可以超越我们意识层面的限制。

人是怎么陷入爱河的呢？伯格曼（Bergman，1987，1990）说，被爱者被认同为具有个体已丧失的好妈妈身上的优点，是承诺的结合体，并能消除个体早年在与理想化客体的关系中未被满足的需要。他说爱情的产生要满足3个条件：(1) 所爱者身上，能找到丧失的爱的客体；(2) 所爱者能消除原始客体带来的伤害；(3) 所爱者能提供原始客体给不了的东西。

那么，爱情到底是什么呢？伯格曼觉得爱情有四个特征：(1) 理想化；(2) 温柔；(3) 认同；(4) 游戏。

什么会妨碍爱情呢？伯格曼（1990）提出爱情的六大天敌：(1) 对原始客体的转移不够；(2) 童年期得到的爱中有太多创伤；(3) 成人期得到的爱中有太多创伤；(4) 嫉妒并想要占有所爱的人；(5) 自恋；(6) 敌意，也就是说，压抑的愤怒会导致情感厌倦或性活力缺乏。

格迪曼（Geddiman，1990），从事对爱情关系中致命吸引力的研究，他着重于将爱情和死亡这两个主题融合在一起。在这个连续体的一端，个体
134 在死亡幻想的吸附下，想和所爱的人一起死，而不是想得到对方的爱。这种死亡幻想的另一相反极端是对死亡的恐惧。当对死亡的焦虑非常严重时，它的偏转会导致性爱事件。在这种情况下，对这个女人冲动而嫉妒性的占有，成为他生命过程中的源泉和守护，也代表了一种不朽、永恒的幻想。

布里斯托尔（Bristol，1990）觉得，根据弗洛伊德的心理性发展理论，爱情的演变也是由各个节点构成的一条线。他回顾了这种复杂爱情的各个因素，包括：害怕灭绝、丧失新客体、丧失客体的爱、害怕身体受伤，如因客体的激情而导致的阉割。

所有这些观点都提供了一致的架构，基于这个架构来思考那些难以预测的正常爱情或病理爱情。很多研究者常依赖于弗洛伊德的观点，但为了能更好地解释激情和爱情，又借助文化人类学、艺术和文学来寻找突破口。为了能进一步发展这些观点，我建议去看看客体关系理论。伯格曼（1990）

通过阅读迪克斯（Dicks，1967）的著作了解到克莱因的投射性认同概念，他随即指出我们总在爱人身上找寻那些自己身上具有却被压抑了的东西。但后来伯格曼又回到弗洛伊德的经典观点，他总结说，若想呆在爱情中，最好能很好地平衡力比多和攻击。

把伯格曼这两个完全不一样的观点放在一起，是想说明，爱情中需要的不仅仅是两个本能因素——力比多和攻击者之间能量的简单平衡，还有妻子和丈夫的客体关系，在意识和潜意识层面的健康平衡。

珀森精通文化和个体精神，她对爱情各阶段的研究有所贡献，但当被问到一对男女是如何通过想象而产生爱情时，珀森（1988）却找不到答案。幸运的是，她从维尔斯（Wells，1984）写的醉人的《爱人的阴影》（*The lover's shadow*）一文中得到启发和帮助。在这段描述单恋的故事中，维尔斯幻想有一对难以捉摸的恋人，男子对女子的激情可能因为自己沮丧的情绪而扩张。他在恋人的阴影中得到了成人认同，这个令人沮丧的恋人在他 135
生命中投下一片阴影，所以他对这个爱人的体验更多的是一份阴影，而不是一个真实的东西。有人可能会说因为太渴望了，真实的恋人其实已被杀死了，这个阴影就更是个阴影了。简单来说，想象创造出了一个幻想，它推动个体去追寻所爱的人。我觉得这份想象创造的是一种信号，这种信号代表了对早期客体所有体验的积累和整合。这种信号与理想客体的幻想有关，我们可以在人际交往中看到，最初是柏拉图式的相伴关系，而后是青春期成熟的幻想，最后是一种性爱关系。

科恩贝格（Kernberg，1991）说坠入爱河“暗含爱人能将理想化和色情结合在一起，及建立深度的客体关系的潜力。”他还进一步说爱人“不仅具有将无意识的色情和温柔、性和理想化的自我联系在一起的能力，而且也在爱中吸收了攻击性”。恋爱双方都从被压抑中释放出来，因为他们在彼此身上找到令人兴奋的俄狄浦斯期异性父母的全新替代，以及那个温柔的、前俄狄浦斯期的母亲。“无论是男人还是女人，走入恋爱关系都代表他（她）敢于认同俄狄浦斯父母，同时克服了俄狄浦斯期的障碍。”

恋爱关系是如何形成并保持的，为进一步探索这方面的信息，我觉得需要引入“投射性认同”这一概念（Scharff & Scharff，1991）。

科恩贝格（1991）认识到开始发展亲密情感的时候，恋爱双方间会产生一种特殊动力，这种动力会强制地重复、修正过去与父母的病理关系，这样“双方就能完善彼此的主导性客体关系，并以一种新的、无法预测的方式来形成新关系。”“通过投射性认同，”他说，“每一方都会引发另一方的俄狄浦斯或前俄狄浦斯客体的特征，而与这些客体间，另一方曾经体验
136 到充满攻击性的冲突。”科恩贝格还延伸了“投射性认同”这一概念，用它来揭示配偶双方与他们的社会关系间的动力操作。他们的密友或分析师可能成为理想客体，专门吸收配偶们的攻击性，这样就能保持他们两人之间的好关系。然而这对配偶生活和工作中的大群体，可能出于对这对配偶彼此拥有的嫉妒，并不愿吸纳和接受这对配偶的攻击性，这样这对配偶在这个大群体中就会陷入孤独和焦虑。

费尔贝恩的客体关系则更精确地描述了陷入爱情中双方的动力，我们看到一方在另一方身上找到前俄狄浦斯期和俄狄浦斯期的母性、父性客体。婚姻关系中，我们发现妻子选了一个不能代表这些客体的丈夫，但他能鼓励她认同自己这些，也就是说丈夫认同她与客体关系中的童年自我。进一步的，我们还发现兴奋性和拒绝性客体关系系统在意识和无意识层面的混合，这会发生在恋爱对象的性格中，却不一定与母性、父性客体直接相关。也就是说，这些构成心理结构的系统，建立在个体与两个父母客体的独特适应中，及富有创造性的自我体验中，而且不同阶段，这种体验和认知也会不同。当个体与父母客体的关系变化了，产生具有影响力的行为回应，体验就产生了。这种体验一直在变，从口欲期生理上要完全依赖父母，有口欲满足要求，有时还会嫉妒母亲、父亲和养育者，到向父母展现自己的生殖器期，到俄狄浦斯期的拼死竞争，及放弃对乱伦客体的抱怨，到进一步的超越。所有这些阶段都含在内在客体关系系统中，个体会在目前恋爱
137 关系中另一方的身上寻求表达和再工作。这些内在客体系统处在一个充满平衡动力和张力的持续状态下，而被压抑的部分总去寻求能重新融入到自我剩余的意识层面中。

一个人坠入爱河后，自我各部分间的界线会变得宽松，已建立起来的动力平衡也会融化。婚姻中的情感承诺，反照出个体对父母心理上的热爱和投入，并进一步刺激个体表达出被压抑了的自我，珍贵的或被鄙视的。在情感承诺中，幻想通过紧张的身体而表达出来，所以婚姻中性的联结，不仅仅是肉体上的结合，也指彼此自我和其他部分的结合与互相渗透(Scharff & Scharff，1991)。

恋爱的人对理想客体有意识的幻想，包含无意识中想寻求一个性格上最匹配的爱人。无意识的兴奋性和拒绝性客体系统中的自我或客体部分，被投射到了潜在爱人身上，个体希望对方能认同这些，但实际上潜在爱人可能认同，也可能不认同。我觉得理想客体的选择被无意识客体系统抹上了一层色彩，这层色彩会增强这个理想客体的吸引力，为这种选择带来更多兴奋与激情。另一方面，它也可能大幅减少这个理想客体的价值，但往往没有减少它的吸引力。当拒绝配偶身上不能接受的特质时，也是支持了坠入爱河的理想客体，因为这种拒绝与对自我身上相似的不能接受部分的原始不认同是对等的。

换句话说，美好的爱情需要的是一种投射性认同系统，在这过程中没有对婚姻联结的担忧，没有夫妻间彼此投射的修改和容纳，这样才能保证婚姻朝着健康的方向发展。一个运作良好的、成熟的投射性认同系统，能允许个体收回各自投出去的投射，这样自然而然地就丰富了自我，也最大程度地关注了配偶，并把他（她）看做一个独特的个体，在与配偶的互动中，个体也修正了内在客体或部分自我。 138

内在伴侣的发展

对个体而言，无论是在自身发展方面还是结婚对象的选择方面，有一个因素都很重要，那就是——对“内在伴侣”的幻想。克莱因（1952）觉得婴儿会对父母的性交关系产生幻想，幻想的内容主要是：父亲的性部分被母亲占有或联合（或母亲的性部分被父亲占有或联合），主要通过口、肛门及生殖器这三个通道发生这种占有或联合的关系，最初口腔占了绝对的主导，但等婴儿4～5月大的时候，其他因素就粉墨登场了。克莱因认为，婴儿对口、肛门和生殖器的幻想其实是并存的，而不是随着发展的各阶段而按一定顺序依次呈现的。她说："婴儿对父母的感受是这样的：当他沮丧时，父亲或母亲却在享受自己被剥夺了的那个客体——母亲的乳房，或父亲的阴茎，还经常享受其中。"奥格登（1986）则觉得，婴儿的发展不仅与母亲相关，而且与母亲中的父亲（或父亲中的母亲）相关。这个认知率先提出了一个新意识——无论个体自身的性格发展，还是与伴侣间的人际表达，都存在男性元素和女性元素的整合。

通过整合克莱因和弗洛伊德的观点，前者认为婴儿会产生一种强制幻想：父母在发生永无止境的性关系；后者阐述了各个性心理发展阶段。我觉得在婴儿成长过程中，这种幻想被给予了多形多重的角色，从而更加充满口欲期和阳具期所衍生出来的特征。在肛欲期的时候，蹒跚走路的孩子可能会把父母性交看做是一场争夺和控制客体的战争，又或者把性交看做是一种为了能抓持住而不是放开的方式。阳具期阶段的孩子则会把性交看做是对自己尿道能力的显示，就和展现强壮的肌肉是一样的；而最终发展到了通过阴茎插入而占有的渴望，在此情境中获得生殖器的满足，而其中也包含了口欲、肛门及阳具的满足。

除了看到性心理发展的各个阶段，我们也能看到孩子对各个联结方式
139 的觉察力和区分力日渐成熟。婴儿研究表示，婴儿与父亲呆在一起的行为方式，和与母亲呆在一起的行为方式是不同的，前者节奏更快、伴随更开阔的盘旋肢体运动，因此行为模式更激烈，而后者则较少刺激，节奏平缓些。经典分析学理论认为，父亲在俄狄浦斯阶段之前，都只是一个阴影的角色，对孩子影响不大，直到在俄狄浦斯期，他才从前俄狄浦斯期的雾霭中逐渐显身为一个具有威胁性的、令人生畏的角色。这段描述也许对弗洛伊德生活的维多利亚时期，或对现在一些直到孩子能阅读和准确地抛球才去亲近他们的父亲们而言，是正确的。但实际上，现在大多数的父母都在孩子出生后就一起照顾孩子，他们都能描述出孩子对父母关系的关注是怎么样的。

一个初学走路的孩子如果看到父母接吻，不是试图将他们分开，自己投入母亲的怀抱，而是希望能抱着他们的大腿，这样自己也能加入这个充满爱的怀抱中了。对这对配偶而言，这让他们回想起在孩子出生前的最后几个月里，怀孕的妻子总挺着大肚子，而丈夫拥抱妻子的时候，也连带拥抱肚子里的孩子了。对孩子而言，这就是一对具有包容性的爱的伴侣。

恩爱的内在伴侣对精神健康的重要性

比昂（1962）提到了恩爱的内在伴侣对于精神健康的重要性，他在说母亲－婴儿关系时提到了母亲与其丈夫关系的重要性。母亲要能容纳婴儿的幻想，不管这种幻想充满了爱还是恨，接着还要转化这个幻想，使它变得更易管理、接受，最后内摄到婴儿身上。他说：“如果喂养的母亲不能容忍这种幻想，或者虽然能容忍却缺乏对孩子或孩子他爸的爱，那么这个事实就会传到婴儿的潜意识中，即便婴儿还不能理解。” 140

随着孩子一天天长大，这对恩爱的内在伴侣变成了冲突的来源。最初的时候，婴儿是被爱的，也是被需要的，但孩子会渐渐地产生仇恨，因为他失去了喂养和安抚自己的乳房，还有陪伴自己的母亲，因为母亲要离开孩子而和丈夫一起睡。后来，孩子越来越意识到自己晚上竟要与父母都分开，虽然他们这么做只是为了保护自己的隐私，但孩子还是觉得自己被排斥了，内心很受伤，从而产生仇恨。除此以外，孩子感受到来自生殖器的愉悦越来越明显，在阳具期和俄狄浦斯期时，他产生了这样一个愿望：和成人一样去享受性快乐。伴随着性占有幻想的同时，孩子还想杀死自己的竞争者，这带来有关偷窃、毁坏、伤害的罪恶感，并且孩子也担心失去自己深爱而离不开的父母。这时婴儿的内在伴侣变成了一对充满矛盾的内在客体。

斯皮留斯（Spillius，1991）在一篇关于投射性认同的临床研究论文中，列举了一个案例并给出解释。案例是关于如何应对患者对创造性父母伴侣的内摄，并在分析中进行了再造。她的患者做了一个梦，梦中一个朋友结婚了，离开了患者。患者是一个很多产的生涯规划人士，却总觉得被遗弃，并感到失败。根据这个梦及对这个梦的分析，斯皮留斯得到了下面的解释：患者自我中“好友”的这部分与分析师结婚了，并通过多产的工作形式生了很多孩子。她补充说，患者觉得这对配偶抛弃了自己，同时也无法享受工作上的成功。不过奇怪的是，患者并不欣赏斯皮留斯的这番解释，反而觉得自己被鄙视了。后来，斯皮留斯（Spillius）意识到，原来患者被这个解释及更早期的一些解释羞辱到了，后来患者取消了咨询，一部分原因是出于报复，另一部分原因则是一种与引起羞辱感的父母伴侣的无意识的沟
141 通。在斯皮留斯看来，她从被遗弃的情感体验中得到的理解，远比其他理智层面得到的理解更重要。在我看来，患者将被遗弃的情感投射到分析师身上，并希望得到认同，这样做是为了进一步确认这样一个现象：患者觉得，分析师理智层面的理解就像自己体内那强大而具有创造性的父母配偶，它们让自己觉得被排斥、被遗弃了。患者眼里的内在伴侣，他们彼此恩爱，却爱自己爱得太少了。

下面的案例来自一个伴侣治疗的中期，这对夫妻对治疗师产生了严重的内摄性认同，这导致治疗一直没有进展，也无法整合，直到这个现象被点出来了，并通过我和这对夫妻一起工作，后来的治疗才取得突破。一旦捕捉到某个配偶的防御，我就会接下去演示出他们共享的幻想，而这个幻想主要是由他们无意识中的内在伴侣所决定的。

内摄性认同作为一种防御

有段时间我意识到加洛维夫人将我理想化了，她喜爱我的书、我的衣服、我的口音甚至我的解释。我从她的个别治疗师那里知道，她也将他理想化了。虽然她对自己和生活都十分沮丧，却对治疗很兴奋，她觉得治疗让她满意，能振奋、鼓舞她。虽然她也承认对我们两人都有嫉妒和攻击的情绪，加洛维夫人却依旧对作为治疗师的我们，保持一种积极而热爱的态度。她的丈夫常感到被排斥在我和她的联结外，因为他未被妻子如此崇拜过，但不管怎样，他还是能忍受，并希望妻子能把从我这里得到的有一天可以在他身上消除掉。我觉得他可能想否定他与我联结的感觉，却把它投射到妻子身

上并产生认同，最终通过妻子来表达。出于某些原因，他是那么害怕关注自己的情绪。

有一天天很热，中午的时候，我在房间里等待他们的下一个会谈。我带了一杯水进办公室。当加洛维夫人走进办公室的时候，她注意到我的水，并倒了一些给自己。我第一次意识到，她和我一样总习惯拿着一杯水。 142

像往常一样，加洛维夫人先说："我对你有太多感觉了，真希望可以一下子都说出来，好好处理下，但这样的话就会占据这次伴侣会谈所有的时间了，对汤姆不公平。"

"你是想说药丸这件事吗？"汤姆试探地问。

"哦，是的。我来告诉你，"玛格赞同地说道，"你知道的，我从自己的治疗师那里得到一些抗抑郁的药丸。一开始，他给我开的剂量很低，实际也许没那么低，但我就是觉得太低了。我告诉治疗师，这些剂量根本不够。他在确认了我的血压后，答应提高剂量，虽然原先那个剂量很好而我的血压其实偏低了。所以，"玛格说着，似乎在向我炫耀什么，"他最终还是答应开给我更多的药丸，因此现在我有那么多绿色、柠檬色的彩色药丸，它们和你内屋墙壁的颜色一模一样！那次你把会谈时间改为晚上，我透过灯光看到了你内屋墙壁的颜色：明亮的绿色和橙黄色。哦，我爱死那些颜色了，这出乎我的预料，因为外面墙壁的颜色看起来那么保守，谁会想到里面墙壁的颜色会那么有活力呢？每当我服用药丸时，就会想到这个。"

由于我自己不开药，我有一段时间很难把那些抗抑郁的药丸和自己房间的装饰认同到一块儿。我发现自己想象中的这两种颜色根本不一样。想通后，我意识到了她到底想对我说什么。

"你把我内在的东西纳入了你体内。"我说。

“是的！”她笑着说，但紧接着脸上就愁云密布了。“这又是一个我纳入了你及我自己的治疗师的例子。就像你前面说的那样，我大量纳入了外界的东西，但这些没让‘我’的内在发生任何变化。”

我注意到这次她又纳入了我的解释，并坚定不移地相信，还将解释应用到实际场景中。我相信，她对自己大量内摄性认同的反省，将会产生更少防御、更多同化的内摄性认同。

加洛维先生将话题转移到了自己身上，这倒是让我有些惊讶。
143 因为之前，会谈讨论的都是关于他妻子。他的这一反应让我更清楚地看到：以前他总将自己的一部分投射到妻子身上，并通过妻子完成对我的内化，而现在他又重新拥有了自己的投射。

汤姆说：“我有个相似的想法。当我读书或听音乐时，看起来我会沉溺其中好几个小时，似乎在大量摄入、吸收很多东西，实际上它们并没有给我带来什么改变，都是被动而静态的事。但是，如果我可以运用大脑，把这些想法转化为文字或行动，那就不同了，这些会给我带来改变。我沉浸在这些事情中的意义，不在于纳入那些东西，而在于保持置身事外。听音乐这事和母亲相关，每当我这么做时，就能与母亲在情感上保持一定距离。就像当我沉浸在勃兰登堡协奏曲中时，玛格让我去洗衣服，而她正忙着接收最新的邮件。她跑出来说：‘你要特别注意以下三件事情。’对她的话，我左耳进右耳出，所以我说：‘写下来！’”

“我火死了，”玛格抢着说，“他一点都不上心，连三件事情都记不住，而我根本没时间把它们写下来，因为我要为他寄封邮件。”

我说：“玛格，我不觉得他记不住。”我对汤姆说：“我想是因为你无法纳入它们，在你大脑中没有空间同时容纳玛格和音乐。汤姆，你能否多说一些关于音乐及你母亲的事情？”

"可以，"汤姆悲伤地说，"母亲想让我学音乐，但我办不到，直到今天还是如此。她强迫我坐在钢琴边上，按住我的手。她这种缺乏界线的态度，以及总想让我做什么的企图心，一定程度上让我觉得思想受到禁锢。无论做任何事，她都是那套方式。我学到的只是把手放在那里，而不是那些歌谱，所以最后我放弃了学钢琴。后来，我自学吹萨克斯风，吹得很好，还会作曲。是的，我试着让自己学习音乐，但就是做不到。"

作为一对夫妻，加洛维夫妇分享着内摄性认同这一问题，并把它作为一种防御机制。加洛维先生纳入自己所喜爱的音乐，不是为了成就什么，而是为了把会侵扰自己的爱人意象隔离在外，同时又通过爱人喜欢的音乐，把他和她重新联结在一起。加洛维夫人大量地纳入自己的咨询师，是为了将总爱侵入的母亲意象隔离在外。 144

我们看到在加洛维夫人的心理结构中，她利用治疗中的关系来创造内在伴侣。她吸纳自己的两个治疗师作为协同而相爱的一对，从而压抑自己体内那总在争吵的邪恶父母，他们都几乎想杀死对方，以致摧毁她的内在心理结构。她的内摄性认同阻止了自己将内心那种死亡且具破坏性的一面投射到治疗师身上，因此实现对他们的新陈代谢。

同样，我们也能看到加洛维先生的内在配偶。最初的几次会谈中，他处于隐形状态，只是通过妻子与我产生关联。这种模式创造出了一对相互联结的人，但这个男人却被排斥在外。结合加洛维先生的原生情况，这个模式中被排斥的男人其实是他的父亲，这个男人似乎从没权力来责怪妻子的不是。相反，这位妻子却与儿子建立了非常亲密的联结，在儿子看来有些焦虑的联结。儿子汤姆·加洛维，也就是加洛维先生觉得，母亲爱的并非是他而是他作为一个替代品表现得多么优秀。这也让他置身于一个内在伴侣中，那里没有要求，也没有认同。

在接下来的一次伴侣治疗会谈中，这个内在伴侣先是经由一方的移情显现了出来，然后在这对夫妻对治疗师的移情中进一步呈现。加洛维先生怯懦地说，自从上次会谈后，他对我产生了性感觉。他喜欢我那天的穿着，还觉得我的腿看起来美极了（加洛维夫人几个月前说过这句话）。加洛维夫人笑着表示认同，好像一点也不嫉妒，还很开心不再只是自己一个人这么认为。实际上，她感到轻松了，至少丈夫的感觉表明他还是异性恋的，是"正常"的。我觉得加洛维夫人认同了自己投射到丈夫身上的东西——对我的感觉，却没有细问下去。我想如果她听到更多这方面的内容，也许就不得不面对自己嫉妒的情绪了，还会意识到我们三个人之间的竞争。我请加洛维先生就这个体验再多谈一些。

"我开始注意你的胸部"，汤姆说，"我并没有产生要对你做什么的幻想，而只是想看到你赤裸的样子。这可能与你是一位迷人、

145 年长、成功而独立的女性有关。我很开心自己能够有感觉，但是要告诉你这些，我是不太自在、乐意的。"

"你把我放在做妈妈之类的位置上了。"我说道，同时感觉自己被他对我的俄狄浦斯期望给击中了。

虽然我很欢迎他这么说，但是我还是得防御，避免把自己看成过于迷人而富有诱惑的人。

汤姆说起这周他自愿压抑了自己对玛格（加洛维夫人）的性感觉，因为她得了尿路感染症。他不想因为不用避孕套而感染上这个，比起剥夺性交中的快感，他宁愿压抑自己的性需要。玛格说自己很怕疼，在她还是个孩子的时候，她记得有一回撒尿的时候非常疼，自己却说不清楚到底身体哪个部分在疼，当时她感到很羞耻。一天，汤姆和玛格一起看了部电影，讲的是一对会吃人的店主，看完后他们两人情绪都很糟糕，更烦心的是，那晚家里的狗一直在吠着要食物。

我指出我们探讨的主题一直在螺旋式下降：从性水平，到尿路，然后现在是到吃的方面。也许这是因为他们压抑了性方面的焦虑和不适，但也有可能，他们以此作为防御，避免继续讨论汤姆的性需要，及他们夫妻关系中被压抑的内容，因为这次会谈里我也被卷进来了。

汤姆说："当你说妈妈一类的时候，我觉得被拒绝了，还感到一些羞耻，这就像我是一个在讨论女性胸部的11岁男孩。我猜我还想说的是，我希望你能够回应我。"

玛格开始咯咯地笑起来。

"你干嘛笑？"汤姆问。

"我突然觉得我们两个就像那个电影中的一对！"玛格说，还忍不住大笑着。"我们是那一对，而沙夫博士可能就是其中一个走进这个店里的人。"

"你知道吗，在你说这些之前，我想象自己在吃吉尔的胸部！"汤姆说。

"是吗？"玛格说，"是这样的，汤姆，因为你喜爱吃白肉，而我喜欢吃红肉……" 146

"所以有一些东西是普遍的，不存在竞争。"我总结说。

我感到阴冷，并产生一个不愉悦的幻想：我的胸部快被吃光了。我想知道这代表了一个攻击性的意象，还是色情的意象？所以我向汤姆求证。

"你想说的不是通过吃胸部而从那儿得到性快感，是不是？你只想把胸部吃光，直到它彻底消失，是这样吗？"

汤姆点点头。"直到它们消失，吃光它们。"

我继续说："我们在讨论三个人之间的性需要，这样做会创造出一对伴侣，而第三个人就会产生被遗弃的幻想，但玛格，你没有感到被遗弃。相反，幻想的结果是：你们两人都分别和我组成一对，最后还要消灭我。你们两人都想得到很多，但最后谁也得不到我。”

“我们像迷失在森林中，”汤姆说，“就像那部童话歌剧《汉赛尔和格丽塔尔》（*Hansel and Gretel*）的反转，最后巫婆被他们两人吃掉了。”

“也许这就是问题的关键，”我说，“颠倒这个故事，这样我就不会吃掉你。”

“我知道你说得对，因为当你这么说的时候，我感到肠子在蠕动，”玛格说，“这本来是个性感受，却觉得来自我肠子里。”

“当你说‘颠倒这个故事’，我还以为你要回应我的幻想，说对我也有感觉。”汤姆说，“就好像‘嘿，我们都可以有性幻想啊。这没有问题！’但当我想得越多，就越意识到，我其实想通过唤醒从你那儿得到一些从父母那里得不到的东西。玛格也没能从她父母那儿得到。我想给你我的一种存在感，希望你注意到我的品味，甚至回应我对你的感觉，如果可能的话。其实这些都是我想从母亲那儿得到的，这样的话，我就会觉得自己很强大。我想亲近她，充满感情，而不是那种可怕的——不要有任何双关。”

无论有意还是无意，汤姆的双关都表明他非常担心，担心自己的性唤
147 醒，会把女人变成娼妓。这次会谈结束了，玛格和汤姆二人都深入了解到了：原是他们都如此渴望能将我内摄到体内，这样我就能解开他们那令人失望的父母导致的毒。他们创造了一对森林宝贝，以抵抗和父亲相关联的巫婆坏妈妈。每个个体基于父母的婚姻关系，都会发展出自己的内在伴侣心理结构。出于无意识的匹配，目前的这一对夫妻走到了一起并保持联结，他们会产生理想伴侣的意向，而那令人害怕、恐惧的伴侣则趋于重叠和融合。加洛维夫妇的内在伴侣彼此匹配，并一起创造了未更改的、彼此分享的内在伴侣，这对伴侣已相互残杀好多年了。当产生兴奋感觉时，这对伴侣就

会通过释放饥饿的感觉，而体验到一种被拒绝和泯灭的感觉。在治疗的这个阶段，他们无法通过性模式而产生拥有深爱客体的意向，而只能通过内摄性认同的口欲模式而拥有。

孩子一天天长大、成熟，学会了向异性父母控诉，以解决那难以忍受的冲突，并期望保持父母彼此恩爱的印象。这时，内在伴侣要比任何个体的内在客体都重要得多。如果父母真是安全的一对，可以容忍孩子的攻击，那么孩子在这个发展阶段会成长得很好；如果这对父母虽有意见不一致的时候，但彼此还是相爱的，那么孩子会把一对恩爱而灵活的伴侣内化到体内，这让孩子的性驱力既不会太极端，也不会被伴侣新陈代谢掉，更不会产生对父母中的任何一方不适当的怨恨；如果这对伴侣常常不能在一起，孩子会害怕表达具有某种破坏性的俄狄浦斯期望，虽然那其实是很自然的；如果父母分开的话，孩子会有罪恶感；如果这对父母在一起的时候很安心，但存在受虐和施虐的情况，或彼此间有致命的吸引，那么孩子内化了的伴侣也会是那种模式；如果这对父母真离婚了，那么孩子将不得不面临一个严峻的任务：既保持有一对伴侣彼此恩爱的幻想，又不去扭曲父母已离婚的现实。这 148
种情境下，内在客体也许是个已断裂的客体，即便能够成型，那也是建立在丧失和呐喊的基础上。在孩子与其他伴侣们交往的过程中，他（她）的内在客体还会进一步发展——祖父母客体、叔叔和阿姨、再婚的父母、男性－女性工作搭档，如学生－老师或医生－护士，及电视、电影里塑造的丈夫－妻子关系。最终，经历了大量的伴侣关系后，青春期的孩子唤醒了自己俄狄浦斯期时的需要，从而形成内在伴侣。如果青春期时体验到足够多的伴侣关系，这对形成一个独立而具有人际调试功能的内在配偶，是非常重要的，也会帮助一位年轻人找到合适自己的人生伴侣。

婚姻关系中的内在伴侣

破碎的内在伴侣

休·蒙哥马利打电话过来寻求咨询，因为她和丈夫马修出现了婚姻危机。如果可能的话，他们想第二天就过来，但我周末后才有时间，所以最终会谈时间定在下周一早上 7:35。但是，周一那天，我等到 7:40，也不见这夫妻二人的影子。7:45 的时候，蒙哥马利夫妇终于来了，一点看不出是急急忙忙赶过来的样子。我试着询问他们对过来见我有什么感受，也许是这些感受让他们迟到了。休说："不，我以为你说的是 7:45。对会谈我一点不担心，这仅仅是个失误。"然后就不说了。我觉得被拒绝了，就转问马修怎么看的，马修也说休告诉他的会谈时间就是 7:45，所以可能真的只是个失误。

我不想就这个问题给他们施加压力，所以就问他们为什么想来这里。休便开始诉说他们那长达 20 年的婚姻生活，而最初的
149 10 年对她而言是非常艰难的。"马修不愿忠于婚姻。"她说，"但 10 年前他突然改变了，变成一个忠诚而温情的伴侣。但出乎意料的是，这个月的一天，他回到家，他说自己有外遇了，想离婚。你知道吗，我们最小的女儿明年就要到外地念大学了，因为会有大量的闲暇时间，我们还计划着浪漫的二人世界。这件事来得太突然了，天像突然塌下来了，我的心像被刺穿。而马修，他却一点感觉也没有，压根不知道这对我是多么大的伤害。我吃不好，睡不好，非常生气，却还强忍着工作、生活。我完全呆住了，要知道原本我们是多么相爱呀！"

休怎么可能一点都不知道呢？我很好奇。从她拒绝回答关于对治疗有什么感受的问题中，我猜想她有一个强大的机制，这个机制让她只看自己想看到的部分，而对那些不符合她想法的部分视而不见。马修也不会挑战她这一点的。

马修看起来既没被吓住，也没罪恶感。他专注地听着，低头看地板，似乎自己才是个受害者。休接着说："我被他伤害得太深了。你知道吗，结婚最初的 10 年里，他一直是个异装癖，还有

> 很多外遇，我被弄得伤痕累累（scar tissue）啊！”休有口音，她的元音听起来就发得不那么准，“伤痕累累”听起来就像是“裙子问题（skirt tissue）”。这提醒了我，也许在休的性格中存在着某种程度的异装癖，这与她丈夫是一致的。她说了最后一句颇有挑战意味的话：“有人想说服我，干嘛要倾注那么多的精力在这样一个男人身上呢？”

我被她深深地影响了，她把自己好的精神投射到马修身上，并觉得他也认同这些，这样来确保拥有了一段值得去珍爱的婚姻，但现在她想请我来证明，他是否还是一个值得接受她投射的容器。

> 现在轮到马修说了，他不带任何情绪地说起自己阅读完那本 150
> 《亲密伴侣》（*intimate couple*）（Scarf，1987）后的非凡领悟。他发展出一套关于有关自己外遇事件的因果关系，尤其提到最近他和妻子休之间的权力授予，及小女儿的年龄（她快成年了，要离开父母独自到外地求学）。
>
> “所以我们正处在一个尖端（要作出改变的时候），”马修说，“以前我们总活在父母的阴影下，也在沙滩边自己建造的房子那里住了很久，因为它是一个有意义的象征，象征着我们的爱情，记得我们第一次约会就是在沙滩上散步。那么为什么我还要与其他女人有染呢？因为我发现和她们谈恋爱时，自己竟然拥有了很多在自己婚姻中想都没想过的特质。”他并没有详细说是哪些特质，而是接着讲：“与休在一起20年了，我真的放弃了很多。小女儿说朋友们都很羡慕她，因为她有一个那么棒的家，今天我本来想让她一起来的，但休不同意。总之，我知道了“隔代联合”这回事情。现在我不只是在讲自己的读书感受，而是说书里内容和我家实际情况相符合的地方。这个看起来很棒的家，之所以能存在，是因为我把休看得比自己更有能力，所以我只好与小女儿联合，而现在我和情人联合了。”
>
> 马修这么说，表示他还要坚持和情人在一起的权力，但也能

> 看出，这段婚姻还是有修复的可能的。妻子休原以为当他们开始修复这段婚姻时，马修就会结束自己的外遇。马修的这番话让休很生气，但不管怎样，她还是同意接受一个阶段（6次）的治疗，暂时先撇开马修的忠诚问题。
>
> 休说：“我以前就一直听他说这些没用的东西。我愿忍受他的外遇，维持这段婚姻，是因为他在童年时受过创伤。但，我也是个受伤的孩子啊！”她把马修看做是个受伤的孩子，觉得自己有能力治好他，建立起忠诚的婚姻。“我原以为我们已经真的在一起了，”她说，“我们互相对彼此承诺过，我信任这个承诺。我爱他，他也说过爱我。他是一个敏感而温柔的好爸爸，总会和孩子分享很多兴趣，带着孩子成长。他不是个沙文主义者，他真的很关心女性，所以我能忍受他的异装癖。我们性生活可以很协调，至少是有可能成为一对很棒的爱侣的，但实际上我们的性生活太简短
> 151 了，这可能是因为彼此间还残留着怨恨，这是异装癖带来的消极影响。”
>
> 马修不同意，他说：“异装癖已经是十几年前的事情了。”为了解释给我听，他补充说：“当我在工作中感觉自己像男人般充满力量时，就没有异装癖了。”他转向休，抱怨说：“而且我们的性生活并不像你说的那么好，实际上我觉得十分沮丧，因为那就像女人对女人的性生活，是一种相互手淫的情境。沙夫博士，你懂我的意思吗？在我们10年的性生活中，没有性交。”

所以当马修在工作中变成一个有力量的男人后，就不再需要通过异装幻想来保持力量感，但不管怎样他还是不愿意在性生活中表达阴茎权力。我原以为外遇对他而言是阴茎力量和自信的一种彰显，但很快就知道，恰恰相反，马修在外遇中经常会阳痿。和情人在一起的时候，他最享受的时候是，情人能接受到性吸引并对他的抚摸有反应，这点上妻子休做不到。基于自己接受性快感的价，情人为马修提供了一种外在客体，马修可以把

与兴奋客体相关的自身及满足了的自身，投射到这个外在客体中。

在他们的性生活中，休会挑逗马修，引起他的性反应，从而也激发自己的性反应。她通过丈夫的性高潮来充分体验自己紧张的释放，有时也会手淫。休把自己的兴奋客体投射到马修身上，从而得到满足。她将自己的性反应投射到丈夫阴茎上，通过丈夫的性高潮来体验巨大的快感。但她越这么做，丈夫越把她看做是一个卓越的刺激者、一个强者，而且当妻子容忍自己的外遇时，这种感知变得更深。马修觉得，插入的性行为是被禁止的。休体内创造的内在伴侣是这样的：父亲禁止她表达俄狄浦斯期的性需要，而母亲则满足孩子，但她却无法从丈夫那里得到快感。而对马修而言，他对自己则有这样的意象：一个贪婪而孩子气的人，不去付出，不懂得爱。他们分享彼此拒绝客体、兴奋客体的投射和认同，从而导致一种分离——休和马修都对性交感到焦虑和罪恶，他们无法通过满足彼此的性需要，建立一种平等、完全成熟的成人伴侣关系。 152

当我说他们两人显然对性交都有明显的焦虑感和罪恶感时，马修说次数很少的几次性交后，休都说感到非常非常痛。

"那是因为膀胱炎。"她解释道，并补充说："一开始的十年，他外遇不断，我却没有受感染。什么尿道炎、生殖疣，都只有他得了，我却没有得，真是谢天谢地。而现在他又有外遇了，你知道的，现在外面疱疹、艾滋病患者啊多得是。"

我脑海里出现了一幅充满高风险、彼此伤害的性交画面，看到了一连串滥交而危险的配偶。蒙哥马利夫妇共同的内在伴侣分裂成许许多多的幻想伴侣，而这些幻想伴侣彼此伤害，并伤害这段婚姻实际的中心伴侣。但另一方面，伴随着这个分裂的、最小化的内在伴侣，是一个能容忍的、充满联结的忠诚伴侣，否则他们怎么可能呆在一块儿20年之久，能经历住这么多残酷的考验，能在没有任何治疗的情况下治愈异装癖，还能培养出两个成功的孩子呢？

个体和移情中的内在伴侣

移情中再造的内在伴侣

> 在治疗师和患者的移情中，也可能再造这个内在伴侣。安德莉亚，是位年轻的单身女性，她过来接受治疗的原因是：夜晚入睡后，她总是因为心跳过于剧烈而醒来，她害怕这样会死掉。她
> 153 记得在她还是个孩子时，每当要与父母分开，她就会有类似感受，虽然父母会留给她一些食物和碳酸饮料。她一开始以为自己之所以出现这些症状，是因为对糖分和可卡因过敏，后来她想起他们家地下室着火时，她也有过这样的恐惧。她记得自己被带去见过一个医生，而这个医生家的房子被烧成了灰烬，最后她终于想起自己被带去见医生是要接受生殖器的检查，因为那时候的她总爱手淫。通过这一系列的联想过程，一幅画面渐渐清晰了：这是一个被过度刺激、十分焦虑的孩子。重建这些经历，这很有趣，对治疗也很有帮助。

然而在她的移情中，侵入了一幅完全不一样的画面。她把我看做是一个不友好的、入侵的、让她很痛苦的人。她觉得，我总要剥去她的皮肤，想看看那下面究竟藏着怎样的恐惧。她抱怨我是一个刻薄而残忍的人，这些加剧了她的抑郁和恐慌。

> 在我的反移情中，她是一个充满罪恶感和焦虑感的人。我也几乎不能忍受自己与虐待狂和精神分裂者相似的一面。治疗中的氛围常常很紧张，我总是小心翼翼的，害怕做了不该做的事，说了不该说的话。我也感到和患者传递过来的情绪发生了共振。我无法像往常那样树立一个好界限，保持中立的态度。

开始的时候，我解释她对我的移情，是在治疗关系中上演了她和她母

亲的关系，这个母亲通过对女儿的关注和付出来掩盖深层的抑郁。后来，我将她重新创造的移情，解释为来自她父亲——那个严厉的、抛弃她的客体，因为他总是出差很久，而将她丢给抑郁的母亲。

> 在等候室里一次强烈的体验，让我们对她的动力系统，以及导致我感觉到治疗界限很脆弱的反移情有了另外一种解释。一对夫妻在隔壁屋子里无止境地激烈争吵着，他们吵得那么激烈，还伴随着尖叫声，这些让幼小的安德莉亚觉得被卷入其中，实际上她根本听不到他们在说什么。她的心开始剧烈跳动，突然她意识到自己还是个孩子时，总会和父母一起睡，因为她害怕自己一个人睡，而这又让她体验到了父母的性生活，反倒进一步导致她的恐惧，以及她现在恐慌的症状。 154

安德莉亚与我之间的施虐－受虐关系，现在可以看做是原初场景的再造。通过一个受到了过度刺激、对发生的一切感到费解和嫉妒的孩子的眼睛，她看到了原初场景，在对父母伴侣有攻击性的背景下，她把这个场景解释为是父母伴侣排斥她，侵犯了她的安全感和皮肤的界限。现在，我终于能理解自己的反移情了：我内摄性认同了她投射的部分自我——那个因为害怕而被惊醒的孩子，她无法理解父母性交时相互攻击的场景，也无法让自己远离这些场景。她把这种令人厌恶的客体，即父母受虐－施虐式的性交，投射到了我们的关系中。安德莉亚感到阴冷刺痛、紧张不安和恐慌。她觉得我不关心她，不把她当人看。这种情境下的内在伴侣，对她而言是一个很大的威胁，她害怕自身被毁灭。

在一番移情的历程中，我们也能觉察出这个内在伴侣。我提到的这位年轻女士一开始是向一名男性治疗师做咨询的，他们相处得很愉快。她觉得他很友善，虽然实际上她并不那么信赖他。后来随着治疗次数越来越多，她再也无法负担这笔费用，这名男性治疗师就将她转介给另一名治疗师做费用低廉的治疗。这名新治疗师在她眼里，是一个非常冷漠的女人，不理解她，也不关心她。几个月的咨询，竟完全以沉默为主，她决定放弃治疗。通过她的治疗历程，我们可以看到一对治疗师伴侣：男性治疗师非常善解人意，却因为想挣钱而抛弃了她，而女性治疗师则是一个冷酷而难以靠近的
155 家伙。幸运的是，在她与我的治疗中，再现了这种父母客体的分裂，重新体验了内在伴侣中的兴奋、拒绝和根本的湮灭感，并可从中恢复。

在这种情境下，紧张的氛围表明来访者的最原始情境，随后通过移情投射到了治疗关系中。邓肯（1990）也指出这种氛围就像一个分离概念，很值得在治疗中研究。基于他与自己的患者 F 先生的咨询案例，邓肯（Duncan，1990）说：

> 在与 F 先生的会谈中，这种氛围到底是他导致的（如通过他的故事把这种气氛带出来），还是我导致的（我识别出了这种氛围，而他没有），还是仅仅在我们作为一对伴侣时才出现这种气氛的？若我们没有融合的主体间性，这很难想象……自身和他人、内在和外在、意识和潜意识、主体和客体，从没静止过，也从来不从属于简单的客观问题。它们融合、更替、隐藏和窥视。它们舞蹈着，正在冷眼旁观我们的客观性中！

他对氛围的这番描述，其实表明了内在伴侣活跃在治疗师 - 患者的伴侣中，且难以被治疗师 – 患者这种伴侣所掌控。

内在伴侣在再婚的例子中表现得尤为明显。再婚的人会在婚姻中携带着它，新婚姻可能是以前失败客体选择的重复，或者走反面的极端，或者发展得更高或更低，一切取决于在前一段婚姻中，他的正反情感并存的问题是否得到解决，他成长了还是退化了。因为想压抑前段婚姻中的一些破裂、不愉快的记忆，内在伴侣也往往被深深地压抑了，但是却在与前妻、前夫或前段婚姻所生的孩子的关系中呈现着。有时新婚姻的稳定性取决于：是否
156 能对前段婚姻中麻烦、总制造问题的内在伴侣，产生防御性的投射性认同。在婚姻治疗中，前段婚姻中被压抑的内在伴侣，要与当前的内在伴侣相整合，这样才能达到灵活而稳定的关系，而不是脆弱易碎的，后者是将大量不好的部分投射到拒绝性的内在伴侣中。

正如迪克斯（1967）说的，婚姻的选择取决于很多的无意识因素，而一段长久婚姻的质量则是无意识相匹配、完善的结果。我把内在伴侣的概念，加入到这些重要观点中。这些无意识因素，不仅包括交互性作用中的压抑、兴奋和拒绝性客体系统，还包括内在伴侣。这个内在伴侣建立在幼时对父母关系的体验基础上。如果健康的话，这个内在伴侣会促进产生引导性的人际关系幻想，包括意识的中心自我和一个理想客体，它们与被压抑的兴奋、拒绝性客体系统联结得很好，从而在婚姻关系中，能忍耐，会自愈，并不断成长，包括当性格迥异的孩子们一个个出生，不断加入到这个家庭系统时，内在伴侣也能容纳这些，并在彼此间互动得很好。 157

第三部分

文化中的投射性认同和内摄性认同

第 7 章

7

团体和社区中的投射性认同和内摄性认同

借助“投射性认同”这一概念作为桥梁，我们能理解家庭中生活的个体，慢慢地我们也能理解团体心理以及他们与周围团体的关系。幸运的是，我有机会在两个背景下研究这个问题：在团体关系研讨会这个实验室中，有一个教学的样本机构，并模拟了一个微观的社会（Scharff and Scharff，1979），还有一个是在现实生活中的社区工作（Savege，1973）。

在样本机构中

在某次研究会上，戴维·沙夫和我一起设计了这个样本机构（Scharff and Scharff，1979）。这次设计是基于以前我们在学校里的咨询研究工作（Savege，1974a；Scharff，1975；Scharff and Hill，1976），及参与传统的团体关系研讨会的经验的基础上的，还参考了比昂的小团体理论，并得到大不列颠塔维斯多克学院（Tavistock Institue）、美国 A .K. 赖斯学院（Rice institute）的支持（Bion，1959；Rice，1965；Rioch，1970）。这次会议的任务是研究经验学习和认知学习二者之间的关系，及探讨个体和团体中教学过程交错的作用和影响。戴维·沙夫和我受邀作为此次研究任务的顾问，还有很多感兴趣的教学组织都参加了。下面的案例是从那些设计中选取的两个。

会议主要着眼于研究能抑制或促进教学过程的个体、团体因素。这次会议提供了各种规模的团体及不同版本的集会形式，有大团体讨论、小团体讨论、心理剧及录音带形式。这些不同的模式提供了大量可供对比和研究教学过程的数据。作为顾问，我和戴维会根据不同的形式，扮演不同的角色，有时是解释说明，有时是互动交流，有时则是积极主导。我们在不同的形式下，呈现出不同的客体形象，这一切都为了做研究。“教”被定义为：能推动他人学习的过程，而“学”则被定义为：在认知和情绪层面上经历各种事件，从属于这个过程，并会回顾与复习。所以，教被看做是投射性的过程，而学则被更多地看做是内摄性的过程。一旦老师和学生在人际环境中产生对话和交流（其实相应的，在这两个角色的内心世界里，自我的各个部分也产生了沟通与交流），内摄性认同和投射性认同就结合在一起了，呈现出教和学这两种角色。由于“课程”不是结构化的（就像生活本
162
身不是编排好的一样），教师和学生之间的关系会趋向复杂、整合，以及需保持对未知的忍耐。

作为顾问，我们发现，大家都有防御，面对复杂的研究任务却不清楚该做些什么，从而产生焦虑，并且还期待我们是“知道答案”的那类“老师”。然后我们可能因为知道秘密的知识而受到尊重，又或者因为没能推动任务进展而被中伤。这时产生了投射性认同，与会者自身的能力被分裂了，而都投射到顾问身上。他们对那些投射产生认同，觉得这些就是顾问的特征，虽然顾问可能并不知道或预测出各种事件下与会者的经历和体验。当与会者在原先工作或学习的教学机构时，当自己被指定为学生或老师角色时，也存在这种两极化。（我指在原来机构中，而不是在这个探讨会上。）

这种防御在我担当顾问的一个小团体中就能见到。当我拒绝认同团体

对我的投射时：他们觉得我知道每个人该学什么，就出现了替代领导者，并由他们来满足这一落空的依赖想法。两位在原先机构就是当老师的组员，开始告诉那些在原先机构中就是学生的组员们，他们该在这次会议中学些什么。这些“学生们”被假设为是无知的，要表达自己的困惑，而这些老师则被假设为是知道答案的，这与他们原先各自的角色也是吻合的。这种无知和无所不知的分裂，及对自我和其他的投射，都是团体的一种防御，以抵抗组员们由于依赖想法没被顾问们满足而产生的沮丧感，以及他们在一个暂时性的新教学机构中，要自己探索既作为老师又作为学生的角色而带来的焦虑感。这种防御让这个团体可以避免积聚因目前这个未知情境而产生的焦虑感，大家一起分享未知，一起思索答案。 163

在一个以心理剧的形式组织的大团体中（Moreno，1946），有一名叫安的与会者，她是一名在读大学生，她也认同自己这个身份。在心理剧中，她面临一个冲突，这个问题与她在以前的小团体中遭遇的是一样的。有这么一个情境：一个学生展现他的画，画的是一个小孩，他问大家觉得这幅画怎么样。安本想说的是：“太糟糕了，颜色运用得不太好。”但最后她说的却是：“哇，这很棒啊！”安说她害怕因为自己太爽直而伤到别人。如果老师说她的作品很可怕，她会觉得自己被冒犯了。这让她面临一个选择是否要诚实的冲突——在小团体中时她也体验到了这种冲突。

在接下来的心理剧中，安与其他学生互换角色，由她本人亲自体验那个被保护、免受批评的角色。安与在研讨会上以及小团体中遭遇过类似事件的人一起轮流扮演两种角色：被保护的和被批评的，这样他们就能从各个角度，对是否认同安的自体或客体，给出自己的意见。后来，安从他们的反馈中，以及自己画的冲突图示中，意识到原来是她自己对攻击存在一种恐惧，这让她无法发展巧妙运用批评的能力。她将自己的伤痛投射到其他学生身上，并认同这一点，所以会通过掩饰批评来避免可能的伤害。

我们还设计了一个活动来探索教学中的艺术媒介效应。我们请接受咨询的两个小团体成员将自己在会议中、在群体中的感受和经历画出来。最后半小时，将两个小团体聚集在一起，组成一个大团体，再一起分享他们的绘画作品，回顾创作的过程，详细阐述各自的绘画选题。

164 两个团体的创作过程完全不一样。戴维·沙夫咨询的小团体成员是共同来创作的，而我的小团体成员则是一个一个轮流画的。尽管创作过程完全不一样，但我的小团体却产生了一个整合团体效应，画出了一大一小两只犀牛的意象（见图 7-1），但他的团体画出的却是由各个独立的圆圈组成的一个类似花瓣形状的意象（见图 7-2）。接着两个团体共同合作，一如既往的，我的团体闹腾不已，而他的团体则很有组织性地画着，最后大家合作出了这样一幅画：混乱的不成型的手指印画（见图 7-3）。

出于本章的目的，我会主要侧重分析我自己带的团体（见图 7-1）。他们说最初想画两只独角兽的，但觉得好像有点不合适，所以接着就画了带着翅膀的两只犀牛，都怀孕了，肚里有两只双胞胎独角兽。大犀牛站在坚实的草地上，而小犀牛站在打滑的泥地里。天空蔚蓝，有一朵乌云，微笑的太阳从中透出一丝光线。我这个团体并没有积极参与到“手指印画”的创作中（见图 7-3），只在一旁咯咯地笑，而在诠释这幅画的寓意时，他们也表现出不太友善的回应。

我们得知，另一个团体的“圆圈画”代表了一朵花朵，每一片花瓣都代表了一个个体在团体中的感受（见图 7-2）。花中央的那个圆圈代表的是整个小团体，一些团体成员觉得它是一个具有代表性的“符号”。有些团体成员觉得这朵花，看起来也像个“大爆炸”。

对这些意象关系的讨论，会涉及一些主题和幻想。两只犀牛代表了幻想出的带角的野兽，它们会保护肚子里的独角兽免受伤害，那两只没有出生的、充满创意的独角兽，可能带有锋利的角（这代表了批评言论），和未知的神奇魔力。站在坚实的草地上的大犀牛，和站在打滑的泥地中的小犀牛，分别代表了被夸大的老师和被轻视的缺乏安全感的学生，而那两只还被孕育着的双胞胎独角兽，则代表了组员们的一种期望：希望老师和学生间
165 有一种平等而富有创意的组合。

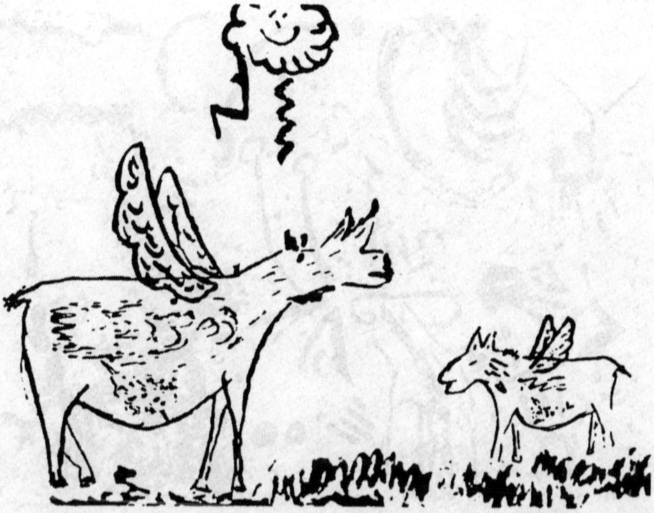

图 7-1　一大一小两只怀孕的犀牛，J.S. 团体创作 166

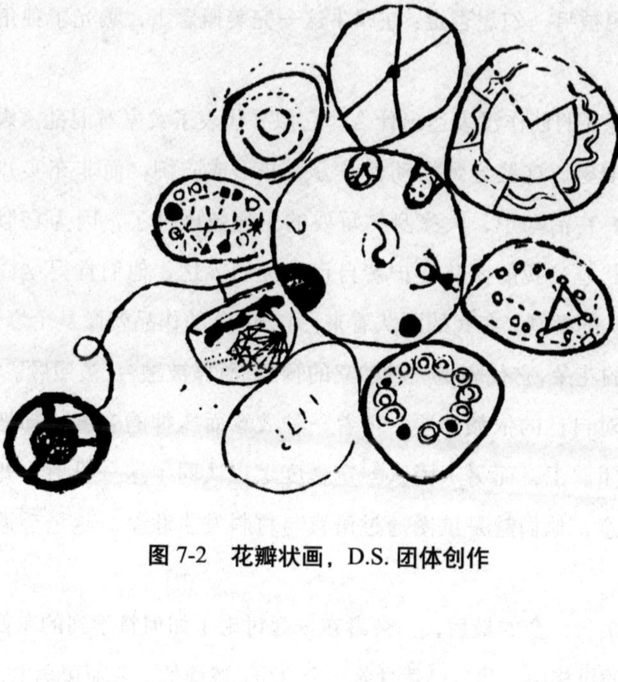

图 7-2　花瓣状画，D.S. 团体创作 167

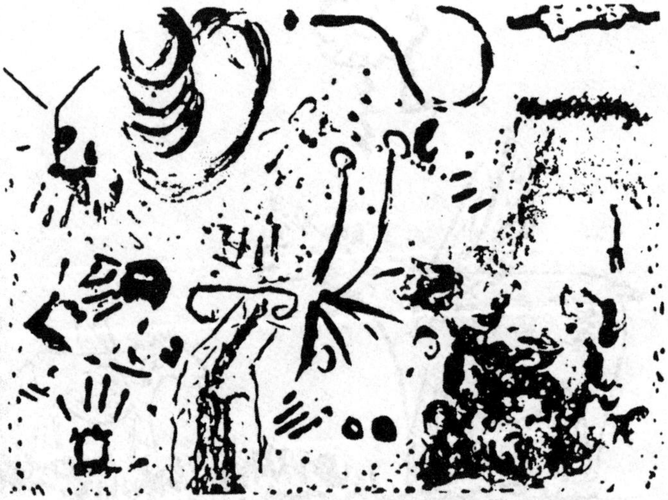

图 7-3 手指印画，J.S. 团体创作

团队中存在对咨询师的承认和嫉妒之情，并产生对咨询师生活的幻想，但这一幻想被另一幻想否定：在犀牛这一完美概念下，曝光了独角兽这一形象。

那幅混乱的创作没表达出什么，它似乎代表了大家对混乱、娱乐及身体接触的期望。这些导致活动任务分裂并形成防御，而非充实并丰富原先的作品。在活动中，大家身体玩耍的乐趣被压抑了，因为它似乎不适宜学习的状态。我的团队守护着自己有趣的表达，他们觉得这样可以免遭另一团队的批判。在我的团队看来，另一团队的作品就像是个爆炸开的、错综复杂的花朵，它代表了一种独立的智慧，而非被融合、被照顾。实际上，我的团队对自己的依赖需要，怀着一种敌意而压抑的态度，却把它投射到了另一团队上，而另一团队一定程度上也认同了这一投射，并变得越来越有敌意，他们越是试图通过语言与材料发生联系，越是会遇到很多挫折。

在这次研讨会的最后，与会者在一起讨论了如何将学到的东西运用到自己原先的机构中。我自己就身兼三个身份：咨询师、老师和学生，这让我更充分意识到投射性认同的动力，并看到学生和老师身上都存在着博学和无知这两个极端状态。我还下决心将学到的东西应用到自己的教学、课程计划及活动设计中。

我们将这次会议中学到的教学原则，主要运用在了华盛顿精神病学会主办的一个客体关系培训创新项目中。由于我和丈夫都在这个学会中，所以我们的关系就不可避免地成为学习环境中的一大特征。这种内在伴侣所引发的作用（见第 6 章）总显得意义重大，并会引起团队成员们对这对配偶的投射性认同，一些人会从中享受到相互的喜悦，但不公平的是，另一些 169
人却在大团队中感到孤独、害怕。一旦我想逃避这一情境，就会回想起那两只怀孕的犀牛意象。不需借助艺术媒介，幻想意象就会在新兴的题材中显现，从而发生投射性认同过程，这个投射性认同往往发生在内在伴侣和个体间，它们分别代表教与学这两大任务。现在我们在华盛顿学会的教学方法，包括这样一种教学方法：鼓励检视投射性认同过程，从而引发对学习内容的内摄作用。项目的设计将认知和情绪学习方法整合在一起，运用到此时此地的团体学习和会议学习中。

在社区中

我曾在爱丁堡皇家医院里做过社区心理咨询师，它位于苏格兰的爱丁堡。我发现通过理解内在心理、人际心理及群体心理这三者间的关系，将有利于社区咨询进展得更好，尤其是将这三个维度共同置于投射性认同的这一系统下来理解。

内在精神系统

通过分析一位年轻女性心理动力系统的简图，我们来重新回顾个体的客体关系。罗杰斯夫人抱怨说，自己对儿子的嘴巴怀有恐惧。她无法容忍看到他吞咽。这个症状让她要么不去看她儿子正吞咽的嘴巴，要么就会冲他喊叫，并不断唠叨、抱怨他这一习惯。

> 我很快就发现，原来她存在着人格层面失调的问题，这让她和儿子的关系变得紧张、困难。罗杰斯夫人讨厌的其实是自己孩子气的、口欲需要的自体。当看到儿子急迫地吞咽时，她就会将自身
> 170 的这部分投射到儿子的嘴巴里，并会否定它。而同时，儿子发现自己居然有力量控制、困扰母亲，这让他进一步强化自己吞咽的行为，以此来表达对自己的愤怒，因为母亲否定自己。罗杰斯夫人要去抑制儿子的愤怒，因为她也害怕自己孩子气的一面。当她还是个孩子时，她有很多需要没被满足。有时在移情作用下，她会仇视我那专业而临床的一面，因为觉得那样的我很冷漠，对她的需要不友好，而有时她又把我看做是个纯粹的好妈妈，希望我能满足她的一些需要。一旦这种希望落空，她就会很生气、很失望。

早期生活的创伤经历，让她的自体分裂成一个愤怒的自体、一个有需要的自体和一个有攻击性、控制性的自体，而她将这各个部分都投射到他人身上。根据客体关系理论，她的人格可被看成是这各个部分组成的系统，而每一部分都源于她早期生活中的内在客体关系。它们在一种非整合的方式下运作，并只与他人身上对应的那部分产生关联。在投射性认同系统下，这些内在客体关系产生相对应的客体关系，引发现实关系，从而让那些早期经历得以强化。由于现实人际互动中循环往复的反馈，个体的性格会在一个封闭系统中不断被保持和固化，而客体关系治疗就是要打破这种封闭系统，让它变得更开放、灵活，并得以重新整合。

社区系统

我们可以从个体机体延伸到社会机体，这同样也是一个关系动力系统。与当地组织相关联的是这个城市及对应的政权机构，还有专业的护理机构及相关的分支机构等。和个体一样，社会也有寻求依赖的一面，渴望被呵护，而社会义工就像是包容它、喂养它的母亲，而家庭医生就像是照顾它、
171 富有原则的父亲。接着，社会想表达对权威机构供养不足和拒绝行为的愤恨，

通常情况下，会经由一些青少年犯罪团体来表达，这些年轻犯罪团体代表了整个社会，他们摧毁这个城市的财产，恐吓它的民众。紧接着，这个社会控制的一面就会出现了，它就像个体的超我一样发挥着抑制作用，往往借助当地的公安机构和带有宗教信仰的精神机构来表现。

在大城市里，小社区能代表整体的一部分。作为爱丁堡的一名社区精神科医师，我为3000人左右的群体做过咨询，他们住在一个外围再造社区中，那里很少有娱乐设施、高档医疗机构、社会机构和心理机构。这个城市要翻新自己的内在设施，并提高租金，这样本来安顿下来的居民们不得不重新寻找住处。这种情景之下，这个城市分裂了，并把自己不能接受的部分投射到社区中。这个社区成了城市的替罪羊而被中伤，社区所有的一切都被认为是不能接受的、幼稚的、不适合的、要被剥夺的和暴力的。当地媒体大肆报道这个社区那些不为接受的行为，它在一个封闭系统下冲击旧有东西，来帮助维持这个城市和近郊的关系。他们显然早已忘记在20世纪20年代，城市曾推出租金补贴制度，因为那段时期社会环境里充满压力。这个城市（就像是患者那遭受威胁的中心自我）自身分裂了，所有那些不为大众接受的部分都发泄出来了，指向外围的那些旧房产，而这个城市的“父亲”则希望“警察会看守住那些麻烦制造者们。”一切都在意料之中，那些麻烦、贫穷和压抑行为汇集到一起，最后升级为报复性的战争，这个社区终于爆发了，要报复城市的其他地方。套用费尔贝恩的内在精神情境的说法，可以说这个城市的中心自我，正受到被压抑的坏客体的威胁。

和个别治疗一样，社区治疗也要打破这种封闭系统。通过分析这种投射性认同，可以将社区的各个部分看得更清楚，以防御基本焦虑。这让社区 172
（意味着我们每个人）意识到，每个部分都一定程度地代表整体在表达些什么，并为整体担负一定责任。然后，不同的危难内容都得以表达，社区中的各个关怀机构取得共识：自己只是整个社区紊乱的一部分。

为了能充分评估这个社区的紊乱，我们要把所有的关怀机构聚在一起，因为它们承载了各种症状。换句话说，我们需要提供各种心理空间：牧师们要处理性的内疚感；社会工作者要关心、帮助那些遭驱逐的人们；警察要逮捕那些违法的贩毒者；医生要开处方，减轻病人的躯体疼痛，这样才能给每个人带来安全感。只有把所有这一切聚到一起，我们才看得到全貌，然后明白如何与社区工作，帮助理解这个关系系统下潜藏的那份紧张。我们可以探索如何增加自助机构，这样系统就不仅仅依靠外在系统的专业帮助了。如果关怀机构能创造出一种合作模式，并尊重彼此的不同，就能为弱势群体提供一个支持性的环境，让他们能继续生存，并在压力环境中不断学习，而不是毁坏一切。从这里，我们可以看到成长和灵活的价值。当然了，这种社区症状也会在个体和家庭成员身上表现出来，而社区居民和患者若能得到特别而专业的培训，他们就能代表整个社区为大众提供公共服务。

这种团队合作方式为社区提供了一个促进整合的模型，相反，若缺乏这种模型，这个社区就会因得不到整合而挣扎不已。在心理病房中也存在类似的情况：患者在病房里的扰乱行为，实际是在表达他潜意识中的紧张，
173 一种在员工队伍中感受到的紧张。如果我们更多地关注员工的整合，患者间也能得以整合，所以说，关怀机构间的合作会让社区的分裂最小化。但是，我们该如何实现这种合作呢，要知道这些关怀机构都是独立运作的？我们又为什么倾向于独立，而不是相互依赖呢？

其实还是那个道理：在一个封闭系统中，系统的各个部分会因为不堪压力而分裂，而非朝向中心的合作与整合。社区就像一个人的性格，它在进化中遗留了各种压力，这些压力被压抑了，没有得到表达，因为社区也害怕会出现无法抵挡的爆炸性场景。社区对社区精神科医师的防御，就像单个来访者对治疗师的防御那般强烈，作为一名社区精神科医师，我充分明白并会去分析这种防御。最后，我采取与各个医护机构会谈来开展工作，最初只是单个会谈，后来就是聚在一起会谈。

对受过培训的社会服务工作者的咨询

在一个小型的周末会议中，我为一群来自同一机构、受过培训的专业社会工作者提供咨询，主要讨论如何为客户、患者更好地工作。也许一名实习生会谈论，她是如何尝试与没接触过的年轻人建立关系；一名社会工作

者会谈论，自己想帮助一个人免遭驱逐，结果一切却白费了，他感到多么沮丧；社区发展机构人员会说，贫穷作为一个社会经济动力，是如何摧毁掉一个人的希望的；婚姻咨询人员会谈论，如何帮助关系紧张的伴侣；精神健康中心的人员则想寻求帮助，该如何让一名不想接受治疗的精神病人住院呢？当这种种不同的问题被提出来时，我帮助这个团体发展出了一个共享的客体关系，搭建了一个平台，让大家共同面对问题，一起成长。这个咨询团队中的成员们彼此合作很愉快，咨询团队里的成员们一起来理解为什么在专家与服务对象之间会出现各种离散问题，并一起来面对社区需承受 174
的各种社会、经济压力。但是，他们还没有准备好、也不愿通过与其他地方团队合作的形式，拓展自己的视野，更要预防自己的权力受到任何干涉。在此，我将就自己的理解和经验，对医生、社会工作者和医院内精神医师之间为何会出现合作的阻抗给出我的分析和定义。

无论是精神科医师、分析师还是心理治疗师，他们都在办公室待得太久了，还自我构建了一种专业神秘性，这恰好与大众的期望吻合，似乎他们真的能神奇般地解决个体的问题。精神科医师对走出那间隔音的房门，走入社区一线，感到非常焦虑，因为他担心自己德高望重偶像般的形象，会一下子露出马脚。当然了，他们也早已适应了医院的模式，虽然一切显得有些沉重、缓慢而乏味。要知道，他们需跨越的不仅是医院和外界之间的空间界限，及内在心理、人际心理和团体心理这三者间的理论界限，还有个人的情感界限，他们要学会打开心扉，以一种崭新的方式来回应社区大众，并要求掌握相适宜的技术。

如果能建立起一个安全而具有灵活性的机构作为支持，同时各个部门能与联合起来的机构通力合作，要克服改变带来的阻抗力就变得容易多了。这个机构能建立起一个具有凝聚力、开放而灵活的系统，它能为社区的现状提供一个专业的精神健康模式。这个机构模式必须与社区卓越的精神健康组织保持协调一致。而这个卓越的精神健康组织，就像是这个机构的卫星一样，反映并影响着这个机构的学习模式和价值观。如同这个机构所起的作用，一个具有凝聚力的多学科组织同样能提供一个合作模式，通过这

175 种合作模式来接纳并监督各种不同专业护理机构的经历。

专业角色关系中的投射性认同

基于这些精神科医师和他们所在机构的阻抗力，让我们一起来看一下，在我做研究期间所体验到的社会工作者和医生之间的关系。20世纪70年代，在英国，社会工作被视为相对年轻的专业，而医生则被看做是接受过更高的专业培训和具有更高能力的人。社会工作者会受到医生的质疑，因为那“上百年古老而专业的传统、明确的伦理要求及各种强制执行的方式。”在过去，一位医生就是患者以及患者全家人的指望。为什么他要放弃这终生的统治地位，而去做那只有短暂地位的社会工作者呢，更别提还会因此削弱了自己的名望及万能的地位？他早已习惯了，只要自己作出的决定绝对不会遭人质疑；他早已习惯了，护士们一定会遵从自己的意愿办事。但是，当社会工作者们出现在他面前时，竟然不会立即、毫不犹豫地执行他的指令，还常倾向于先做社会评估，再以一个平等的同事身份，向他（医生）提出较独立的专业建议，这让他（医生）感到有些沮丧。而这个社会工作者本想以自己的工作方式来教育这位家庭医生的，最后却遭到附属级别的对待，所以就想退出。她这么来解释退出的理由：还有些情况更重的个案亟需自己处理，而现在需要做的已超出了法定义务。这位家庭医生却对公共健康机构的医生同事抱怨说，那个社会工作者的退出让原先整个社会服务一下子陷入崩溃局面，一切都不在医疗控制之下了。

在无意识的作用下，他们的态度变得更复杂了。通常情况下，一个医生常被看做是一个男性权威的形象，而相对的，社会工作者则被看做是女性服务的形象。家庭医生觉得社会工作者就像是个不服从、拖拉、娇惯而天真的女孩，显得不够成熟，无法对患者的病情给出客观、有力的评估，而社会工作者则觉得医生无论是对待患者还是自己的同事，都不够接纳、
176 太过刚性、端着家长的架子、过于权威。在我看来，医生这么做是为了避免遭受患者对自己的内摄性认同，他拒绝自己身上那些比较接纳、认同的女性一面，并把它们投射到护士们身上。但是，当他面对的是不太熟的社会

工作者时，他的防御受到了威胁，他不得不拒绝从她身上所看到的自己那女性化的部分，同时又不把她当自己同事。而这个社会工作者一直努力获得较独立的专业地位，像我们一样，她不时就像是一个病人，在与医生的关系中表现得比较无力和依赖，这些都是我们小时候生病时习得的，而相对的，医生就像是一个万能的父亲，他总能治愈好一切。当她倾向于作为一个成年同事，并持有专业态度时，这些就会出现不一致的地方。

社会工作者和医生都对我有一种复杂情感，因为当我应该像个医生一样培训他们的时候，我却表现得像个社会工作者。实际上我所扮演的角色是——精神科医师。我扮演的角色很复杂，不仅因为专业身份认同问题，也由于我那并不明确的“培训中的顾问”的身份。作为一名精神科医师，我的顾问身份将我从堆积如山的个案中解脱出来，这也招来其他人的嫉妒。医生和社会工作者都希望我能解决所有的问题，事实上，我是可以与他们分享一些心理动力学和精神科方面的知识，同时我也能从他们讲述的工作经历中学到很多。但他们却期望我能做更多，如果我没满足他们的话，他们就很失望。在他们的意象中，我是万能的，这会让他们很嫉妒，但结果我的实际行为却又让他们觉得，我是那么无力而虚弱。那些在咨询中专业技术得到飞快增长的护理者们，也让其他同事非常嫉妒。面对和处理这样的嫉妒，我感到很有压力，有时甚至觉得他们可能是对的：我无力而虚弱。也许这是我对全能感的一种防御，从而让整个团队更有意义。在这个团队中，我是一个培训顾问，但在接受专业督导时，我也是个被培训者。我对自己的督导老师也会怀着依赖而嫉妒的感情，还会把一些特定愿望投射到他身上：期望他是全能的，结果失望地发现他是无力而虚弱的，这与那些护理者们对我的感受模式一模一样。但不管怎么样，我觉得在咨询工作中没有担起那个具有全能感的角色所带来的优势远远超过劣势，因为，这么做能为被 177
咨询者找到感受认同提供一个“价”。

被咨询者们也希望我能隐秘而充满能量地为他们做精神分析。我觉得这种期望源于他们害怕暴露自己婴幼儿般无能的一面，还把批判而拒绝性的客体投射到我身上。我发现自己在努力抑制，不让自己的行为迎合他们所害怕的部分。我其实也害怕自己无法处理好顾问－被咨询者之间的关系，因为我所有的专业技术都是在治疗情境中学到的，它们是否也适用于培训中呢？我是否能成功地聚焦在来访者身上，从这些被咨询者的眼里看到他们自己，而他们能从我身上看到自身无法接受的批判性的部分呢？由此可见，我处在内摄性认同中，内摄的内容是他们投射的婴幼儿部分，这主要出于对拒绝性客体认同的一种防御。

作为一名咨询师，我的女性特质也是一个问题。我觉得和一位已婚女性一起工作，一些男士也可能会感到不舒服，而和男士一起工作则更自在些。我注意到他们中的一些人已经把我看做是一个性客体，而不是一个专业的女性同事。我又担心如果提及这个，就会看到一些富有竞争性的女性的攻击行为，因为我会把自己身上竞争性的感情因素投射到她们身上。幸运的是，我意识到这并不仅仅是我一个人的问题，被咨询者中的一些女性在工作中也遇到过类似因性别而引发的问题，得益于她们的支持，这个团体最终能一起讨论女性权威的性质和权力，接着在我们团队中女性来访者和男性来访者有了更多、更好的合作。

为一群未经培训的邻居代表做咨询

有趣的是，当我为一群当地的家庭主妇做咨询时，并没有出现具有强
178 烈阻抗力的防御。部分原因可能是她们是自愿来寻求帮助的。她们都未经培训就加入了一个组织，主要任务是给需要帮助的邻居们提供支援，在她们开始这项工作后，无论是自身还是家庭里都出现了各种强烈情绪，她们想弄明白是怎么回事。与此相反，那些来接受咨询的专业医疗结构的人，都只是应了上级的要求而已，并不是自愿的——这是二者之间的重大区别。出于对上司要求自己来参加咨询的动机不明确，他们对我所能提供的东西的探索积极性，要比这些邻居互助工作者们弱很多。

这些邻居互助工作者们会坦然承认自己的缺点，也不觉得我是批判性的。若对我是否能帮助她们解决问题有怀疑的话，她们会早早地就说出来。她们也会嫉妒我的学识，对我的女性身份也怀有复杂的情绪，但

她们是这么来处理这些情绪的：通过很诙谐幽默的幻想，将我的这些特质套用在自己身上，比如因为我受过良好教育又是学心理学的，她们会借用我这股强大能量，幻想去降伏自己的丈夫，就像咨询师对待来访者那样。她们的学习态度很接纳，所以能学得更快、更好，并且不带任何防御性，在我的支持帮助下，她们能处理好自己手头的那些个案，并学会理解社区的一些现象。

所有这些邻居互助工作者们同时也是当地一个戏剧社的成员，这个戏剧社建立的初衷是为了排演一个周年社区话剧，她们因此走到了一起。恰好，我也爱好戏剧，可以与她们分享。我之所以对戏剧感兴趣，因为觉得它是促进自我表达和精神健康的一个重要渠道（Savege，1971，1975），而且通过戏剧这样一种艺术形式，我们彼此的关系会黏合得更牢固，而不是仅仅通过纯咨询来达到。她们在戏剧中锻炼了自己的口才和管理能力，而通过团队参与的形式，她们又发展了自己的社会意识和责任感。这个话剧社的活动范围从最初的文化活动，扩延到一些社会、政治活动。社会活动包括我前面提到的邻居互助活动，还有管理年轻人的俱乐部、学前儿童的游戏小 *179*
组及老年人的聚餐俱乐部。她们的政治活动则包括：与当地政府机构代表合作，一起组织一些工作坊和社区会议。接着，这个话剧社的执行委员就会被当地政府任命为这个社区基金会的管理者。话剧社成员们在常规会议上，会一起讨论当地政府的发展计划，包括住房、建筑和教育等方面的问题。为了更好地满足大家的需要，在咨询各方意见后，包括社区工作者、规划师、建筑师、社会行政人员及像我这样的心理学工作者的意见，话剧社的领导人会起草一份更有针对性的提案，且共有两套供选择。接着，这个话剧社就开始与相关权威机构的委员会进行对话，一个能与政府联络的机构雏形就此形成。

在为该地社会工作者做咨询的过程中，我发现他们都相继以各种好的借口来远离这个组织，因为害怕自己会受到所任职的政府部门的为难，要知道，他们的社会活动可能会对政府构成一种挑战。当然，这是一种投射。当我指出这个问题的时候，他们也承认害怕面对那些具有代表性的服务对象，因为担心自己的能力不够。他们把这种对自己能力不足的担心，投射到那些未经培训的邻居互助工作者身上，并攻击他们，说不喜欢这些“业余人士”把工作弄得一团糟，而业余人士也认同了这点，就如同那些服务对象永远得不到满足，而专业人士总是做得不够一样。对这些服务对象，社会工作者怀有一种之前没意识到的矛盾态度，却把它分裂后投射到对邻居互助工作者们身上，对他们充满消极情绪，同时自己又带着罪恶感。而对邻居互助工作者们而言，由于得不到专业人士的支持，他们很愤怒，满腹牢骚。对投射到他们身上的东西，他们产生了内摄性认同，从而会激发令人害怕的攻击行为。在赢得了各位专家及志愿者团队的信任后，我就开
180 始把这些投射性认同解释给他们听，并告诉这些社会医疗工作者们，他们是如何保持这种分裂的。

经过一年的准备工作，主要是对各种阻抗进行分析，现在是时候把这个社区关怀机构的所有成员都集中在一起工作了。社区关怀机构每个月都要开一次会，几乎所有的机构成员都要参加，出于当地精神健康的需要考虑，还包括了话剧社之类的团体，这让集中工作变得更有可行性。会议中，与会的各代表间对投射性认同进行解毒和新陈代谢，以此来处理专业队伍带来的压迫感，各种防御形式不时地出现，比如，他们没有通过讨论和协商来处理个体面对的复杂任务，以及减少组织间的怀疑，而是期望能选出一个人来做协调员。我意识到这是他们的防御，所以拒绝担当这个协调员的角色，这让他们很失望。我希望能找到更好的方式来解释他们对救世主的投射，但我没说，因为有一位社会工作者认同了我的观点，并为我做了解释。最后，这个团队放弃了“挑选协调员”这一计划，而是采取了更实际的操作模式：各代表机构团结起来，共同担起社区精神健康的责任。

通过融入各专业团队，为话剧社之类的机构做咨询，成为他们的执行委员会成员，及参加每月一次的社区关怀机构会议，我终于看到：他们为维护社区精神健康而通力合作，这就是一种整合。社区规划包括了一些很特别的精神病方面的内容：筹建一个针对精神病父母的俱乐部，这个计划得到了当地医院精神病科护士团队的支持。由于社区代表和专业机构都对社区

健康中心很感兴趣，这进一步诱发了“独立家庭从业者”概念的形成。他们 181
还一起去与房建部门谈判，希望他们能为那些生病而又无依无靠的年轻人提供青年旅社。专业机构与社区代表机构的通力合作，发出了更有力的声音，改革取得了更好的效果。关怀机构之间的这种整合模式也得到整个社区的内摄性认同，这个社区的行政机构从中汲取力量，就像在心理咨询中，客体关系系统中分裂部分经重新整合，中心自我就会得到强化。 182

第8章

8

艺术和媒体中的投射性认同及内摄性认同

精神分析科学主要负责把“投射性认同”、“内摄性认同”这样的概念介绍给大众。我们若跳出科学界到艺术界去看看，就会发现那里有很多使用“投射性认同、内摄性认同”这些精神分析理论的先驱们，以及相应的一些艺术成果。艺术家们对人类的各种现象有着极强的敏锐感，从而预测出一些科学东西。弗洛伊德本人就说过这么一句话：“Ach，die Dichtter haben alles gekannt！”他是在与小说家桑顿·怀尔德（Thornton Wilder）的一次会谈中说的这句话，而桑顿·怀尔德曾在自己的一部半自传体小说《西奥菲勒斯·诺斯》（*Theophilus North*）中翻译了这句话：“这些诗人的天性总是让他们知道一切（The poet-natures have always known everything）”（Wilder，1973）！

至少有一件事怀尔德是知道的，那就是：弗洛伊德的力比多理论具有局限性。他写道：“在与父母及兄弟姐妹的爱中，是可以通过力比多因素来分析他所需要什么的，但同时也会陷入一个危险境地——过分重视纯情感的忠诚，这与本性是不同的，且还会一直过分重视下去”(Harrison，1983)。怀尔德没有全然否定弗洛伊德对家庭生活在性方面的关注，只是与客体关系理论家保持一致，他强调要重视情感依恋和情感承诺，这些才是构成家庭关系的重要特征。早在费尔贝恩（1952）的那本《人格精神分析研究》出版的前一年，怀尔德就在哈佛大学的教学中提出这个观点了。所以毫不惊讶的是，在怀尔德所写的戏剧中，包括那部经典的《我们的小镇》(*Our town*)（1960）里就充满关于家庭关系主题的描述，并展现了相互的投射性认同和内摄性认同过程，而在他那部关于一对双胞胎关系的小说（Glenn，1986）中，这一切就变得更加明显了。在本章的后面部分，我会再回到“投射性认同”这个概念上，这个概念在文学的双胞胎现象中得到了展现。

虽说“投射性认同”这个概念直到 1946 年才被提出，但艺术家们早在很久前就意识到这个现象。比如，詹姆斯（James，1881）告诉我们在小说家屠格涅夫的脑海里，幻想有一大群彼此间存在相互关系的人，这为他的写作提供了灵感。我觉得这些幻想就是一体的投射性认同。屠格涅夫用一个故事线索，很难把这些人物彼此间的关系都展现出来。这些人物、这些幻想在等待被给予一段虚构的生活，也就是他们的内在客体人格化。屠格涅夫的脑海里，他们之间存在着戏剧性的关联，这让他忍不住撰写一篇篇小说，从而表达出投射性和内摄性过程。

我们来看屠格涅夫（1921）的现代剧《寻找作者的 6 个角色》(*Six Characters in Search of an Author*)，剧情围绕剧中人物都想在家庭中展现自
184 己，就像他们都期望能在一个话剧中演出一般。这个话剧在意识和无意识两个层面展现了这个家族的历史。我觉得，那些性格特征代表了这个家庭的无意识，并通过投射性和内摄性认同过程塑造了每个个体的性格，并最终形成了新的关系模式。

我们再回过头来看屠格涅夫，詹姆斯在《一位女士的肖像》一书中这么描述屠格涅夫那充满创意的内在客体世界：

多年前，我曾亲耳从伊万·屠格涅夫的口中听他说自己是如

何构想出那些画面的，我记得很清楚，还会不时地想起。他说，一开始的时候会有一些人物的幻想不停地在自己脑中盘旋，有些人物很主动，有些很被动，他们以自己原本的样子呈现出来，吸引着他，让他感兴趣。他在幻想世界里看着他们，看他们的真实可信性（便于使用的客体），看他们会如何发生转变，接下去会发生什么；看他们最生动的模样，然后去寻找他们间恰到好处的关联，从而可以一一展来。他会去想象、去创造、去选择、去拼凑出一个个最有用、最适宜的场景，活灵活现地把这些幻想中的人物们展现出来。他们会怎么表现、如何感受，这些都会在作品中自然而然地表达出来。

“如果我能做到这些，‘故事’也就浮现出来了，”他说，“这就是我构思情节的方式，而结果往往是深深地自责，为什么我没有那么多‘故事’呢？我需要很多故事来呈现那些角色，展现他们彼此间的关系，而且我乐此不疲。如果我花足够长的时间来看他们，就会发现他们走到了一起，各就各位，然后就会出现这样或那样的举动，陷入这样或那样的困境……为了进一步弄懂他们，我会开口问他们，下面谁该说话了，你们来自哪儿？我们必须走得足够远、足够深。难道他们不是来自天空的每一个角落吗？难道他们不是出现在街道的每一个路口吗？他们会聚在一起，我们需从中筛选、精挑细选。他们就像生命的呼吸般真实、自在、本真——我的意思是，生命对我们而言，就是一呼一吸。在日常生活 185
中，他们就是以这样的方式突然浮现到了我们脑海里。”

通过詹姆斯的描述，我们看到了屠格涅夫是如何捕捉灵感的，他会主动或被动地与幻想出的各角色互动。这恰好预言并验证了拉克的说法：投射性认同中包含了对客体的互补性认同，及对部分自体的一致性认同。屠格涅夫借助法语词“disponible”来描述这些幻像，法语在那时代是文坛最风靡的语言，“disponible”这个词传达了他客体世界的品质。“Disponibles”

可以翻译为“随某人自由处理的”、“可自由使用的”的意思，但同时也意味着它们还未被占据、闲散自由、空缺茫然。关于这些内在客体，我们可以用这样一句话来精确地描述它们：它们可被利用，却又需要被创造。一些内在客体是可塑的，这也意味着它们能成为现实，屠格涅夫紧紧地抓住这些客体的潜在价值，通过投射性认同、内摄性认同，结合大众文化深入觉察并加工这些自体和客体。最后，他为我们呈现出了一幅宏伟的想象画卷，它充满了生活的气息。我们每个人都从中吸收了一些东西，并通过内摄性认同修改和发展它们，同时也防止自己受到其他投射性认同的影响。

在诺贝尔获得者埃里斯·卡内蒂（Elias Canetti，1979）的自传《畅所欲言》(*The Tongue Set Free*) 中，有一个很鲜明的投射性认同的例子，它隐藏在作者那位姑姑的婚姻里。年仅 10 岁的卡内蒂却看清楚了姑姑贝琳娜的性格，并看到姑姑与姑父（也就是卡内蒂的叔叔）约瑟夫二人性格中的关联。这个家庭的关系有点复杂，约瑟夫既是贝琳娜的丈夫，又是她的表哥。这本书的开头与结尾都是有关卡内蒂所知晓的有关贝琳娜的父亲塞纳的死，也就是作者卡内蒂的祖父阿蒂提。塞纳既是贝琳娜的父亲，也是约瑟夫（贝
186 琳娜丈夫）的叔叔，即约瑟夫已故的父亲的弟弟。当阿蒂提去世的时候，他把所有的钱都留给了妻子，而没给女儿贝琳娜，以及既是侄儿又是女婿的约瑟夫留下任何遗产。约瑟夫被岳父兼叔叔的这种拒绝和剥夺行为深深地激怒，而贝琳娜却看起来一点事都没有。

这种丧失导致这对夫妻的投射性认同系统受到影响，他们两人都会把部分自体和客体投射到对方身上，这让他们感到很匮乏同时又被占据和控制着。卡内蒂是这样描述自己那美丽的姑姑的：

> 她住在一座米黄色公寓楼中，很宽敞，是土耳其风格的，正对着娘家。她父亲，也就是我的祖父阿蒂提，于两年前在去维也纳的旅途中不幸去世。贝琳娜是那么美丽，又那么善良。她知道的东西不多，还被别人看做是傻瓜，因为她从不为自己提要求，还总送礼物给别人。大家对那个贪婪而好财的阿蒂提记忆深刻，而姑姑贝琳娜就只被看做是一个旧钟里的芯片而已。她极度慷慨，

若不知道能为这个人做什么，她就几乎不敢看对方。当她陷入沉思，像是发呆，又不留意别人说什么时，人们便明白她又在想礼物的事情了，而且还对脑海里想到的那个礼物并不满意。那个时候的她就仿佛隐身了般，而脸上还保留一个很做作的表情——却看起来美丽依旧。有时她送给别人的礼物可能都超出了自己能承受的范围，可她还觉得太微薄了。因此她很难真正开心起来，甚至还认真而诚恳地为自己找理由，这样就不会太自责。……她嫁给了表哥约瑟夫，那是一个脾气很坏的家伙，这让她的生活更艰苦了。贝琳娜承受着约瑟夫无尽的折磨，却一点怨言也没有……人们私下讨论着约瑟夫那火爆的脾气，我还因此被警告说，他发怒的时候真的非常非常恐怖。

这种警告听多了，我反而想见识一下呢。终于有一天，在吃饭的时候，我见识了他的坏脾气，那真的是非常恐怖，这成了那
次旅行最深刻的记忆。“拉德罗！”他突然吼道：“拉德罗！别以 187
为我不知道你们都是小偷！”在拉丁语中“拉德罗”这个词比“小偷”更重，有点像是“小偷”和“土匪”的合称。他开始责骂家里每个成员，首先是缺席的人，然后开始骂强盗，首当其冲的就指向我那去世的祖父，也就是他的岳父大人，那个把遗产都留给妻子而没留给他一点好处的老家伙……紧接着就轮到三个姐妹了，甚至还包括我母亲，还有他自己的妻子贝琳娜姑姑，这么一个好心肠的女人啊！他说私下里大家都想谋害他，做对不起这个家族的事情。“你们这些流氓！罪人！痞子！”他要把这群人统统清理掉！撕开他们那虚伪的面孔，把他们的心丢了喂狗吃！让他们都记住他，来求他，但他绝不会心软的！……“你觉得自己很聪明，是吗？”他突然转向我母亲，“但你儿子比你聪明一千倍。他就像我！总有一天他会把你拉上法庭！你会咳嗽至死，穷得一分钱也不剩！”……他又转向我了：“你还不知道吧，其实你妈妈是个小偷！现在知道总比以后知道好，她会抢你的东西，抢她唯

> 一的儿子的东西！……”所有人在他眼里都是小偷！“这个家！这个小镇！都是一群小偷！”说完最后一句“拉德罗”后，他愤然离开。
>
> 大多数时候，我都对姑姑的表现感到很惊讶，她像是什么都没有发生，和往常的下午一样忙着为大家准备礼物。有一次，我偷听她和姐妹们聊天，她对我母亲说：“他是我丈夫，他不是总那样的，是从塞纳去世后才变成这样的，因为无法容忍被不公正地对待。他是个好人。你不能走啊，万一你走了，他会伤心的。他很敏感。唉，为什么好人都那么敏感呢？”母亲说为了我，她不能留下来，因为孩子还那么小，听这些事情不好。她说以前自己总为这个家感到很自豪，觉得它是小镇上最棒的家。为什么，约瑟夫要这么做，他也是这个家的一分子啊，毕竟他父亲就是塞纳的亲哥哥啊。
>
> “但他从不会说任何有损自己父亲的话！他绝不会这么做的，
> 188 绝不！他宁可咬断自己的舌头，也不会对父亲有半点异议。”
>
> “但他为什么非得要那笔钱呢？他已经比我们要有钱得多！”
>
> “他无法忍受被不公正地对待。塞纳去世后他才变成这样的，他以前不这样”(Canetti，1979)。

卡内蒂笔下的姑姑贝琳娜最明显的特征就是：总在付出，这点与她那贪婪的父亲截然不同。她并不是人们眼里那没用的旧钟卸下来的芯片，而是一个心肠特别软的人。她没将父亲那贪婪的一面内摄性认同到自己身上，却投射到别人身上，包括自己的丈夫，以这种方式来喂养、满足自己的贪欲。也就是说，她通过投射性认同，把本该是自己身上的特质当做是其他客体身上的。贝琳娜难以产生对丈夫贪婪而暴躁性格的内摄性认同，所以不能包容和转化丈夫的这部分。为此，她丈夫看起来很绝望，他找不到一个地方、一个人来接纳自己。他只好把自己的贪婪投射到这个家庭，他很愤怒，认定那些他所投射的客体们都生性贪婪，他变得极度焦虑，总担心他们会偷自己的东西。他妻子解释说，父亲塞纳去世后给丈夫造成了一定的心理伤害，从那时起他才表现出这面的。的确，我们在临床中常发现，分离和丧失性创伤会激发投射性认同机制（Spillus，1991），它会让患者的心理发展水平退行到最原始的水平（Ravenscroft，1991）。

我下面要讲的这个案例是有关文森特·梵高的生活和作品。我并不想说他是在投射性认同的精神机制作用下疯狂地创作的，也不是要证明他什么，包括他的作品及艺术化的想法。我只是想简单地看看他那四幅很生动的人物画：两幅是自画像，还有两幅画的是照顾他健康的人。通过投射性认同，他在与这些医生的关系中看到了自己。据我所知，梵高没有接受过任何心理治疗或分析，但是我会假设这些照顾他的人对他而言很重要，不 189
然他不会画他们了，他对这些人产生了移情。首先容我介绍一下这些画的创作背景：

1889 年 5 月，36 岁的文森特·梵高自愿地住进圣雷米（Saint Remy）收容院。皮克万斯(Pickvance,1986)写过一本关于那时代艺术家生活的书，从中我们得知，当时文森特·梵高患有急性躁狂症和癫痫，并伴有幻觉和幻听，这些症状让他做出切下右耳的荒诞举动。梵高会在收容院的花园里画昆虫和花朵，但却很少画人物肖像。7 月中旬，他又遭受到一个巨大打击：长达 5 个星期，梵高都无法作画，一部分原因是他没精力作画了，另一部分原因是他很可能会在作画过程中伤害自己的身体，这很危险。直到 8 月 30 日，他才渐渐地恢复清晰的神志，并再次全力投入到创作中，最开始他画了两幅自画像。在写给弟弟西奥的信中，他是这么描述这些自画像的："有一天早上起来，我看到镜中的自己面色幽暗，还泛紫，额头苍白，头发黄黄的，在这些颜色的交互作用下，我苍白瘦弱得就像个幽灵(图 8-1)。后来，我又慢慢变成了另一副样子：面色苍白，四分之三的部分都是黑黑的"（图 8-2）。

在同一封信中，他还说到那幅为特拉巴克（Trabuc）也就是那个收容院的首席护理师所画的画（据皮克万斯 1986 年著写的那本书里所言，这幅画创作于 9 月 3 日），"他是一个饱受病痛折磨、死亡威胁的人"，但在人群中他会摆出一副“在思索什么的沉默状”，很多社会精英都会这样做。[图8-3] 最后，梵高说：“如果没对这幅画进行大量的软化处理的话——彻底地软化处理后，他看起来英明而和善，就像是一只等待被捕食的小鸟。”（Van Gogh，1978）

两周后，梵高在写给妹妹维迩（Wil）的信中表示，自己很反感那些照相式的人物肖像画，“画人物画时，画家要带着对被画者的爱或尊敬，所以
190 人物肖像画更是一种感受。”皮克万斯说，（1986）梵高的人物肖像画是完全不同于照相式的人物画，它更是一种再创造的意象，是一种重新“感受”。梵高对妹妹维迩说，创作那幅加歇博士的人物画像时，他也是这么做的。1889 年 10 月初，毕沙罗（Pissarro）推荐文森特·梵高去找嘉舍医生（Gachet），这样就不用住院了。但直到第二年的春天，梵高才出院。

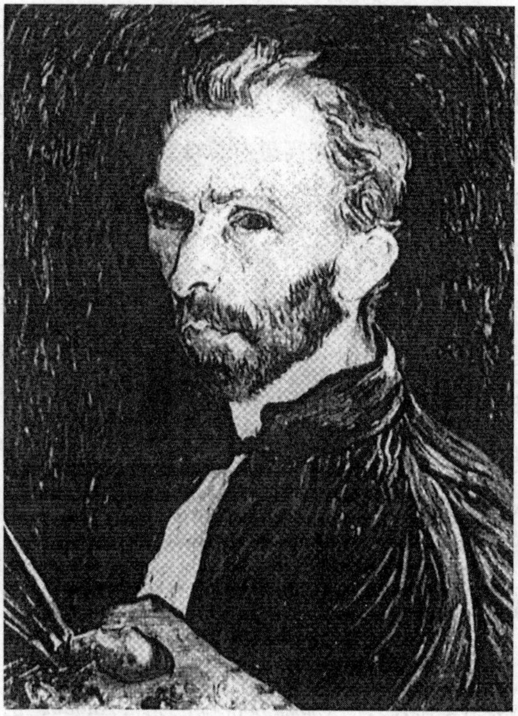

图 8-1 文森特·梵高的自画像。作于油布上，57cm×43.5cm，未署名。约翰·海·惠
191 **特尼夫人收藏。**

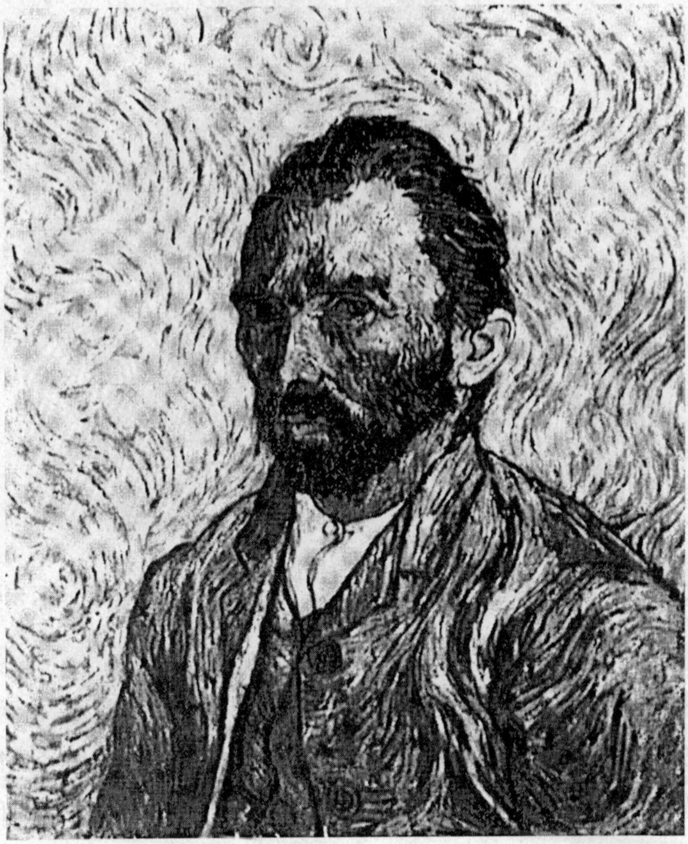

图 8-2 文森特·梵高的自画像。作于油布上，65cm×54cm。巴黎缪斯奥赛收藏馆收藏。

192

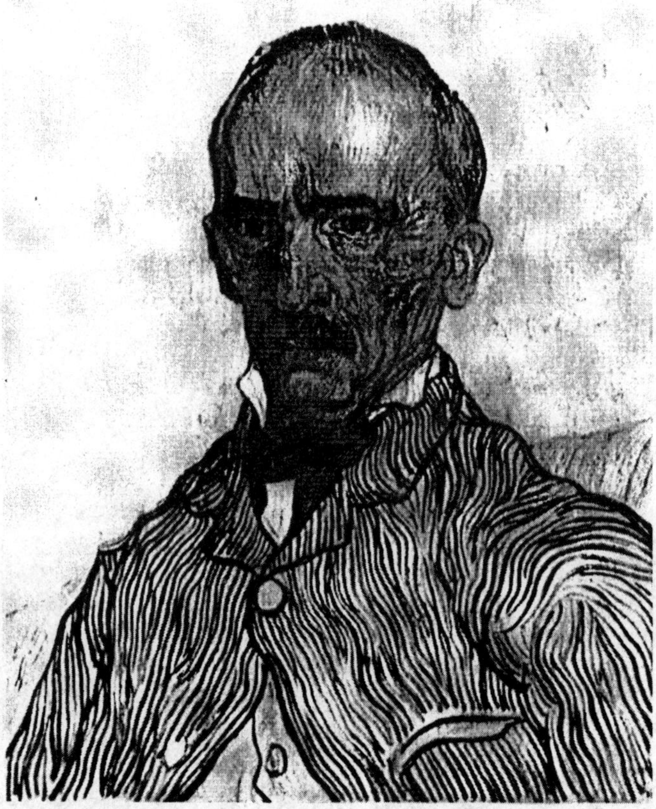

图 8-3 文森特 · 梵高创作的特拉巴克肖像画。作于油布上，61cm×46cm，未署名。瑞士索洛图恩美术馆收藏。

193

1890 年 5 月，文森特 · 梵高的病症明显好转，他决定出院。由于不能适应巴黎嘈杂的环境，梵高前往奥维尔（Auvers），住在那里的一个小旅馆里，房间隔壁就住着嘉舍医生。嘉舍医生既是梵高作品的赞助商，又是他的医生，文森特 · 梵高若有什么问题，随时可以向嘉舍医生求助。自从认识嘉舍医生，梵高就觉得他是一个行为古怪、有问题的人，“他像你我一样病得不轻，是个疯子”（Van Gogh，1978）。梵高觉得是嘉舍在医学上的知识救了他，让他不至于会表现出各种病症，但实际上他也病得不轻。不管怎样，梵高还是为嘉舍医生画了一幅肖像画，并把他画成“脸上有一种那个时代特有的哀伤表情”的人。

在梵高的第一幅自画像中，（图 8-1）鲜明的颜色与他蜡黄的脸色形成强烈对比，看得出梵高把自己理想化为一名艺术家。而在第二幅自画像中，（图 8-2）这个艺术家看来是陷入困境了，没有强有力的专业力量做后盾，画中的黛青色与他外套的流线条纹形成对比。在为特拉巴克画的人物像中（图 8-3），我发现整幅画的色调偏蓝色了，并且重点着墨于那双似乎沉溺于往事回忆中的大眼睛，这让他看起来就像是一只等待猎物的鸟。那么，梵高是从哪里看出特拉巴克有一种沉思式的镇静的？也许是那个特定时代背景下一种被压抑了的呐喊，但从特拉巴克脸上我还解读出了一种担忧，其担忧程度与梵高自画像中流露出来的竟十分相像。那双眼睛其实很像梵高自己的眼睛（图 8-1）。接下来，我想看一下特拉巴克的右耳，虽然这幅画画得很完美，耳朵的颜色与男人那红润的脸色融合得十分好，但我还是看到了他右耳那里有一条像是切断手术留下的红线。

我觉得梵高在画特拉巴克的肖像时，产生了一种认同，即认同他自己
投射出来的东西。梵高曾说过他觉得特拉巴克智慧而和善，他的面庞看起来 194
十分柔和，这让我觉得在梵高眼里，特拉巴克象征着他的好母亲。梵高将自己带有掠夺性的客体投射到特拉巴克身上，而特拉巴克 也能接受这部分，甚至能很好地消融它。特拉巴克如果真的就认同了梵高的投射，或想修正这个投射性认同，我想那就是另外的推测了。

我有什么证据证明当这些意象出现时就有投射性认同呢？从一定程度上来看，每幅肖像画都既是作画者本人又是其他人。但对梵高而言，由于他画画时还在接受治疗，所以我推测还有额外因素导致了投射性认同，从而产生意象，那就是移情。特拉巴克很可能就是梵高的移情对象，因为他既是这个医院的首席护理师，又代表着这个医院的负责人培陇（Peyron）。在特拉巴克身上，梵高看到一种双重品质：既是普通民众，又曾是社会精英。

我认为梵高的作品已超越了形似的境界，但我还看到这三幅肖像画间存在着递进的关系，每一个意象都是艺术家自我概念和感受状态的投射。

它们之间的那种次序关系印证了我的结论。

还有一幅画（图 8-4）是嘉舍医生的肖像画，它作于 1890 年。梵高认为“它和我的自画像有着同样的情感”（Van Gogh，1978）。从面部表情看，它与其他肖像画也有相似之处。嘉舍医生的眼睛与图 8-2 中那个艺术家的眼睛很像，但面部表情没有那么紧张了，取而代之的，是一种深深的抑郁。这位医生看起来就像是位艺术家，留着红色的头发。他的外套是深蓝色的，介于背景色和梵高第一幅自画像（图 8-1）中外套颜色之间。黑色的座椅看起来就像是他的风衣。平滑的桌面上的书本，仿佛象征着某种药物，就像
195 第一幅自画像中艺术家调色板上的刷子。

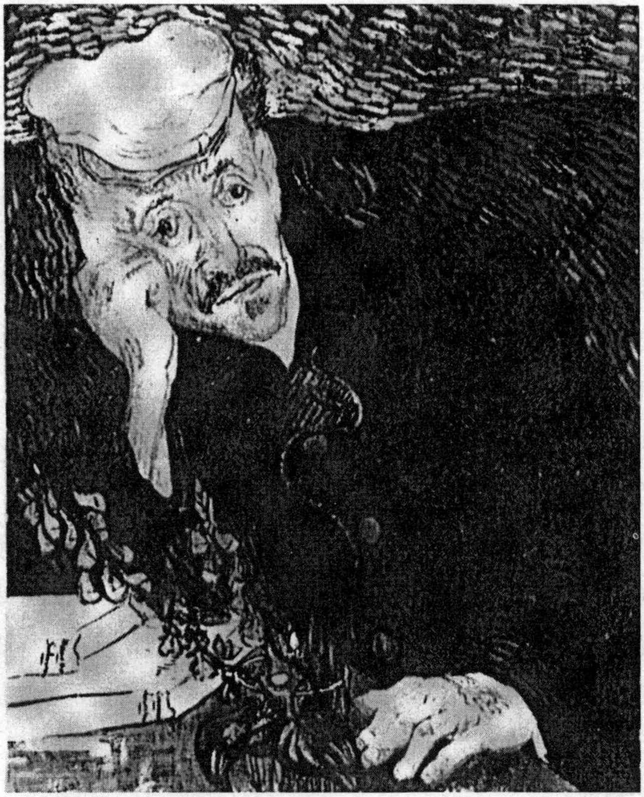

196 **图 8-4 文森特 · 梵高创作的。嘉舍医生肖像画。未署名。私人收藏。**

嘉舍博士一定对梵高也有移情。作为一个也深受困扰的人，嘉舍博士身上有一种“价”，让他能看到别人所受的困扰；作为一名医生，他可能会把自己身上疯狂的部分，投射到患者身上；作为一名画家和蚀刻师，他可能把自己身上珍贵而又沮丧的才华部分，投射到一位卓越而有天赋的艺术家身上，并因此而享受。梵高是一位颇有灵感和天赋的肖像画画家，他很可能会与嘉舍博士身上的投射性、内摄性过程产生无意识共振，从而建立起一种联结，也就是现在我已经找到的这种联结！

这里我想要说的是：从自己和他人的脸上，我们可以看到一些非常鲜活的意象，这就表明有投射性认同发生了。艺术家们会把自体或客体的部分投射到外在客体身上（包括自画像中他自己的面孔上），从而产生错误性认同，仿佛这个客体就是自身的一部分。在特拉巴克的肖像中，这种投射性认同表现为：一位被改动了的艺术家。我觉得，一位肖像画画家即使不需要接受治疗，也会在投射性认同和内摄性认同下产生一些意象，只是这些健康的艺术家们的移情反应会表现得安全些，不同于我在梵高画中看到的那种对客体和自身的移情，而那时梵高还在接受治疗。

在20世纪末的流行文化中，我也找到了投射性认同，比如这首由奥立弗·利伯（Oliver Lieber）创作、保拉·阿卜杜勒（Paula Abdul）演唱的《相反相吸》（*Opposites attract*）中，讲述了一对情侣之间的关系：

宝贝，你我看起来从来不合拍
你喜欢看电影
而我喜欢看电视
我很严肃
而你很轻松
我早早就上床
我总是开 PARTY 到半夜

我们的朋友都说
我们之间长不了

因为我行动迟缓
而宝贝我总风风火火
我喜欢安静
我总爱乱喊乱叫
但当我们在一起的时候
一切都很好
我会向前走两步
或会往后退两步
当我们在一起时
因为不一样，所以更吸引
你知道的，这不是虚构
而是最自然的事实
当我们在一起时
因为不一样，所以更吸引

谁会想到我们竟是一对呢
她爱整理床铺
而他总是把一切搞乱
她喜欢整洁
而他却爱弄得一团糟
我什么都不在意
而宝贝却常痴迷这痴迷那
她很节省
他却爱挥霍
我不喜欢香烟
而我却爱抽烟
看起来很正常的地方
你我总不一样

但当我们在一起时
却非常快乐

我们在一起很久了 198
这说明
他们都看错了
两人不一样，没什么大不了
只要你我契合得完美就好

（Virgin 唱片公司）

我们能听出这首歌里这对情侣的很多个性特征，那句“我总是开PARTY到半夜”，其实应该是“你”，而不是“我”。从这点我们可以看出，即便是二重奏的演唱，歌词上还存在着“谁是谁”的混淆，甚至还会从“我”转换到“她”和“他”，这些第三人称代表那些观察这对情侣的旁观者。从歌词的混淆中，我们能清除地看到自身和他人界限的模糊性，这恰好是投射性认同的特征。从某种角度，这对彼此相爱的情侣也是一对很有魅力的客体。在这首歌的音乐录音带上有一只浅棕色夹杂着奶白色毛的小猫，它代表了女孩或男孩，这只小猫一边唱着歌一边向前走。我觉得这只猫也代表了移情的客体，承载着一对性格迥异的情侣间的爱。除此以外，这只猫还代表了被压抑的内在客体，它存在于自身之外，寄于爱人体内。那浅棕色夹杂着奶白色的毛，让我想起客体身上具有完全不一样的潜意识因子，这些因子被分裂再投射到爱人身上，并得到爱人相应的回应。

我还可以找到更多的投射性认同意象，比如在20世纪80年代，桑迪·格利克森（Sandy Gullikson）创作的庆祝卡片上就有投射性认同的意象，而且是以更贴近艺术的概念来呈现。在第一张卡片上，这位艺术家画了两只土狼，它们似乎马上就变得很亲密（图8-5）。两只土狼在它们的内在空间里，进行着意识、无意识各个层面的交流。 199

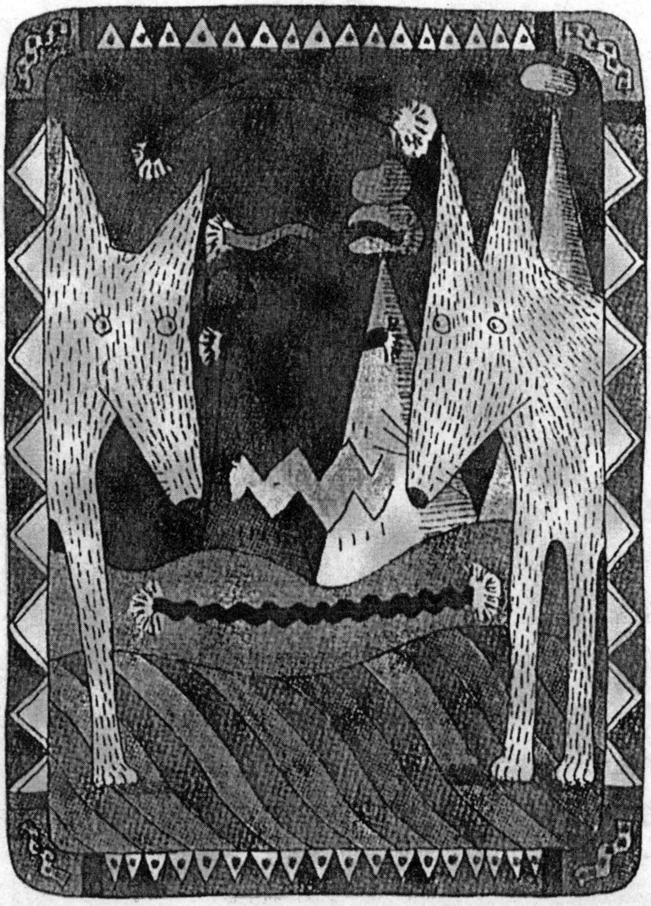

图 8-5 桑迪 · 格利克森(1985)。两只无声交流的土狼。图画和文字版权归桑迪 · 格利克森所有。

200

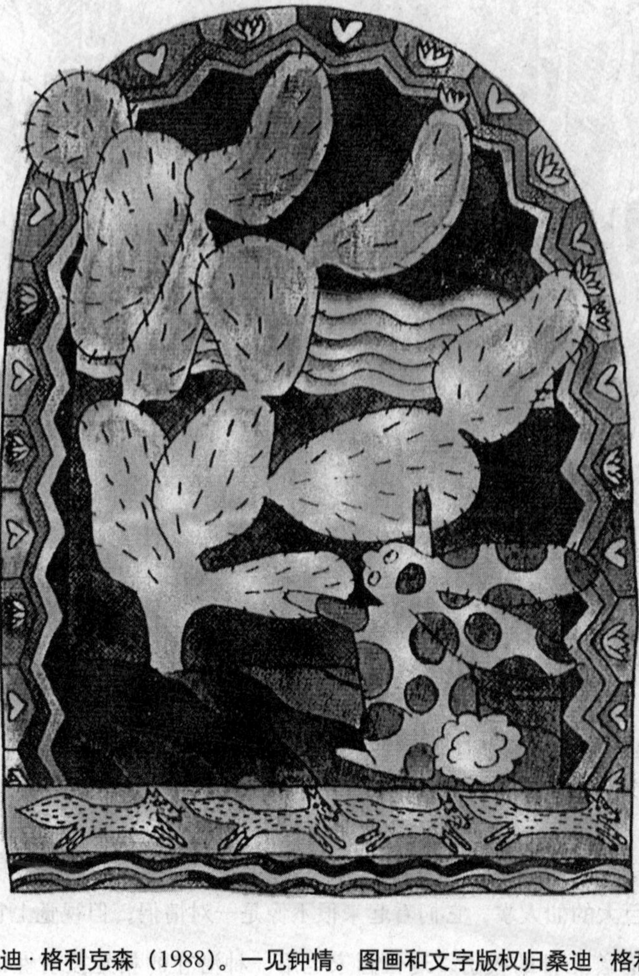

图 8-6 桑迪·格利克森（1988）。一见钟情。图画和文字版权归桑迪·格利克森所有。

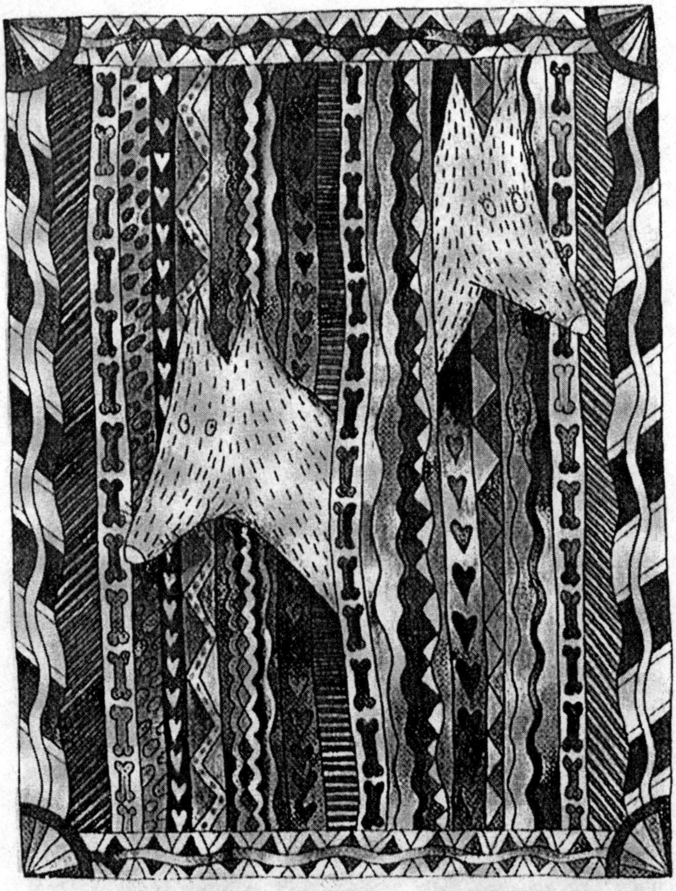

图 8-7 桑迪·格利克森（1989）。两只迷失于重叠思绪和情感中的土狼。绘画和文字版权归桑迪·格利克森所有。

202

第二张卡片（Gullikson,1988）讲的是一见钟情。一只毛茸茸的兔子，和一棵巨大的仙人掌，它们看起来很不像是一对情侣，但视觉上它们两个之间却有着互补的吸引。这位画家运用一种潜在的相互投射性认同，让我们看到这二者真的是情侣的一些线索。仙人掌的方向会随着兔子耳朵转动，也许兔子的耳朵让它想起自己的母亲。我们会产生这样的意象：兔子看重的是仙人掌的力量、自给自足和长寿，而仙人掌羡慕兔子的温暖、社交能力强和易亲近。她渴望被他（仙人掌）保护，而他爱慕她（兔子）无尽的能量。不管怎么样，我还是觉得它们在无意识上虽然十分契合，但终究无法克服种种现实问题。早期有一本书这么说："情侣们在最初的求爱期，会有一段较短暂的亲密时光，他们之间会快速地彼此渗透，立马就意识到对方和自己的相似或互补点，并常会强化内在客体的一个方面，从而达到自己内在世界的平衡"（Scharff & Scharff，1991）。那个毛茸茸的、白色点的、短尾的兔子在画面中看起来是那么不协调，它最终还是会远离这棵仙人掌的。

第三张卡片（图 8-7）是一个关于投射性认同的概括性意象。画面是彩色的，画中两只土狼正从棉被后钻出来偷窥着外面的一切。这个棉被被装饰得很美，有爱心图案、能咀嚼的可爱骨头图案，还有狗饼干等食物。用这种方式来描绘投射性认同显得很有诗意。

再次回到文学领域，我们会找到更多证据，如莎士比亚的很多作品里就有关于"投射性认同"的例子。《威尼斯商人》里有一位年轻而漂亮的女孩叫鲍西娅，她继承了一大笔财产，变得十分富有而独立，但即便如此，她却深受父亲的控制，虽然他已过世。鲍西娅的父亲留下遗言，女儿只能与那个解开他设计的谜题的男子结婚，而这个让无数求婚者非常迷惑的题目就是：三个棺材，分别是金棺材、银棺材和铜棺材，要从中选择一个正确的。如果选对的话，你就会看到鲍西娅的一幅画像，并能牵着她的手走向婚礼殿堂。但对此，鲍西娅却非常困扰，她说：

203

> 我既不能选择我所中意的人，又不能拒绝我所憎恶的人；一个活着的女儿的意志，却要被一个死了的父亲的遗嘱所钳制。

我们无从知道这位父亲为何要这么做，但猜也许是他想保护女儿的财产。对这名年轻的女子，我们产生了投射性认同，从她眼里看到一位想控制自己深爱着的客体的男子。我们可能还会这么推测：他把自己对女儿性与攻击的部分都投射到那些求婚者身上，产生了认同，并期望他们可以保护自己的女儿。同伴尼莉莎没有受控于鲍西娅已去世的父亲，她安慰鲍西娅说：

> 老太爷生前道高德重，大凡有道君子临终之时，必有神悟；

他既然定下这抽签表决的方法，要求谁能够在这金、银、铜三匣之中选中他预设的一只，便可以跟你成亲，那么能够选中的人，一定是值得你倾心相爱的。

这位父亲的意图也许是好的，他十分确信那个能选对的人，会是充满爱的客体，从而被认同。也许他是对的，但从鲍西娅的开场白中我们可以看出，她对无法自己选择结婚对象十分不满，可能又期望能参与到父亲所设计的那个世界中。

真的，尼莉莎，我这小小的身体已经厌倦了这个广大的世界了。

鲍西娅和夏洛克的女儿杰西卡不一样，她很尊重父亲的意愿，不会为了嫁给自己想嫁的男人就搞出一些鬼把戏。但庆幸的是，她最终找到了自己想嫁的男人——巴萨尼奥，而他也正是父亲想为她选择的男子。巴萨尼奥遵从自己的价值观选择了铜棺材，而这恰恰能得到鲍西娅父亲的认同，因为他认为能这么选择的人，会是合适的丈夫人选。

204

在这个幸运的结局来临前，鲍西娅曾把自己打扮成男人的样子，并充当了巴萨尼奥的律师，还助他赢得一场官司，那场官司的缘由是巴萨尼奥(他所有的船都在海上遇险失事了)，他将不得不给夏洛克一磅自己身上的肉。鲍西娅装扮成了男人后，显然更有力量了，完全可以掌控自己的命运，当自己是女儿身时，命运却都被父亲控制着。最后，她帮助爱人脱离了险境。一定意义上，当鲍西娅扮成男人时，她内摄性认同了父亲，并给了自己一个活生生的丈夫，而这个丈夫正是一个可以接受她父亲投射性认同的合适客体。

在莎士比亚时代，英国戏剧中常出现女扮男装的情境，这并不仅仅是为了出于这样一个事实：那时由于受过教育的女子都不出来工作的，几乎所有的演员都是男性。而因为莎士比亚想通过这种情境来挑战一个事实：上代人会对下代人有着决定性的影响，尤其是对下一代女性个体。莎士比亚希望探索如何让女性获得更多的选择性。当一个女英雄穿着男人的衣服时，她就能把自己性格中的男性部分投射出来，而这在当时那个时代是不被鼓励的，人们并不欣赏女性发展自己男性的那面。洛温斯坦（Lowenstein，1982）曾说过，莎士比亚让女性能像男性那样去自主选择，即她能在社会中自由行动，透过男性世界了解这些男子，而不必借助那些所谓浪漫的爱情吸引力，而爱情常常需要报以相同的爱恋，并常以寻求婚姻归宿为目的。女扮男装让一个女子可以随心所欲地做任何想做的事情，然后等她恢复女儿身时，她就可以选择自己想要的丈夫。我觉得这里面最关键的是，女人找到了一种自我发现的形式，即通过对男性世界的投射性认同中，将一些男性特质内摄性认同到自身，从而让自己变成一个更有行动力、更生动具体的女性。洛温斯坦在喜剧《第十二夜》中找到了一个典型的例子来说明这点。剧中，女英雄薇奥拉是一个孤儿，她被船只载到一个岛屿，那个岛屿由奥西诺公爵所统治。薇奥拉从她已故的父亲那儿得知，奥西诺公爵是一位非常优秀的单身汉，可惜那时他爱上了一个不爱他的女子。薇奥拉和双胞胎哥哥不幸遭遇了一场航海事故，她以为哥哥身遭不幸，便女扮男装，化名西萨里奥投到奥西诺公爵的门下当侍童，后来她悄悄地爱上了自己的主人。当薇奥拉女扮男装、化名西萨里奥时，她是奥西诺十分喜爱的侍童。一天，她隐晦地表达了自己的暗恋之情： 205

> 我的父亲有一个女儿，她爱上了一个男人，
> 正像假如我是个女人，也许会爱上了殿下您一样。
>
> 她因相思而憔悴，
> 疾病和忧愁折磨着她，
> 像是墓碑上刻着的“忍耐”的化身，
> 默坐着向悲哀微笑。

从薇奥拉这段对自己间接的描述中，我们可以看到当是一名女性时，她可能会被困于一种消极而沉默的状态中，因为在她那个时代，社会文化对女性的投射性认同就是这样的一种状态，而她也已将这部分内摄性认同

到自身了。洛温斯坦（1982）写道：“这里有很多的悲伤，但也让她有机会从第三者的角度，略带好奇地审视自己，就像是保持着一定距离去观察自己的生活，就仿佛它是一幕正在上演的剧目。”薇奥拉通过女扮男装，把自己性格中的男性部分投射出来，从而可以保持一定距离去看自己身上的女性部分。借助于中心自我的观察，她可以更好地评价自己身上的女性部分，最终中心自我会将一个人个性中的男性部分和女性部分整合起来，让个性更加丰富充实。这个重要的过程正是一个人在种种经历后，把与自己相反性别的外部客体投射性认同为自我的一部分。莎士比亚剧中的女子一旦结婚，就会完全投入到传统女性的角色中，并将自身的男性角色交付给丈夫来扮演。她之所以能自信地这么去做，因为她已经成功地内摄性认同了中
206 心自我中的女性部分，而这其中也包含了男性部分。

在薇奥拉的故事里，有一个很有迷惑力的复杂因素——她是一个双胞胎。自从那次风暴后，她再也没见到过哥哥西巴斯辛。救她的船长告诉她，最后一次看到她哥哥西巴斯辛时，他正依偎在一根桅杆上。薇奥拉还抱着一丝希望，希望哥哥能安全抵岸，可通常我们都会假定他已经死了。所以当公爵问她（当她是西萨里奥）说：

但是你的姐姐有没有殉情而死，我的孩子？

薇奥拉回答说：

我父亲的女儿只有我一个，儿子也只有我一个——可她有没有殉情我不知道。

最终这对双胞胎重聚了，但因为薇奥拉装扮成男子模样，又化名为西萨里奥，所以哥哥西巴斯辛并没有认出她来。他只是非常惊讶地看到一个自己的翻版，若是兄弟般的双胞胎，他们是无法彼此认同的，莎士比亚当然了解这一点。因为即使是那种兄弟般的“双胞胎若彼此太紧密的话，会很难把自身和客体代表分开的。”旁观者也被这两个看起来一模一样的年轻人搞得很迷惑，公爵说：

一个面孔，一种声音，一样的举止，却是两个人。

看起来，亦真亦假。

西巴斯辛说：我这是在哪里？我没有弟弟啊。 207

薇奥拉当然认出了哥哥，她对他谈起家史，希望哥哥能认出自己。当两人都回忆起父亲时，终于达到深层共鸣。

薇奥拉：我的父亲额角上有一颗黑痣。

西巴斯辛：我的父亲也有。

薇奥拉：他死的时候薇奥拉才13岁。

西巴斯辛：唉！那记忆也鲜明地留在我的灵魂里！

洛温斯坦强调说，他们都在从回忆父亲的音容笑貌中来发现自我，这是因为在莎士比亚时代男性权威是最重要的。关于这点，有一个很显著的特征可以证明：一个人常常会将胎记与父亲的离世联系在一起，可能因为是父亲赋予了他们生命。这对双胞胎分享了他们在13岁青春期时失去了父亲的经历，最终通过对所失去的男性客体的内摄性认同而认出对方。也许在一个女性文化比男性更重要的社会，他们也可以通过分享丧母之痛而认出对方。

我还想提一下薇奥拉装扮得和双胞胎哥哥一样的这件事情，虽说我们已经谈论过几个女扮男装的动机，但我认为还有一个特别的缘由，那就是——薇奥拉想借此实现与她那已死去的异性双胞胎重聚的幻想。弗洛伊德（1917a）曾说过，对逝者的认同是用来处理悲伤的一种防御机制，这也是忧郁的状态基础。薇奥拉觉得很悲伤，但她以为那是因为自己单恋奥西诺公爵。在我看来，她是处在失去哥哥的悲伤中，这同时又激发了她13岁时失去父亲的创伤。（1975年，恩格尔也提到过丧失双胞胎和丧失父亲之间的相似关联）。在意识层面，薇奥拉想要找一个丈夫，而且是父亲觉得好的人选，丈夫会让她的人生翻开新的一页。而在潜意识层面，她通过对哥哥装 208
扮的投射性认同及内摄性认同，以此来更靠近哥哥。

在土耳其小说家帕慕克（O Pamuk）的作品《白色城堡》（*The white castle*）中，双胞胎是有一定隐喻意义的。帕慕克描写了两个长得很像双胞胎的学者，讲述他们之间发生的故事。帕慕克通过探索这两人间的主人－奴隶关系，勾勒出了一种人际认同和人际界限。作为主人的赫亚只有知晓了奴隶所知道的一切，才能释放他。而对奴隶而言，这种对真理、现实的人际探索，让他吸收到了很多有关主人的人生态度和生命故事，而且变得就像自己的经历一般。为了讨好他们的君主，他们都很焦虑，两个男人既相互竞争又彼此合作。故事是以奴隶的口吻述说的，他说：

> 我开始慢慢相信自己的个性被分裂了，并和赫亚的个性融到了一起，他估计也是这样的。苏丹透过那些幻想，竟比我们自己还了解我们……这位君主会突然停下来，转向我们其中一人，说："不，这是他的想法，不是你的……现在你在用他的眼睛去观察。做你自己！"当我突然哈哈大笑时，他会说："哇，这好多了！你们两个是不是从来没有一起站在镜子面前过？"他就是透过这面镜子，时不时地让我们其中一人坚持做他自己。

这位苏丹就像婚姻治疗师那样去观察这两位学者，并让他们时刻意识到彼此间性格的转换。作为叙述者的奴隶那突然的大笑，暗示了那一刻他正进入自己的内心世界。这里没有任何解释，只有观察和残忍地面对、忍受一定程度的分离。但是，这一切也可能是虚幻的，帕慕克在回顾自己的作品时引用了以上的摘录，说："是赫亚，还是那个奴隶？有没有可能他们本来就是一个人？只是为了故事的需要才分离出了两个个体？当一个人越
209 想弄清楚的时候，他就反而变得越不那么确定了。"

这正是我纠结于"投射性认同"概念时的感受。乍眼一看，你会以为这个小说讲的是投射性认同过程，但其实它同时也是对内摄性认同和抽取性认同进行的探索。

关于双胞胎间特殊的投射性认同和内摄性认同过程，我们在桑顿·怀尔德（Thornton Wilder）这位美国著名剧作家、小说家的个人生活及代表作品中，能够了解得更多。格伦（1986）集中记录了怀尔德的作品中曾经出现过的双胞胎，还详细描述了现实生活中作者那双胞胎关系，是如何影响他选择写作题材的。格伦还拿他的很多戏剧和小说来证明，而最具代表性的就是

小说——《圣·路易斯·莱伊的桥》（1986）。在这部小说里，怀尔德挖掘了那些因桥坍塌而死去的不幸者们背后的故事。他们中有一个人名叫埃斯特班，他因为双胞胎兄弟曼纽尔去世，十分悲伤，而踏上了漫漫征途，并注定在那个很有宿命味道的日子里，经过这座即将坍塌的桥。这座桥要坍塌的日子，正好是作者怀尔德和他双胞胎兄弟出生那一天，他在小说发表前做了这一重要修改。由此可见，小说中的一对双胞胎，注定要在作者和他双胞胎兄弟出生的那天去世。和其他很多部小说一样，怀尔德在小说里用死亡去检验生命的意义。格伦（1986）也通过那部半自传体小说《西奥菲勒斯·诺斯》（1973）来探讨20世纪纽波特的爱与美德。小说里的主角名叫西奥菲勒斯·诺斯，他是一个匆匆忙忙、爱打抱不平、富有冒险精神的狂想家，在9个不同场景中，他都见义勇为，救助他人。格伦觉得这个主题正好反映出桑顿想把自己和他双胞胎兄弟从那很不愉快的9个月怀孕期中解救出来。格伦也让我们想起了那部名叫《我们的小镇》的戏剧（1960），它讲述的是家庭和社会的关系，剧中的人物会庆祝平凡日子的不平凡，而在戏剧开头就是人们在欢快地宣布一对双胞胎来到人间。

欧朴尔（Oppel，1977）曾强调说，在桑顿·怀尔德作品中总会有死亡主题，而阿摩斯·怀尔德（桑顿·怀尔德的哥哥）则对此进行了一番解释和意译，“他的写作中之所以出现这样循环往复的主题，目的是让他能够进入到下面那个世界，或正好与死亡对话”（Wilder，1980）。 210

为何在桑顿·怀尔德的作品中会反复出现死亡和双胞胎这两个主题，我想这是因为他在出生那天就失去了双胞胎兄弟的原因。阿摩斯·怀尔德觉得桑顿正是用这种写作方式，让双胞胎兄弟西奥菲勒斯活在自己的生命中，他写道：

> 出生那天，他失去了双胞胎兄弟，这会让他产生一种关系幻想，并且一辈子都会感到一种自我丧失的心理折磨。他会描写一个具有双重性格的角色，从而让自己与他双胞胎兄弟一块儿寄于其中，如在他最后一部小说《西奥菲勒斯·诺斯》中。“诺斯（North）”这个单词实际上是他的名字“桑顿（Thornton）”转变过来的。他

> 以此来戏弄读者，包括他自己，我们很难搞清楚这到底是一部自传还是一则寓言，也许是介于这二者之间的。

也就是说，桑顿·怀尔德在他个人生活与艺术作品之间，创造出一种可考察的投射性认同系统。在《西奥菲勒斯·诺斯》一书中，西奥菲勒斯这个角色既是桑顿自己又不是。格伦（1986）假设说，作为活下来的那个，桑顿对他双胞胎兄弟的死有一种负罪感，并期待与他重逢，这驱使他创造出西奥菲勒斯这样一个活灵活现的角色，他是能引发自我认同的。这种认同方式，让桑顿既体验到与他双胞胎兄弟重逢的快乐，又不得不忍受着这个角色在经历各种磨难时的痛苦。我觉得推动他进行艺术创作的还有一个动机——创造一个机会，让他能对他双胞胎兄弟产生投射性认同。

桑顿本该是那个不太可能存活下来的孩子，他出生时病怏怏的，连体重也不够，显然是个需要多加照顾的孩子；相反，他的双胞胎兄弟却是一个发育良好的婴儿，结果生下来却是个死婴。这一切看起来是个错误的结果，病怏怏的那个活着，健壮的那个却死了。桑顿生命中的最初一年，他一直被家人抱在一个枕头里面这让我想起了这样一个画面：灰姑娘的那双水晶鞋被仆人放在展示柜里，直到能找到一双合适的脚来穿它。经过一个脆弱的童年后，桑顿终于变得很强健，适合穿上他双胞胎兄弟的那双鞋了。作为
211 成人，他可以算得上一位成功的长跑运动员了。他抽烟很严重，也酗酒，但他的心头却一直笼罩着死亡和活下来的罪恶感。他很热爱婚姻生活，但却没能拥有，在他成人关系中最重要的都是与他兄弟姐妹的关系，尤其是与他那当商业经理的妹妹伊莎贝尔的关系。

在《我们的小镇》一书中，我们可以看到这种兄弟姐妹的关系，它描述了两个家庭的日常生活故事：韦布先生一家和吉布医生一家。这两个家庭的故事是平行展开的，仿佛是一对双胞胎家庭。每个家庭都有一个男孩、一个女孩。乔治·韦布长大后是要娶艾米丽·吉布的。最开始，艾米丽在母亲子宫里生长得很好，但却没能熬过后来的分娩，生下时就已经死去了。这里同样是亲缘关系中的死亡和存活的主题。在她12岁生日这天，艾米丽——这个已死去的亡灵又回到家中。她发现自己失去很多快乐，很多

作为普通人原本可以享受到的快乐，但这一切自己却无法得到。潜意识里，艾米丽有一种难以忍受的痛苦，尤其当她回想自己还活在母亲腹中时，他们总那么繁忙，最后她哀伤地回到墓中。意识层面的信息是，对无法充分享受日常普通生活的美妙，艾米丽感到后悔不已；但在潜意识层面实际上是，一个家庭当它难以忍受生活现状时，会想重新创造出一个家庭，这种想法会导致一个人的死亡，包括未出生的孩子。

桑顿为自己选择了家庭联结，而不是婚姻关系。我觉得这表示，他觉得他父母的婚姻是需要调整的。桑顿的父母性格都很鲜明，这让他们走到了一起，但在桑顿家，很多时候他们两人都各自生活在自己的岛屿上。我觉得两个人都对孩子的个性产生了影响，桑顿分别对父母的个性进行了内摄性认同。他身上有母亲的个性特征——她对文学和艺术的兴趣，她的社交能力，及对音乐的敏锐度；也有父亲的个性特征——权威性、道德性、聪慧而睿智，他的写作能力、热情洋溢的个性，还有他的机智。对桑顿的母亲而言，丈夫是独裁的，对自己一点也不温柔。他因为无法从失去初恋的痛苦回忆中走出来，一直在内心深处觉得自己就是一个鳏夫。她说原本他 212
们夫妻可以“彼此磨合得更加舒服”，然而现实是：他们不够了解彼此，无法忍受长期分离带来的紧张（Harrison，1983）。

我的假设是：怀尔德不会觉得父母是恩爱的一对，也许在他特别小的时候除外，因为那时他父亲还是常常在家的。他能与父亲那种存活者的感觉产生共鸣，父亲是一对已死亡配偶中的存活者，而他是一对双胞胎中的存活者。当这个存活的孩子一天天长大时，他面对的日常生活中最大的事实是：父母的婚姻早已名存实亡，他们留给桑顿的遗产就是一对已经死去的内在配偶（见第6章）。桑顿有着非凡的创造力，这让他能在作品中不断探索并展示着这一切，但从个人层面来看，桑顿·怀尔德不能也不想把这对配偶带到自己的婚姻生活中，只是让它存在于作品中。

当我写作时，我也在体验自己的投射性认同，就像自己对作者生活的推测一样。我的推测不仅仅建立在关于记录他生活的文献中（Gallup，1985；Harrison，1983），尤其偏重的是他自己兄弟写的那篇，而怀尔德自己创造的作品仅仅是启蒙而已。无论是戏剧还是小说，它们都是作者对自己性格投射性认同后的升华，他赋予它们生命，又对它们产生内摄性认同，导致作者被戏剧引导着，驱使他创造出那些角色。整个投射性认同和内摄性认同过程就这样不断循环往复，如同演员琢磨他的角色那般。

在艺术和艺术家中，有这么多有关投射性认同的间接表达。我开始把所谓的推论抛在脑后，而在传统出版读物中寻找关于投射性认同和内摄性认同的直接证明。结果，在汉德里克斯（Hendrix，1991）那本关于配偶关系的畅销书《找到那个你要的爱》（*Getting the love you want*）中，我却一无所获。他描述了婚姻中的无意识客体关系带来的影响和相互作用，但他却
213 没有运用投射性认同和内摄性认同术语做解释原则，即使他谈到了它们的实际作用。令我惊讶的是，我发现津纳（1976）应用了迪克斯（1967）的“相互投射性认同”的概念，对这本书进行了有条不紊的解释，并把它翻译成多国语言。同时，他还对另一本畅销书《亲密关系》（*Intimate Partners*）给与了充满敬意的说明，这本书的作者是知名作家玛吉·斯卡夫（Maggie Scarf, 1987）。她写道：

> 但是，为了能充分理解亲密关系中伴侣们是如何相处的，读者需熟悉一些精神过程（专业术语叫“投射性认同”）的操作模式。我觉得，对这个过程有一些了解是十分必要的。但由于这个术语本身用的就是精神分析的思考模式，所以无法一下子就能解释清楚。不过一旦你能理解它的含义，就会对亲密关系的某些重要东西有所领悟。
>
> 在此，我想先给出一个预备性的解释：投射性认同是与另一个人有关的——你会把自己所否定和压抑的愿望、需要、情感等，投射到亲密伴侣身上，自己却感觉不到这些愿望和感受。打个比方，我是一个“从不生气”的人，只会看到丈夫生气，实际情况是：你和丈夫串通好了（在潜意识层面），你通过迫使他发脾气来表达自己生气的情绪。
>
> 再打个比方，我的配偶无法接受自己不好及忧伤的情绪，所

> 以每当他给了我一些线索，表明现在有必要表达这些情绪时，我就会替他感到心烦、忧伤。但因为这个过程是发生在潜意识层面的，所以他可能会严厉批评我，不喜欢我总在抱怨，甚至还与我发生争执。但实际上，这个感受正是他的，只是他没办法感知、觉察到而已。
>
> 亲密伴侣常常会为另一方发挥这个功能：体验并表达配偶自
> 己无法承受并否认的情感。但一个人总是生气而自己的配偶却
> 从不生气时，我们可以推测出那个总生气的人实际上是为另一 214
> 人承担着这些。同样的，当伴侣中的某一方总是表现得很完美，
> 而另一个人却有功能障碍（比如说，沮丧）时，通常这里就存
> 在一个无意识交易——关于谁来承受这个特殊的情绪，两人达
> 成了共识。

在本书中，“投射性认同”这个概念被反复提出了很多次，索引中也出现了多达40多条。当斯卡夫的书籍片段被刊登在亚特兰大月刊（1986年第11、12月刊）时，这个概念就至少有45万人阅读到了，还不包括那些编外读者。而这时，“相互投射性认同”这个概念便拥有了至少45万的普通读者人群。她的书在美国出版社的销量是53万本，后来又出现了英国版本和加拿大版本，还被翻译成希伯来语、德语、荷兰语、瑞典语、意大利语和葡萄牙语。保守估计，我觉得至少有100万的普通读者已经听说了“投射性认同”这个概念了，而“内摄性认同”则还在等待它的读者们。 215

第四部分

通过投射性认同和内摄性认同的治疗师自体运用

第9章

个体精神分析和心理治疗中反移情的理论和技术

9

客体关系理论之前的反移情理论

弗洛伊德（1910）把反移情描述成患者对分析师无意识情感的影响。他认为当分析师避免自己无意识的早期情结被来访者的移情干扰时，反移情就出现了。因此他将反移情看做是一种威胁，是退行的诱惑，是需要分析的证据。他没有进一步给出实例并说明如何工作，也许正如斯特拉奇（Strachey，1958）所言，弗洛伊德不想揭示这一技术。报告太多的主观回应会削弱他将精神分析呈现为一种客观科学的努力，还会损坏他将分析师当做黑屏的理想。塔尔（Tower，1956）和格林森（Greenson，1967）也将移情看做是分析师在管理自己被求助者激起的未被分析的冲突中遇到的困难，他们看到反移情有建设性的作用。然而，有一个条件，那就是反移情是有待于自我分析的，吉特森（Gitelson，1952）认为反移情是对患者的移情。

这些反移情观点符合弗洛伊德（1895）的观点，他在地形学理论的框架下将移情看做是对治疗行为的一种阻抗。因此，移情是对未记起来的情感的重复，这些情感与那些本来同时出现的想法隔绝了——那些情感是那么痛苦或艰难，所以不得不被压抑。同样的，经典的反移情理论认为分析师是在重复，而不是在回忆。弗洛伊德认为移情是原始的被压抑的冲动、愿望、恐惧被重新编缉，指向新的客体，经典的反移情理论与弗洛伊德这种逐渐认可移情的态度是一致的。在经典的反移情中，分析师因为压抑了他自己未被充分分析的早期情结，所以不能就这部分内容分析他的来访者，如果他确实分析了自己的情结，治疗行动就会继续。

追述弗洛伊德移情概念的发展过程，我们可以看到一开始他认识到移情是阻抗的表现，必须处理，后来他把移情看做是早期情境的再现，分析师是替代性客体，动力的表达被放大或被禁止了。移情不再是一系列转瞬即逝的外在表现，它变成了隐藏在神经症症状或性格之下的心理冲突的集中表现。因此，移情性神经症诞生了，在精神分析学中成了一个核心概念。

220 虽然弗洛伊德（1905）不断改进，将移情当做是精神分析“最强的助力”，但是他还是没有进步到视反移情为具有建设意义的明灯。相反，他仍停留在将反移情定义为分析师作出反应和理解求助者的一种干扰。

我打算用弗洛伊德对移情的认识发展轨迹（从认为它是心理问题具体化的防碍到神经症的集中体现）说明反移情的发展，反移情在精神分析理论发展的初期就已经出现，正如在心理治疗初期就出现一样。19 世纪时，反移情被看成是偶尔出现的带来问题的阻碍，当分析师被唤起的早期情结不再被压抑后，可以去除反移情。到 20 世纪后期，正如对患者进行精神分析的中期，反移情被看做是对患者特有的反应，表明患者的移情方式是独特的。从我的个人分析体验来看，精神分析后期，反移情不断积聚，成为加深分析师这边情感联结的力量——这是与移情神经症相一致的反移情神经症。结合这一体验，我认为反移情这一概念将发展到下个阶段，我们现在处在一个将反移情视为分析师最强有力工具的时代。

其他人在相关文献中也记录了对移情的普遍态度的转变，坦西（Tansey）

和伯克（Burke，1989）提出，反移情的经典观念首先已经让位于“全面论”观点，然后让位于“专门论”观点。在20世纪七八十年代，他们指出，以“全面论”者的观点来看，反移情已经成为一种覆盖所有的名词，广泛运用于治疗师的各种反应，从神经症性反应到特定患者导致的特有客观性反应这一连续谱，所有这些都被认为对理解求助者有帮助。他们还注意到“专门化”倾向，著者们努力区分不同类型的反移情反应，并在这一连续谱中专门定位。 221

反移情中的投射性认同

弗洛伊德一派的许多传统理论家强调，当分析师为了推进治疗，向患者进行客观反应及回馈时，反移情是具有建设性作用的（Jacobs，1991；Sandler，1976）。正如弗洛伊德发现移情很有帮助一样，在认为反移情在精神分析中很有帮助之前，我认为，我们需要“投射性认同”这一概念，它的提出者是克莱因（1946），这一概念被英国客体关系学者们详细论述，从母婴关系到治疗情境均有运用。

客体关系理论在第二章已经充分讨论过，我在那一章中试图正确地区分，客体关系克莱因学派和费尔贝恩学派理论就“投射性认同”这一点的不同。在此我提供一个英国客体关系理论就个性发展和投射性认同论述的浓缩性、总结性的版本：患者的个性是一个复杂的架构，由早期与抚育者之间的经验及婴儿特有的觉察此抚育体验的方式决定。婴儿的心理活动比较原始，把经验分为好的和坏的，之后发展到更有鉴别力的认知分类系统，在此过程中，这一架构被增强和提炼。当孩童在有能力处理三人系统时，心理结构会变得更复杂，那些令人满意的经验保存在意识层面，使他们充满期待，认为将来的人际关系是潜在的令人快乐的。那些可怕的、痛苦的或者是刺激性的经验被压抑。通过动力平衡系统，精神架构的无意识客体关系影响着对其他人的认识，而在目前的关系中，寻找此时此地重现，这是通过投射性认同机制实现的。

意识和潜意识层面的心理结构不仅包含婴儿对经验和感觉的理解，还
222 包含客体代表——即抚育者——以及与客体发生联系的自我的那一部分。在客体关系中，自我和客体的代表是活生生地联系在一起的，他们把这种客体关系事例联系到合成后的架构中。从费尔贝恩的“内在精神结构”理论来看，这些客体关系主要有两种，兴奋性和拒绝性的，这在第三章已经描述过。克莱因的观点认为基本分水岭是如何区分好的客体和坏的客体，在不同的发展阶段——口欲期、肛欲期、阳具期、俄底浦斯期，各有不同的幻想。随着成熟进程的发展，将客体好的与坏的方面整合，能力就相应提高了。每一段客体关系都处于和其他分裂出去的或者被压抑的客体关系系统的动态关系中，或者，处于和无意识的各种系统的动态关系中，同时，也处于和未被压抑的意识的中心自我和理想客体系统的动态关系中。

一部分自体或者客体也许向外投射到新的外部客体身上，企图在别人身上寻找相似的自体或者熟悉的客体，这一新客体可以是恋人、孩子、老板或治疗师，或任何重要的人。显然，另一方也有其心理结构，在关系中也被相同关系中的意识和无意识的挣扎所制约着。这在患者—分析师的关系中也是同样的。但是有一种观点至今还没被广泛接受，那就是认为治疗师和患者相应的投射性认同只不过是一种病理性干扰而已。克莱因创造了“投射性认同”这一对理解反移情很有用的概念，可她自己并不同意反移情是患者移情的证据，她以弗洛伊德那样的传统眼光看待反移情——反移情是分析师的难点所在（Spillius，1991）。

照我看来，治疗师所有的反应都是与患者互动的证据，全部都必须经治疗师处理和回顾。治疗师们需要检查和理解他们自己的神经症性反应，不仅仅是因为他们会把这些反应投射到某患者的事务中，也是因为这些神经症性反应会造成其他治疗中的问题，以及造成治疗师自己生活的问题。治疗师从患者对其自身脆弱性所产生的共鸣中学到很多，甚至比仅仅保持
223 所谓“客观”，也就是“患者引发”的反应更多。

我想找个个案说明反移情是精神分析师最强的助力，是治疗的主要工具，能充分体现移情和反移情神经症的相互作用。

海曼（1950）在一篇很有影响力的著作中，反对那种流行观点：“反移情只是麻烦而已”，与之相反，她认为“分析师的情感反应是一种很重要的工具，可以用来探索患者的无意识”。她希望分析师的分析不会被视为一种将理智与情感分离的工作，而是能够拥有在分析一名患者时被唤起的感情。她想要的分析是“自由唤起的、带情感色彩的、很敏感的”，这种感受是“丰富的，存在区别并且是动态的”。因此在一个特别开放的环境中，分析师从互动中接受到患者无意识的沟通信息，通过这一过程，对患者的理解以解释的形式出现了移情，虽然是分析师—患者关系的一部分，但它总是“患者创造出来的，……是患者个性的一部分”。海曼对反移情评价很高，并且认识到它经常让分析师“更贴近问题的核心，而不仅停留在理性层面上”。然而，她倡导反移情是分析师的私事。分析师不应该与他的患者交流自己的情感。他只能将反移情用作是领悟力的一种来源，探究患者无意识冲突和防御。

海曼坚持永远不能和患者交流反移情，利特尔（1951）提出挑战。不管海曼在提升反移情价值方面做过多少贡献，她在某种程度上还是对反移情持保留意见，与普遍流行的态度一样，认为反移情是分析师的隐私，需要自我分析。利特尔的贡献在于对这种“认为分析师的个人情感在反移情中含有巨大危险和困难”的偏执或病态的态度吹口哨。她同意海曼的观点， 224
认为坦白是不合适的，但是有些时候承认自己的反移情是应该的——她的主观经验、想法、感情和付诸行动的冲动——这些可以和患者一起探讨，一起工作。在形成这一观点之前，对于患者给分析师的反移情作出的反应和理解，她表示敬意。当精神分析进行到某一点时，她说，时机到了，此时“患者认识到分析师有客观或公正的情感，也有主观情感，这些对患者来说至关重要，即分析师必须并且确实发展出一种无意识的反移情，然而反移情可以以一种不会严重防碍患者的利益，特别是治疗进展的方式被处理。”从这一论述我发现这对于讲究客观性的科学家来说很有挑战性。利特尔女性的、人性化的态度符合将治疗性关系当做是精神分析的主要资源这一根深蒂固的信念；同时也符合她自己的信念：“成长取决于认同和分裂的变化节奏，而这一变化来源于患者在合适的情境中获取的经验，并且这些经验是他们自己得到的。”

莫尼－克尔（1956）扩展了有关反移情的论述，他认为以海曼（1950）描述过的方式利用反移情，对于患者会有其理由和影响，他提出了一个重要的技术性建议，他将反移情看做是“正常的”（他的意思是说这是很理想的）现象，分析师在一种仁慈的中立和关怀状态下，与患者保持在同一频率上，通过一系列共振，在内摄与投射的过程中，患者内心无意识的孩童与分析师进行互动。这种正常的充满关爱的状态以持续的理解为特征，理解激发出有效的解释，而解释来源于深入的能得到理解的自由联想。但是这种令人愉快的状态经常会被打断，分析师会感觉患者给的材料模糊不清，失去
225 线索或是焦虑。

这一论点推进了此进程。当然，它的产生有其原因，分析师因为个人心理症状需要进一步进行分析，这些个人分析资料搅扰着分析师，但是即便如此，患者也无意识地推动了事情的发展，莫尼-克尔如是说。分析师可能会对不能予以解释的部分感到压力并有所反应，解释是对患者的体验进行再投射，压力使分析师要么对患者作出保证或是提供爱的感觉，要么对患者的表现感到抑郁或愤怒。为了让精神分析顺畅地进行下去，在进行情感性反移情分析之前，仔细分辨哪些来自患者，哪些来自自己是至关重要的。

西格尔（1981）说，那种认为反移情是患者个性使然的说法不是被普遍接受的观点，西格尔个人认可这一说法，他将反移情描述为无意识的“非语言性持续互动，在互动中，患者作用于分析师的思想，这种非语言性行动有许多形式，在其他形式的交流方式下面运作，并与其他方式整合，使交流更深刻，情感共振更鲜明。它可能是交流的主要方式，来源于前语言期，只能以这种方式表达；或许本来就是对交流的抗拒，当这一点被理解，就能转化为交流。”反移情代表着一种冲突，分析师既要有能力对他的印象保持思想上的开放自由，同时也要对自己那些指向患者的个人情感和反应保持一定距离。这些冲突也许会打断分析性的容器

作用，因为“分析师的想法或被引诱或被侵略，产生了混乱和焦虑，思想的链条受到攻击。”

拉克尔（1968）在其著作第二章提及，他认为反移情是接受患者的投射，允许这些作为投射性认同存在的基本条件，直到分析师将他的体验进行处理和回顾，而他对投射的接受是无意识的，自己意识不到。只有通过此种途径，患者才能真正被理解。在拉克尔看来，反移情是理解患者内心 226
世界的基本方式。拉克尔走得更远，他指出治疗师可能部分认同患者自身或他的客体。与患者自身认同被称为一致性认同，与其客体认同被称为互补性认同。

斯通（1961）在美国著书，他提到拉克尔时说：“对反移情越来越认可了，认为它是被证实有用的工具，能促进感知，如果能敏锐地意识到对患者的萌生作出的反应，并予以控制，凭直觉进行恰当的分析，可以更丰富、更细致地理解患者在移情中的挣扎。”谢弗（1990）注意到，现在分析师的观念已经从传统的结构概念和它的动力基础，发展到认为结构是相对稳定的各种主题的重复。分析师对客体关系和自我体验感兴趣，所受的训练更能探索移情和反移情，这样发展了弗洛伊德的临床智慧。在临床情境中，当分析师以同理心重新讲述患者的故事时，对他们的爱与恨、恐惧与空虚进行精神分析式的解构使其心理结构更完备、更易表述。对谢弗来说，分析是对话的过程——但是从来不局限于两个人，相反，包含了许多内心世界的声音，这些声音通过投射在不同的人身上表达出来。根据谢弗的说法，精神分析的任务是重整这些声音，使它们不再被错误认同。

这一理论虽取得重要进展，但是直到如今，美国的许多分析师对反移情仍持怀疑态度。两种与这种观点明显相左的现代观点浮现出来。雅各布斯（1991）采取的行动不同寻常，他披露了对反移情困境的自我分析，他坚称分析师必须先修通自己被压抑的反移情，然后当反移情与患者生活中的 227
秘密产生出不同寻常的共振才能转化为治疗收益。韦尔斯（Welles）和怀尔（Wrye）（1991）详细描述并说明了女性治疗师的母性色情性反移情，女性对实实在在的身体部分以及它们符号化的相似物有着各种情感，或爱或恨，或古老，或不正当，还有魔术般的色情性愿望，而母性色情性反移情就是为对抗这些情感的。这两位作者呼吁治疗师关注那些被忽略的主题，关注个人分析，由此女性治疗师能够被当做客体，以各种方式被利用。但是他们只是简短地提到投射和内摄，还没有讲到如何修通母性色情性移情和反移情。

到目前为止，这份文献帮助我们将治疗工作视为接受并澄清患者的投射，在人际互动的条件下产生投射，分析人际互动之后再处理投射。这些在现实中是怎样做到的呢？有些时候，所处情境直接推动我们，患者的投射性认同唤起了强大的力量；有些时候，我们感觉被某种不像是自己的情绪状态所掌控，然后我们要弄清楚患者有什么样的体验。我们是否感觉像是患者自我的一部分或是像与他们有关系的客体中的一位？而另外一些时候，即使反移情没有引起麻烦，我们也要特意探索，以此方式来监控移情。凯斯门特（Casement，1991）描述了他以不同方式使用试验性认同（Fleiss，1942）的技术。他说，“举个例子，患者无论描述了一种什么样的体验，我会把自己投入进去，在其中想像或感觉；我也会把自己放到所提及的其他人物的角色当中去……；我也努力站到来访者的立场上；或走到他与我的关系中。我努力倾听（患者也会）划过我头脑中的话语……，通过这种练习，同时采用两种观点（患者的和自己的）是可能的，很像是跟随韵律变化的音乐中不同的声音。”凯斯门特认为，这种技术是整合明显矛盾的自我状
228 态。他的技术要求治疗师持续不断地关注分析性话语针对的人物和情境；关注自我和客体；关注患者和分析师本人的内在客体关系；无论是在个体情境中还是在治疗关系中与患者一起都要保持关注。

博拉斯（1989）倡导“将分析师的个性当做客体使用”，将分析技巧与分析师真诚呈现自我的能力结合成各种必要的客体。博拉斯认为，精神分析的任务是将“未思索而已知道的”转化成观念构成，他认识到有很多方式可以完成这一任务，比如说，通过呈现梦、白日梦或幻想。他说，“最经常的方式是通过编织患者的移情和心理分析师的反移情在逻辑上的联结，当两个人在心理上整合成一个过程时，患者会在第一时间予以思考。”更进

一步的是，他将每一段移情与反移情的交换视为“一个范例，在他后来处理自我和他人关系时，这一范例会变成无意识自我结构的一部分”。因此，博拉斯认为，“未加思索的知道”向心理呈现的必要转化归功于分析移情和反移情这一活生生的过程。

博拉斯（1989）也很重视投射性认同，认为它是在反移情中理解患者的资源。他写道，“精神分析师接受了患者的投射性认同，了解到一些事情，对反移情的分析成为想明白这些事情的着力点。”我特别感兴趣的是，他将每一段移情与反移情的交换视为“一个范例，在他后来处理自我和他人关系时，这一范例会变成无意识自我结构的一部分”。在这里，他描述了患者这边内摄过程的行为，虽然实际上他没有使用此术语称呼此过程。229

然而，到现代，这些观点已不合标准了。他们认识到，在投射性认同中分析师有必要卷入，但是他们没有把对投射性认同的掩盖考虑进去，除非内摄性认同是投射性认同的子阶段，他们不再强调两个人之间的交互作用。

博拉斯对“抽取性内摄”的理解使我们认为分析师这边的内摄性认同——甚至是分析很透彻的——具有很积极，很独立的地位。分析师忽略来访者这边产生投射性认同的可能性，就是忽略了患者具有治愈分析师的创造性潜能，瑟尔斯（1979）认为，这在精神分析关系中是至关重要的一个方面。这个主题将在第12章进行探讨。

强化性个人分析或分析性治疗中的反移情

下面这个例子说明了在分析的开场阶段作为对患者的用作阻抗治疗行动的移情的反移情。它说明了反移情作为一种防御来对抗移情期间出现的潜抑的抵消，而且后来反移情出现了汇合作为对移情神经症的一种反应。我希望展示反移情有两种功能。首先，它让我们能够探测到问题。其次，它是问题得以解决的媒介。

在分析的开场阶段对作为阻抗的移情的反移情

R 医生是一名成年男性，一位在学术上非常有天赋的精神科住院医生，个高、肤黑、英俊。他抱怨说自己精神压力很大，强迫性过度活跃的生活方式使他很少有时间睡觉、放松、游戏或吃东西。他知道他在性和攻击性方面过于压抑，不能体验正常的情感变化，他倾向于将他的社交、工作和性角色按不同时间和空间
230 予以划分。他很遗憾自己常陷入对父母的敌意和防御性情感中。他也描述了如何想办法将自己缺乏的情感体验扮演出来，以保持社交上迷人的外表。

尽管这名患者长得不错，但是我一点儿都没感受到他相貌上的吸引力。他的态度是软软的、谄媚的，有种自寻烦恼的感觉，他不太确定自己的男性身份，对此我丝毫不觉得意外。我对他完全没有影响力，我休假或缺席，他都无所谓。而我觉得我像是墙上的一个黑点一样，R 医生谈话方式是很理性的，复杂绕圈，我经常觉得被排除在外，没有存在的必要。作为他的分析师，我一直特别努力地工作，像他所做的一样，很努力地去理解他那些对现实的神秘解构。尽管我努力去理解他，我还是觉得我不知道他在说什么，但是他向我保证我一直很准确地知道他的意思。

我推断，我那种过度功能化的反移情体验是对他本身的内摄性认同，他将我作为客体进行投射性认同，不管我像不像一个黑点。而我像是墙上一个黑点的感受反映了我对此的内摄性认同。后来我看出来这是一种防御，他不愿意认识到我的重要性，用来掩盖对我隐藏的内摄性认同，他将我视为当然，假定我能与他完全步调一致。

我问我自己，当我发现自己皱着眉头，使劲地听着每个词，

> 努力理解他含混不清的语言时，这意味着什么。为什么我觉得很焦虑、过度卷入，极力去理解他？为什么他在为自己体力上的疲劳而烦扰时，我觉得像是被关在门外？我的答案是，我想他对待自己的方式就像他是自己的母亲一样，非常热切地关心着他的健康。难怪不需要我了。

231

这个例子中，我是他的照顾性客体，他压抑着对我的投射性认同，所以我没有办法进入他的内在客体世界。我无法和他发生联系。但是远不止这么简单。当我从根本上觉得被排除在外，为什么我有过度关心的感觉？可能我像父亲一样，被浓烈而温情的母子关系排除在外，也许当我觉得自己全心投入地去理解他时，我被他抓往，就像是被孩子紧抓不放一样。

> R医生安排自己的假期不考虑到我的时间安排，不考虑这对他的心理分析的影响。几个月之后，他以惯常的漫不经心的态度对待我即将到来的假期，我说他在用某些方法制造出一些情感，而不是自己的真实情感。他突然发现满腹的惆怅被触动了，他想是我即将到来的离别触动的。他联想到他从小到大都知道母亲是忧伤的，对此，他既困惑又百思不得其解。他一直不想将他或母亲的忧伤加在我身上，因为这些会让我不安，让我受不住。他说他也不希望我对他有这些情绪而有所期待。

> 当他不厌其烦地讲他母亲的情绪状态时，我被他母亲的伤感、淡漠和对儿子的依赖触动了。在移情中，他重建了与母亲的深刻卷入。我感觉我就像他母亲一样，对他期望太多，太容易干扰他，太容易被他影响。在这些时候，我觉得我必须要充分发挥能动性，以保持中立立场，或者甚至是保持让自己活着。

从这次反移情中，我推断我经历了对他那个令人窒息的客体（当我觉得过分投入地努力去理解他时）的互补性认同；并且经历了其间的变化；在我没有与那个令人窒息的客体发生联系时（当我觉得被关在门外或挣扎着做我自己时），感觉自己无足轻重，此时，我经历了对他本身的一致性认同。这里用到了拉克尔（1968）关于反移情的理论中“控制论”的观点，
232 他认为，患者对内心客体的爱恨情仇在移情中会重演。对我来说，这比仅是观察到他的移情本身是一种防御更有趣、更有帮助，这种防御是为避免依赖，而依赖是一种危险。在结束期不定的治疗中，我看到这些同时发生的移情是一种阻抗，他对客体充满矛盾和挣扎。他的阻抗是避免表达出把我看做是一个完整客体的移情，我是从我不断变化的反移情反应中体会到这一点的。

反移情作为对移情神经症的反应

随着时间的推移，我作为一个被拒绝或者是令人窒息的客体，患者对我的两种移情从不断变化的模式到持续地同时性表达，我不断体验到这两者的结合。我感觉到相应的、同时发生的反移情反应，而不再觉得有冲突。

> R 医生习惯性地说“这项工作”，我不知道他是否是在说他作为医生的工作，而我不在其中，或者是和我在一起进行分析时他作为患者时的工作。他倾向于说“我们觉得这样”或者“正如我们所说”，而不指明“我们”是谁，我不知道“我们”是指他自己的全部，还是指他母亲和他或者是他和我。我不断假定我都理解了，我不断地感觉自己劳心费神地理解他。有一次，我曾经看清楚过他这种模式，他的移情性神经症，对于自己的反移情反应，我释怀了。我不再努力想明白他在说什么，我安慰自己说迟早我会懂的，不懂的时候允许自己走神。现在我能解释正在发生什么了。
>
> 从我的反移情体验中，我找到了通向他移情性神经症的道路。我是这样解释投射性认同过程的：我说，“你假定我理解你，并在

头脑中将我纳入‘我们’一列，这是和我重塑与母亲合二为一的感觉，对此你感受到并安之如饴，但是这样又消灭了那种在性和攻击性上是独立个体的感觉，那就是你。” 233

精神分析情境相当于一个实验室，我们体验到这种丰富的无意识交流。以融合于客体及自我消亡为内容的内化客体关系被激活了。

当我对R先生分析投射性认同过程时，他立即意识到了，深感释然，受到很大感染。他说，“这是我的核心联想，我最基本的移情性神经症。”（他受过精神科住院医生的训练，很熟悉这些专业术语。）“我的神经症，”他继续说，“表现为不能将自己作为一个人或一个男人的真实感受界定出来。”当他进一步探索他与母亲之间的关系时，他说，“太纠结了，我不得不创造出自己的空间并呆在里面，把现实加在我和母亲共享的空间里是不可能的。我痛苦地认识到我的理智和情感发展是如何被这种关系所束缚，以及我是怎样不断废除它的影响的。”几次咨询过后，他扩展了他与母亲之间的关系，“最令人不安的是我们在对方身上看到了我们自己，或者往好里说是从‘彼此’角度上看到自己。我在那些关系中思考自己，对我一点不适合。表面上，这看来是一种确保关系继续延续的方式。”

在这一点上，“自由联想”的本质在移情中变得清楚，在反移情中被体会，被我解释，他以悟性进行了反馈。他不再受它的掌控了，这名患者在移情中解决了对母亲矛盾的情感，现在可以自由从客体灌注转到非乱伦性客体。他能够在心理上将自己界定为一位有吸引力的可爱男性。他开始增加体重，锻炼肌肉，肤色不再死灰。在我的反移情中，我现在意识到他的男性魅力，感觉到他最后安居于他的男性身体中了。

R医生在工作上很成功，而且很爱运动，他开始约会了。回

顾那段时间，他说，"我过去总是按照其他人的期待展现自己。现
234 在我感觉到自己，我正在界定自己。你也一样。"我对他这种从主动到被动的变化，以及从假我到真我的变化很感兴趣，大多时候，他用"你"指代我，这表示他将我视为坐在那儿可以产生联系的独立的个人。不久之后，他开始探索对性和攻击的恐惧。在母性移情的同时，他对我产生了父性移情。

由于自恋的脆弱性产生的反移情

一名女性患者进行了3年精神分析。我开始考虑精神分析是不是真的有用。然后我开始苦恼可能是我这个分析师不管用，我感觉无助，不能预见她是否会陷在以前的行为中。不管我是尽可能多地向她询问一些感受，还是默默地鼓励她去表达，她总是觉得我不想听。当这名患者表现好的时候，她会自由联想并且直接表达对我的愤怒或失望，我认为精神分析会越来越好，但是我个人感觉很差。她因为我拥有许多但不能给她，而产生潜藏的无意识的妒忌和想杀了我的愤怒。以我的经验，我知道在这些时候，予以主动解释会让她释然，其社会功能也会发展到更高的水平。这一进步对她和她的家庭都相当重要，但是这会打断她的退行，对我来说看起来是为了追求治疗效果而这样做。我总是被给予这样的感受：我不能做得够好，我不能满足精神分析工作的需要，但至少我总是有其他机会。这帮助我认识到以前与一名相似的女性患者在一起工作时，也处于这样的位置，那位女士在进行精神分析后收益颇丰。但是对我而言，最重要的支持，像往常一样，是对投射性认同的理解，这种理解让我能用上我的经验来理解患者的体验。

对柯林斯夫人的精神分析，这个治疗的案例可以说明我的观点。第3章中第一次提到她，她在分析性的咨询关系中有过良好

体验。

柯林斯夫人，嫁给了鲍勃，是一位全职母亲，她有两个孩子，女儿米迪8岁，儿子路克3岁。柯林斯自己是长女，她的弟弟在她3岁时不期而至，在此之前，她觉得自己是母亲的独苗，母女关系令人振奋。柯林斯夫人恨弟弟是个小婴儿，觉得他是妈妈的最爱，因为他是男孩，但是这种愤怒或妒忌从来不被她父母容忍。她压抑着这种情感，努力表现得很爱她的弟弟。咨询开始后，柯林斯夫人谈论她对心理分析感到失望，后来又谈到与女儿米迪相处困难。那天之前，我们有过一次较深入的咨询，我对她的移情做了些工作，当年被关在父母卧室之外，她感觉很生气。她提到那次咨询，然后开始说：

235

"我就是很难在哪儿结束，再从哪儿开始，我很反感这个过程，根本不能满足我的需要。我想不起来昨天发生什么了，我一点也不喜欢这样做。我需要的是实际的帮助，我该如何对付米迪。她什么事都懂。人人都不耐烦，个个都在打仗。昨天晚上鲍勃8：30才回来，他一走进来，每个人都在尖叫，然后他说，'你的分析怎么样了，我从你说话的声音就知道，你的咨询很糟糕，今晚会过得很糟糕。'我告诉你这是你的错。"之后她将攻击转向自己，这个转变很典型，"但是实际上是我的过错，"她修正自己说，"是我在每次互动中都被挑动，他们只是被我传染了。从米迪嘴里说的话正是我感受到的，没有人看到她做的好事，她很蠢。甚至鲍勃对她都很生气，我对此也很生气，我希望自己可以被允许生气，像以前对自己和对她一样，而鲍勃保持中立，不要卷进来，最后我会发疯，我知道米迪的感受，她会觉得很无助。

"我觉得你不关心这事，不关心我。时间从来都不够，总是被打断。米迪在声嘶力竭地尖叫时候，路克插进来。"

我突然想起来1个月以前我和自己的孩子在一起的时候。我

离开办公室，那天我很开心地与一名6岁男孩在心理分析中玩画画游戏，于是我想着可以和自己6岁的女儿玩这个游戏。当我回236 到家进，我4岁的孩子正在看“芝麻街”，小婴儿在高椅上吃东西，“我应该经常做这个游戏，”我对自己说。于是在厨房柜台上铺开纸和画笔，6岁大的女儿和我都急切地开始画画，她想画一个村庄，我应该在草上涂颜色。3分钟之内，4岁大的孩子发疯似地在村庄上乱涂，小婴儿从他的高椅上爬到柜台上，他在画上乱跺，画只能扔掉了。4岁大的孩子哭是因为她姐姐推她太用力了，小婴儿尖叫是因为他被圈在高椅上，而6岁大的孩子在喊叫，说我从来不为她做什么。每个人都需要我，我想为什么我不能在只有一个孩子的时候多做些。

这是一个例子，说明我在对患者的母亲职责产生同情反应时应用了投射性认同。我很能想像她觉得难为情，以及她丈夫看到迎接他的这一幕时的愤恨。我可以体会到她做母亲的痛苦、无助和焦虑。

“当我们的咨询结束时，你感到被打断了，就像你的弟弟叫你妈妈了或是她丈夫要她去关注。”我试着解释，对自己反移情的场景作出反应。

但是患者没有再寻求同情或解释。

“你帮不上什么忙的，”她谴责道，“能做什么呢？鲍勃恨我，我的孩子们恨我，你可能也恨我，我无法相信一周前还万事顺利。”

“你很享受诸事顺利，”我赞同地说，“我不认为是你传染了他们，就像以前一样，你感到焦虑了。已经发生的事情是，为了做某些对米迪来说很重要的事，你放弃了一次咨询，你感觉不错，而那时我可能不方便。当你晚上打电话给我确定你不得不取消咨询时，你还是对此决定感觉不错，但是当我丈夫接了电话，并把电话转给我时，你感觉很差了。”我提醒她，“这件事将你带入被父母拒之门外的愤怒中去，你很害怕夜晚。你失去了做一个好母亲和甜蜜妻子的感觉，那时感觉像是被拒之门外的孩子。”柯林斯夫人慢慢点头，好像思路是随着我。我结束了冗长的评论，说道，“同时你觉得无力再回到爱侣关系中去了。”

237

柯林斯夫人沉默了，我想她思考着这一段复杂的解释。突然，她深呼一口气喊着说，“我关心的无非是，我是第一重要的！我希望你除了关注我之外，不要关注其他人，我不想知道其他事。”她大声啜泣着继续说，“再也不会有了，我恨你因为你不能为我这样做，留给我的只有关于其他每个人的痛苦感觉。没有人关心我。他们只想从我这儿得到一些什么，他们想我为他们做事，然后指责我，说我没有给他们想要的东西。”她嘶哑着哭泣，总结说，“我觉得很悲伤，很寂寞，我觉得没有人曾经爱过我，让我觉得自己是最棒的。”她安静地躺在那儿，好像把所有郁闷都哭出来了。

我回答说，“你那么生气，使你无法好好爱自己，让自己感觉最棒。你那么生气，以致我无法做什么，我在我们的工作中为你付出努力，但你很难受益，很难让你得到你想得到的，很难吸收好的方面，我想这是为什么你觉得糟透了的原因。”

“所以，我出什么毛病了？”她责问，“如果我可以自己做到，我一开始就不会到这儿来，我看着自己的孩子，看到她在为和我同样的事情挣扎。她也要像我一样缺乏社会功能吗？对自己也感觉糟透了？所有的家庭成员都是这样吗？是不是每个人都会把事情搞砸？米迪已经这样对我喊过了。”

我说：“米迪在对你喊，并且她现在正在这样做，而你觉得这是很痛苦的，你不能像小孩子一样尖叫，因为你觉得你妈妈不想处理这样的痛苦，现在你在为此呐喊。”

柯林斯夫人不觉得自己被理解了。她厉声反驳：“你是在说，‘你必须这样做，我不能为你做这个，我不能帮助你，你必须找出原因克服这种愤怒，并且爱自己。’而我在说，‘我不知道该怎么做是好。’我尖叫，我哭泣，我在说我有什么感觉，但是一点用都没有。”

238

我觉得她抓住了一个要点，也许我之前有关她的评论听起来是在指责她。也许时机还不成熟。我原以为她从她灵魂深处充分表达了她的愤怒，但是也许我推进得太快了，发表评论太快了。我是不是该把她推开，远离她对我因渴望而产生的愤怒？我被她愤怒、妒忌、命令的方式控制，我为自己不能提供更多的帮助而感觉很糟，很有负罪感，感觉被她凑成了一对。我以为我很好地接受了这些情绪，但是现在我开始怀疑自己受够了她这种对我发火的方式，在时机不成熟的时候将移情还给另一半。

这种配偶替代的想法也存在于她的脑子里。她想她倾向于与我更亲密些，而此时她的丈夫在出局，或者说对他而言，我得到的是个冷面孔。一周之前，我们对此又重复了一遍，那次，她肯定地说她需要与我或者他建立伙伴关系，并坚称在她的脑海里，他和我不能在一起。

我提醒她说，“你发火，你渴望被照顾、被疼爱阻止了伴侣关系的发展，因为你觉得被拒之门外，然后觉得更愤怒、更渴望。”

柯林斯夫人继续说，“昨晚我认识到这种伙伴关系在我和我孩子之间也同样存在。米迪给我读书，路克不能容忍，他就去和猫打架，我生气了，我不知道怎样同时和两个孩子在一起。后来我去安慰小猫，路克在地上尖叫说，‘没有人爱我，谁都不跟我玩。’而鲍勃就在那儿一动不动，如果他跟一个孩子在一起，这些事就不会发生。

“为所有这些事不安有什么好处呢？在我开始进行精神分析之前，我对米迪也这样既发火，又指责。我也许能更好地理解这件事了，但是当我感觉很差劲的时候，我就会那么做；如果我感觉好一些，就不会有那样的表现了。但是我在进行心理分析之前，就是那样的。我想唯一的区别就是，现在当我对你发火，不让你帮我时，这种事再发生在我孩子和丈夫身上，我可以预见。当这件事在这里发生，我感觉还行，我让你帮助我，那么这样的事就不会再发生了。” 239

用弗洛伊德的说法，柯林斯夫人正在与治疗师体验对父母的感觉，不过版本是新的（Freud，1912），她对治疗师的移情被转移到孩子身上了。在俄狄浦斯期，她一定感受到强烈的焦虑，对于被她父亲占有的母亲有着弑母情感，有阴茎的力量的父亲比她更能引起母亲的兴趣。为了防止发现自己杀死母亲占有父亲的愿望，也为了实现报复的愿望，她将攻击性转至自己，她感觉很糟，抑郁寡欢，很失败。她还没有解决这个俄狄浦斯情结，自恋性的希望和儿童式的情感总是让她把自己想成一个被拒绝的孩子，使她无法充分享受作为妻子和母亲的成人角色。

用客体关系术语，使用“投射性认同”来解释的话，需要追溯到俄狄浦斯期之前。作为一个婴儿，柯林斯夫人觉得自己特别受母亲宠爱，但是她的母亲只对能给母亲脸上争光的行动予以回应，我从她的个人历史以及最近的互动记录中搜集到此信息。在移情中我也体会到这一点，我有一种反移情的愿望，希望她能让我作为分析师对自己的工作感觉好一些。分析的开始阶段，对柯林斯夫人来说是一段黄金时间，她觉得自己被倾听、被关怀，这段时间像婴儿一样被满足——可能比心满意足更满足。

分析进行到中期，她处在一种失望、愤怒的状态中，我没有帮到她，而且不想听这样的抱怨。因此我猜测在她的童年时代，当她变得更独立、更有弑母的意图时，母亲有了另外一个孩子，割断了她们之间亲密的联结。柯林斯夫人觉得母亲不可靠，不能承载她孩子的焦虑和挣扎。充满愤怒、受伤的部分自我被压抑下来，以便成为乖的孝顺的女孩，这样可以满足母亲，母亲起码会疼爱她。现在这部分愤怒的自我回来了，解除压抑要求我 240

来体验，这需要承受，需要包容，允许修正，最后与她个性的其他部分整合在一起。

我的反移情感觉不好，这种内摄性认同被掩盖着，因为有一些挥之不去的自我怀疑，反移情使我能够侦测出柯林斯夫人自己的无价值感。她将这部分自我投射到我身上，她这部分自我在与她原来的客体——那位成功的性感的轻浮的妈妈的关系中，感觉不好。她也把她这部分自我投射到孩子身上，希望在那儿可以控制它。对孩子来说这是很悲哀的，她出于自己的原因，倾向于认同这一投射。柯林斯夫人也将她内在的拒绝性客体投射到我身上，这一客体来源于不断积累的与父母相处的经验，她的父亲既不会与儿子发生联系，也不会与女儿亲近。她在建立深刻的一对对的关系——和她的女儿、和她的儿子、和她的丈夫、和我——以防三角关系的出现，因为她不能忍受总是处在老二的位置上，不能忍受有人比她得到更多爱，不能忍受被某一对关系排除在外。她打电话来，跟我说话，而我丈夫出现了，她想像我们晚上会在一张床上，此时被父母排除在外的儿童情感被激活了。当她很开心地和丈夫在一起时，她排除了我，而和我在一起做分析时，她很高兴，而我因为她丈夫受拒绝而不舒服，这些让我看到她是怎样防范着将我和他丈夫联系在一起的痛苦。通过分析我的反移情，我侦测出她的投
241 射性认同系统，让我能跟她谈论这些。

以反移情为基础的解释不会神奇地治愈看待客体并使用客体的病态方式，但是它提供了一条可修正的道路，使投射性认同过程不再歪曲或重塑
242 外界现实，以适应个体内在客体关系模式的期望。

第 10 章

10

伴侣和家庭治疗中的移情与反移情

情境性移情和聚焦式移情

在家庭或伴侣治疗中，家庭成员或伴侣进入治疗空间中带着对彼此深刻的移情，而且这种移情已付诸实践。我们观察到，个体的内在客体关系表现在外面呈现为家庭成员之间的相互关系。但是我们治疗的焦点是系统层面的家庭或伴侣对我们治疗师的移情。当跨越边界进入治疗，或者甚至是在诊断性咨询时，不知道治疗会带来什么变化的焦虑会推动家庭呈现出它保护自己、拒绝未知的惯常方式，一些家庭不能像一个团体那样通力协作，一些夫妻不能合作讲述清楚他们所遇到的困难。为了避免混乱，夫妻或家庭将由一个个体替代，与治疗师交涉。如果我们分析师所受的培训一直都是个体治疗，那么这种状况可能是一个很有吸引力的方式。为了避免合谋制造出一个符合标准的患者，我们更愿意采用团体解释的方式。我们看家庭这个团体，或夫妻这两个人的小团体是如何接受并利用首次会谈的，而首次会谈将指示出这个团体的防御和力量所在。

我们发现团体对治疗师有两种移情（Scharff and Scharff，1987）。第一种被称为情境性移情，它指的是团体对治疗师提供的支持性环境的反应。第二种是聚焦式移情，是指当家庭成员中的一个个体对治疗师产生强烈的、个人化的客体关系时，整个团体对治疗师所产生的体验。当个体性移情取代情境性移情，治疗师会体验到一种偏离公正的纠结（Stierlin，1977）。在这一系列纠结中，治疗师努力保持平衡使他远离中立的立场，并将这些信息整合到一起，给出一个被否认的情境性移情的画面。当他能将这个团体是如何利用治疗师的体验的过程表述出来之后，他可以为他们提供情境性的支持，这种支持是家庭或伴侣还不能为其成员提供的。但是他是怎样侦测出这些移情反应呢？在认知层面上，他将互动模式分类，与以前的临床经验进行比较，在精神分析层面上，他进行分辨并对自己个人反应进行工作，以此处理信息。

他的反应一开始是无法组织清楚的。在治疗师努力强化或理解家庭或伴侣体验后，这些反应出现了。他们内心世界充满挣扎，在外在世界中努
244 力奋斗，现在一起聚在治疗空间内，以上种种与治疗师个人的生活事件混合在一起。通过投射性认同、内摄性认同的过程，治疗师理清楚哪些是他自己内在的客体关系，哪些是投射到他身上的。他让自己的客体关系模式与来访伴侣或家庭的模式共振，这样他就变成能为他们使用或学习的一个客体。通过个人精神分析和督导，他获得了信心，他的脆弱是有价值的，他的脆弱之处正是异常敏锐的感受器，使他更好地理解伴侣或家庭的症状。通过查看他的反移情，治疗师理解了是什么困扰着求助家庭或伴侣，并且可以从他自身对他们的体验中解释他们的防御和焦虑，这一工作方式运用了在第 9 章详细论述到个体心理治疗中的反移情的原则，有一点除外：家庭或伴侣治疗师在人际互动层面上将他的无意识反移情接收装置转到一个活生生的正在呼吸的团体中，而不是在内心层面转而呈现为咨询关系的个人客体关系。

情境性反移情和聚焦式反移情

治疗师与一对夫妻或家庭在一起的体验会激发出各种情绪、想法，有时候是行为。每个个案都是唯一的、独特的。家庭治疗师很有可能在家庭这个团体面前体验到反移情；在个体和相互影响的一对夫妻面前，也体验到了。说得更明白些，这些反移情体验是针对情境性移情和聚焦式移情产生的，这些移情分别激发了情境性反移情和聚焦式反移情（Scharff and Scharff, 1987）。

患者的情境性移情是指患者对治疗环境产生的反应，体现在患者态度、245
治疗的设置、普遍意义上的无意识阻抗、特定的意识层面上的感受，把治疗师当做可提供支持性环境的客体而产生的行为等。而情境性反移情指的是治疗师对患者情境性移情作出的反应。聚焦式移情指的是患者将治疗师当做一位亲密客体而产生的情感，以喜爱或憎恨的方式表现出来，而聚焦式反移情回应的是聚焦式移情。

在个案咨询的早期，聚焦式移情反应是一种移情表现，很合适地成为一种阻抗。除了那些聚焦式移情和一些偶尔发生的移情表现，我们发现个体治疗的开始和结束阶段，情境性移情和反移情占大多数。在治疗的中期，聚焦式移情和反移情更典型，可以加深关系。聚焦式移情越来越显著，直至综合成移情性神经症，之后导致发生与之相应的反移情性神经症，此时要处理、修通，最后解决。

情境性移情和同时产生的反移情在整个家庭治疗阶段都随处可见。在家庭治疗中，我们毫不意外地发现自己对于某个个体或相互作用的一对夫妻产生聚焦式反移情反应。我们认识到这表明聚焦式移情出现了，治疗联盟不足以包容这个聚焦式移情或者家庭这个团体取代了它，需要得到更广泛的关注。我们将各种聚焦式移情进行汇编以便提出关于团体移情的理论，努力将参与的领域扩大到团体层面上。在家庭治疗中，情境性移情－反移情占据重要地位。

在伴侣治疗中，聚焦式移情－反移情和情境性移情－反移情总是不断变换。

治疗师在伴侣治疗和家庭咨询中如何处理反移情的案例将说明我们遇到的反移情类型。

246

伴侣治疗中的反移情

柯拉克夫妇（In Scharff and Scharff，1991）向我咨询婚姻问题，他们已接近离婚的边缘。柯拉克太太是打电话来安排咨询的，她劝说丈夫从整形外科工作中抽出时间来讨论他们是否需要治疗。但是当他们走进我的办公室时，柯拉克太太用敌意的眼神扫了我一眼，什么也没说。她的丈夫解释说她和往常一样不安。柯拉克太太立即用激烈的长篇大论指斥丈夫，她愤怒地讽刺丈夫是"上帝医生先生"，因为她丈夫把自己说得那么完美而把她贬成白痴。柯拉克太太不停地打断我，掌控着谈话。她骂着脏话，脸上充满轻蔑，我真想转身离开她。我发现自己对柯拉克先生充满同情，他看起来很理性，一点儿也不盛气凌人，我看不上柯拉克太太，失去中立的态度，对此我感到羞愧。虽然柯拉克太太没有正面斥责我，但她看我的样子是带着谴责的，她尖锐地称我为沙夫医生，挑衅我，要我证明治疗是有用的。

在反移情中，我体验到自己失去了"被卷入的公正"（Stierlin，1977）。我意识到柯拉克太太对我这位医生（职业和她丈夫一样）存有聚焦性移情，她在向我表达焦虑和妒忌。我问自己为什么她的丈夫不能安慰她，也许他有自己的方式，他对我和治疗也存有疑惑。

柯拉克医生否认他有疑惑，但是承认他对我受训的级别有些疑问。当他了解到，我是行业理事会认证的精神医生，有着多年的经验，年头比他从我的外表猜测的要多，他释然了。了解到这些，我可以断定他对于与我一起开始工作也有焦虑。

当柯拉克太太焦虑时，她变得很愤怒、很跋扈、很轻蔑。当柯拉克医生焦虑时，他能用阻抗和退缩理性地控制焦虑，这使柯拉克太太更焦虑、更生气。在反移情中，我，作为一名医生，被患者认同为被憎恨的、被妒忌的客体，在成为拒绝性客体之前曾被理想化，这一客体经常是投射在柯拉克医生身上的。这样，通过加在我身上的投射性认同那些客体（伴侣移情）和我对这些客体的内摄性认同（反移情），我能够从我对这对夫妻的体验中理解他们之间的动力，这种体验在无意识层面与我自己的经历有关。我对自己的想法和技术感到羞愧，这一点是被贬低的客体认同，这一客体通常投射在柯拉克太太身上。通过双向投射性认同，直言不讳的柯拉克太太承载着这对夫妻的愤怒和妒忌，而理智的、看起来很自信的柯拉克医生实际上不自信，就像他那位内心深入很缺乏安全感的太太一样。柯拉克太太对我的聚焦式移情掩盖了夫妻俩共有的移情，这一移情是针对商量好的治疗内容的。 247

在几个月的治疗里，他们声称治疗没用之后总有几次比较好的咨询，夹在他们中间，我常常感觉到，他们之间的怒火破坏了我工作中的成果，但是咨询还是继续下来了。然后我觉察到在柯拉克太太身上投射着深层的愤怒和焦虑。柯拉克医生有勇气讲出自己常有的性幻想，是带着施虐和谋杀内容的幻想，他折磨可恨的女人们，然后在高潮中杀了他们、剐了他们。柯拉克太太对丈夫的自我暴露感到有些害怕，但总体上说，当丈夫收回憎恨性投射后，她感觉轻松多了。丈夫对自己的感受承担起责任，柯拉克太太表示了感谢，这使她的愤怒减轻了，甚至还表现出一定程度的同情，这是我以前在她身上从没看到过的。柯拉克太太变得更成熟了，柯拉克医生将他重获的侵略性升华成对事业的自信。

忍受负面情境的能力

在训练中，我们的目标是发展出对投射的包容，有能力不焦虑。约翰·济
248 慈（John Keats）抓住了这一素质的精髓。他称之为忍受负面情境的能力，这种能力是“身处不确定的、神秘的、充满疑惑的情境中不急躁、不急于追索事情和原因”(Murray，1955)。因此这种未知状态是有价值的、是被渴求的，体验的意义会从体验本身浮现出来。怎样把体验变成临床上的行动呢？治疗师要允许自己接受投射，不试图解释地受它的影响，留意它，然后理解自己的体验以及对这个家庭意味着什么。通过这个过程，治疗师创造出心理空间（Box，1981)，在这个空间里，投射处于目前体验中，进而被重新审视。

在写下这种心理活动状态时，我们总是试图进行最完美的沟通。然而总是有一个问题：“怎么做？”幸运的是，我们从济慈的字里行间得到了帮助，他的著作比许多技术性说明意思更清楚。在下面的个案中，治疗师处于不知道真相的状态，在他与一个家庭的某次会面中，混乱的反移情联想出现了。

家庭咨询中的反移情

有些时候，反移情体验是突然出现的，你抓住了机会并利用了这次体验。如果不管用的话，你看起来是很疯狂的。有一次，我遇到这种情况，我和一名做家庭治疗的学生一起面见一个家庭，8个做家庭治疗的学生通过单面玻璃进行观察，为了以后的教学目的，咨询被录像。我发表了一通评论后，自己都觉得不可理喻，好像有点脱离现实，我认命了，等着看下面会发生
249 什么，这个个案真的很有趣。

反移情与愤怒和哀伤的表达

帕利一家由一位单身母亲和4个女儿组成，每个女儿都有不同的父亲，她们与父亲都没有定期的接触。但是会谈只有3个小女儿雪莉、莎伦和莉拉出席，在一开始讨论了被观察、被录像的感受之后，这个家庭开始说起17岁的大女儿玛翠从母亲家跑出去了，她在父亲的监护之下。她现在与比她大的男朋友住在集体宿舍里，没有去上学。帕利太太对这种安排不赞成，也很不信任，说一个17岁的孩子应该呆在家里，在一位家长的监管之下，尽管如此，她自己就是15岁第一次结婚的。然而这些事没谈出什么结果，之后这场谈论逐渐变成暗讽、说谎、欺骗、控制、背后说坏话和骂人。

我发现自己不断打断他们，以便使咨询记录能清楚些。我努力防止大家迷失方向，但是我每次请求澄清时，都被埋没在一大堆相互矛盾的信息、指责、偷听来的故事和一些知道很多的神情与摇头中。

帕利太太努力确立自己是一位关心孩子的母亲形象，而孩子们不断打击她，她们提醒她在过去的艰难岁月里，她把她们留在施虐的父亲那儿，和父亲的第二位或第三位妻子在一起。现在她有了一份好工作，可以供养她们，她希望能给她们稳定的好生活，这样的生活她们以前没有。但是玛翠拒绝了帕利太太想照顾她和其他孩子的好意，对她可能有的真诚表示怀疑。

我挺喜欢孩子们的勃勃生气，她们不怕顶撞母亲。帕利太太努力提升自己的社会地位，到现在可以供养4个孩子了，对此我深表钦佩。但是和她们在一起，我觉得很焦虑。通常的规则行不通，

250

没有恰当的人际之间的界限，他们之间没有信任。一名家庭治疗学生已经做了一年她们的治疗师，她一定知道她们的故事，但她们不让我不知情，所以我从这名学生那儿感觉不到多少支持。我没办法在不被打断的情况下说完一句话。如果是为了教学生怎么做干净利落的解释，还是忘了它吧，所有这些通过录像和麦克保存在磁带里。我想逃走。我真的不能理解玛翠的决定。

帕利太太很郑重地与女孩们争论，昨天晚上她们是如她们所说的在商场，还是去看望误入歧途的大姐以及和她住在一起的那群不求上进的人，这是帕利太太猜想的。显然，她们有个秘密，玛翠的男朋友已经27岁了，帕利太太怀疑她们还知道别的什么，但就是不告诉她。另一方面，她们说漏了嘴，玛翠在医院接受精神科治疗，因为避孕恐怕病得快死了（导致死亡的原因我不是很理解，但是没机会问。）现在帕利太太很担心女孩们会在玛翠面前说漏嘴，她在填写一些文件把玛翠的监护权拿过来，这样她可以合法地照顾她、掌控她。

帕利太太继续说："归根结底，她只有17岁，她同居或分手的男友27岁。她住在一群我认为背景不好的人中间，他们有毒品问题，实际上她跟什么人住在一起还是一个问题，这些人搬进搬出，没有一样是稳定的。正因为此，她没有必要离开家呆在那儿，她正处在人生的节骨眼上，要么稳步向前，有追求的目标和事情，要么把她想要做的一切事情都搞砸，这会招致许多麻烦。"

孩子们抗议，纠正她对集体宿舍里的那个年龄段的人的印象。

"那么那一群好得不得了的年轻人是什么背景呢？"她反驳道。

251 "你的背景。"雪莉阴阴地说道。

"不，不是我的背景。"帕利太太纠正她。

莉拉坚持，"你有背景，你以前用过毒品。"

"但是我没有因毒品和酒精被拘的背景，没有法院传唤我，没有任何文件对我有任何微不足道的指控，”帕利太太回答道，“但是她搬去住在一起的好得不得了的人组成的是一个可能有健康问题的环境。”

“我宁愿住在那儿，也不要长期被大呼小叫，上帝啊，我真是这么想的！”莎伦说，“妈妈和玛翠，她们彼此痛恨，为什么你又想把她弄回来？”

“就像是努力杀死你的女儿，然后把她弄回家，这样你可以再一次杀了她。”莉拉这样认为。

帕利太太不这么认为，她反驳说，“她给她们灌输了一堆谎言，她们回家后既鲁莽又无礼，觉得她们也可以像她那样羞辱我。”

也许这是一场很有用的讨论，但是我还是不再想听这些内容了。对我而言，隐藏的部分下面还有其他事情，如同毒品和酒精的作用通常也是起掩盖作用一样。是关于“杀死”的言论让我不安？有其他人死了吗？我突然惊异于屋子里的女性人数，这就是我考虑的所有问题，我非常渴望有个男人在某处，什么男人都可以。

我说，“我坐在这儿注意到这个团体全是女的，你们4个，2个治疗师，甚至负责录像的工作人员都是女的。如果玛翠在这儿，也是一位女性，她去跟一个男人在一起了。我猜想相处的麻烦来自于这个家庭有这么多女人，没有男人在这儿用他的权威处理局面。”

那位在屋子里和我一起的实习家庭治疗师神情困惑。家庭成员们看着我，好像我是一个局外人，后来人家告诉我，说屏幕后面全班学生都嘟囔着，不相信我的话，他们看不出来我是怎么得到这种解释的，即使我把反移情拼出来，似乎是撞到南墙了。莎伦对我的学生——那位同伴治疗师说，她想单独跟她做咨询，我

知道我惹麻烦了。出乎我意料的是，帕利太太鼓励莎伦在会上讲
252 出来，但是莎伦感觉深陷其中，没法这么做。

"是关于我吗？" 莉拉问，"告诉我好了。"

"不，" 莎伦说，"但是我不想让你知道。我不能说，说出来很吓人。"

"说嘛。" 雪莉说。

"不要说。" 莉拉反对。

3个女孩在讨论如果秘密说出来，会发生什么可怕的事情。渐渐地很明显，3个人都知道这个秘密是什么，是一些关于母亲的往事，玛翠本来打算告诉法官，希望妈妈因此被解雇。莉拉变得很焦虑，她离开了，去了洗手间。

雪莉占了主动，"你知道的，妈妈。"

当莉拉回来时，这个家庭还在为这个话题纠结。最后，帕利太太搞清楚了，"对我也不是什么大不了的事，" 她说，"很多年前，在我生命的某一特定时期……"

"我必须要离开了，" 雪莉说，"我走掉的这段时间，你们把这一页赶快翻过去吧。"

帕利太太继续说，"在我生命的某一特定时期，我认定与男人的关系可能不会真正对我有帮助。正因如此，我开始了一段与一位女性的交往。在结束与男人的所有关系之后，这是我唯一有过的一段稳定的关系。对我来说，是一段学习经验，很令人安慰，我不认为这是什么丢人的事，但是这件事影响了她们，主要是因为她们看到这段关系的好处，但是无法越过女人这一道坎，这件事对她们成了一场拉锯战，因为她们感觉非常舒服，她是那么会养育孩子，充满母爱。我有没说清楚？"

"对我和莎伦不是这样的，" 莉拉说，"我们认为苏更像是父亲。"

"不，" 雪莉说，"没有人知道我是什么感受，有这样一位妈妈……"

"对我来说太糟糕了。"莎伦插进来说。

莎伦和雪莉现在同时说，每个人都在说自己把朋友带到家然后上楼的事，"太丢人了，朋友和我在一起，我发现妈妈和……"莎伦声音没了，"并且还……我不想说这些了。"雪莉下了结论。

253

"你不想谈论这段关系的性成分，你不想你的朋友意识到这一点。"我提示说。

"我们都不想意识到这一点，"雪莉替大家说了，"我们不喜欢这个。莎伦和我在学校里，有一天，我和我的朋友安琪打了一架，后来安琪走了，对我们所有的朋友说，我妈妈是个女同性恋，我们就是不想让人知道这件事。"

与她们工作一年的治疗师不知道母亲的同性恋关系，我们费了好大功夫让她们分享对母亲不舒服的感觉和愤怒情绪，又费了更多功夫让她们终于可以接受她选择的权利，并予以同情。我的反移情感受是渴望一个男人，仅仅是这一次建立在反移情基础上的解释还不能取得多么大的进展。然而，没有这一次解释，我认为女孩们不会感到对母亲没有男人这件事非讲不可，因为她们没有意识到自己也渴望有个男人来照顾她们。讨论不出人意料地引向缺席的父亲，这个话题她们经常在开玩笑时提起。母亲用同性恋解决男人不可靠这一难题，从谈论各自对此的感受开始，后来可以一起分享她们都对不能常在一起的缺席父亲们的悲伤。

教授反移情的基本方法一定是个案分享和个人反馈，除了在观察临床咨询之后讨论以外，还有许多方法。反移情反应可以在录像带上看到，但是治疗师一定要很乐意报告自己在那一刻的感受，而且一定要不厌其烦地在一次咨询中或几个星期内报告反移情发展的过程。也许学习反移情最好的方式是通过讨论个案记录，而提供记录的治疗师愿意追溯并报告与患者有关的个人情感、行为和幻想。很显然，这个工作是有风险的，需要一群有合作精神的团体，需要彼此信任尊敬的同事，能够平等地投入到回顾个

254 案的过程中去。这样我们才能准备好处理反移情。

更进一步的帮助来自于我们自己的个人分析和治疗，只有通过充分的治疗，我们才能做到自我认识并主动检查自己的反应。对自己那些易移情的脆弱面进行校准，可以避免在与特定家庭或家庭成员互动时被触动。通过这种方式，我们学会保持中立，不把自己的情绪带到咨询系统中去。我们可能有自己独立的移情，但可以识别出来并进行处理，可能会在治疗中时不时地导致反移情干扰，但是我们可以把它们包围起来，以确保反移情自然发生，并有所反应。在下一章，我将详细说明如何教授反移
255 情的使用。

第 11 章

11

通过利用反移情对投射性认同和内摄性认同的教学模型

对于家庭系统评估中的反移情教学模型

对同事或学生讲述我的反移情以及反移情是怎样为我后面的干预提供信息的，或者是写书，这些方法作用有限，我发现当学生自己的反移情被引出来并进行处理时，我的教学更有效果。在日常的督导中，我用这种方式工作，使用学生自己的治疗个案，这种技术我会在本章后面论述。如果我们教一大群学生，而且只有一次，学生在我们呈现的评估面谈的临床资料面前会产生反移情，但是该如何利用这些反移情呢？我的同事罗伯特·怀勒建议截取一小段无声的家庭面谈录像，然后让学生们讨论自己对那段录像的情绪反应。我们发现缺乏语言信息提升个人情感的感受性。从第一次评估面谈中仅仅截取了两分钟的无声录像，团体成员就学习到了关于家庭动力的许多知识。

从那以后，为了教授心理健康专业人员的大团体，戴维·沙夫和我开发出了下面这个教学模型：

1. 从诊断咨询面谈的开始几分钟里截取两分钟无声录像；
2. 讨论自己的反应；
3. 后面的面谈录像中再另外放两分钟无声录像；
4. 讨论自己的反应，与前面的反应做比较；
5. 然后放几段长一些的有声音的录像片段；
6. 每一段录像放完之后，讨论自己的反应并且监管整个团体根据有声和无声资料对这个家庭产生的反移情变化。

我们发现人们的反应有着天壤之别。一位治疗师早早认同一个孩子，由此理解这个家庭；另一位觉得与母亲更亲近，还有一位觉得被父亲压抑等，各种组合都有。很清楚，我们的反移情是建立在自己对这个家庭的反应上的，这些反应与我们以前在原生家庭中的经历有关；与现在个人的核心家庭有关；与我们工作过的家庭有关，而那些家庭的移情在之前的治疗中已经被处理了。没有哪一个反移情比谁的更健康，或更准确。每个人只是从个体的角度切入，来理解家庭动力。把团体反馈汇总起来，反移情出现了，比任何一个作者或治疗师从个人角度和观点出发得到的都多。

257

家庭评估中的反移情

德文夫妇是负责任的好人，儿子很有天赋，但是在学校表现很差，与朋友相处不好，一出现这些状况，他们就把儿子带来咨询。他们很乐意在电视录像室时进行家庭面谈，一家人没有觉得面谈环境压抑，他们希望这个面谈能对儿子有所帮助。他们很轻松、很有条理地谈论儿子正遭遇到的问题以及与问题出现的相关家庭事件。一句话，他们有着积极的情境性移情。

最早的一段无声录像

这段无声录像取自第 3 次咨询开始的时候，场景如下：

摩根，12 岁，看起来很严肃。德文太太在说话，她的头或者
伸向丈夫，或者朝在她另一侧的孩子们看过去。摩根和他的妹妹
苏西衣服颜色鲜明，而父母二人都穿着灰色衣服，德文太太身着
做工细致的夹克、白色裤子、浅灰色衬衫，德文先生的花格毛衣
款式粗犷，颜色有深浅，突出了他的方脸和上身。德文太太说话时，
摩根和苏西很严肃地听着。苏西把脸上的头发捋开，德文先生坐着，
两臂交叉，他在皱眉头，苏西一个手的手指一会儿卷曲，一会儿
伸直，她是故意这么做的。摩根冷笑着，然后害羞地笑笑。他耸耸 258
肩，说了些什么然后低下头。摩根说话时，德文先生微笑着点点头。
然后他又皱起眉头。孩子们两边转动着椅子玩。苏西伸出胳膊划
了一个圆，1 秒钟后，摩根也做了同样的动作。父亲很严肃地说话时，
其他人都很认真地听着。当丈夫叫摩根时，德文太太低下头。德
文先生用手势比划着他的面前似乎有一个供想像的盒子。现在德
文先生只用他的右手，挥向空中，好像在强调某个要点。摩根看
起来垂头丧气，德文先生拉拉自己的袖口，苏西把头发从前额捋
到后面。

随后的小组讨论有以下反馈：

“这一定是个军事化家庭，你看那个父亲！他儿子讲话时，或微笑，或皱眉，他一定是想让那男孩表现得像他想的那样。母亲屈从于父亲意愿的样子让我想起我自己的母亲，她是在南方长大的。”

“那个小女孩的手指头说明她很有压力。”

“那个小女孩很怕羞，她爸爸想要怎样，她就怎样。”

“我为那个男孩感到难过，他看起来像是被父亲吓住了，我想男孩是在认同父亲。”

“我想母亲是患者。”

“我想母亲很在意外表，她才是老板。”

“看着他们，我觉得发紧，我觉得自己在盒子里。”

"我觉得被排除在外。"

"我感到悲伤。"

259 "我喜欢他们，我想他们彼此关心，倾听其他人在说什么。"

我们在团体中引发出评论，然后把各类主题总结到一起，每个人体验到的聚焦式移情千差万别，将这些的体验汇集起来组成一幅全面而复杂的图画。面对没有声音的录像，团体成员仅在两分钟内，鉴别出这个家庭的力量所在以及良好的抱持能力。父子之间的投射性认同很明显。善意的态度中有防御的方面，这一点被揭示出来了。团体体验的反移情中有压迫感，让团体成员觉得被排除在外，就像我自己在咨询中体会到的一样。另一种反移情是悲伤，提示可能有被压抑的成分。

后一段无声录像片段

然后我们又放了一段无声录像，是从这次咨询的后半部分中截取的，以下是团体所看到的：

戴维·沙夫医生在讲话，此时，儿子在系鞋带，女儿把手指头伸进嘴巴里，看着别处。母亲在卷舌头，父母很焦虑地看着孩子们。戴维·沙夫医生的话讲完了，父亲放松下来，母亲笑了。男孩说话时，父母二人若有所思地听着，当父亲面色严肃地讲话时，两个孩子听着。父亲还在说话，女儿向母亲做了个手势，母亲点头同意。女儿拾起画垫和画笔，擦擦鼻子，开始画画。

女儿继续画画，母亲以简短有力的方式说话，好像是在回答问题。突然，母亲不安起来，用手托着头。父亲用手指拍着她的手掌，在安慰她。她哭了。儿子关心地看着母亲。女儿哭了，然后不好意思地笑了。母亲抓着丈夫的手。现在母亲用两只手紧握
260 着丈夫的手，丈夫的手一动不动。孩子们都低着头。女孩擦去眼泪。母亲含着眼泪说着笑着，看上去更轻松了，也更美了。父亲还是严肃地看着这一切。当妹妹捅他的时候，儿子正玩着一支笔，他

看上去很气恼，他们争执了一下，父亲递给女儿一块手帕。女儿擦擦眼泪，紧张地笑了。她哭了，两只眼睛沾上了污渍，父亲说话时，她耸耸肩，先点头然后摇头。儿子低着头，看起来被深深地感动了，之后在椅子上动来动去。

关于后一段无声录像片段的讨论包括以下内容：

“一开始，他们看起来很有压迫感，当母亲哭出来的时候，我放松了很多。”

“我为母亲觉得伤心，我想她很悲伤。”

“我注意到吉尔看起来很退缩，我想听到她讲些什么。”

“我讨厌她丈夫拍她手的样子，好像告诉她说闭嘴吧。”

“父亲太能控制人了，就像我爸爸一样。”

“我之前没有意识到，这次咨询的早些时候我的腮邦子就很紧。我以为是因为我吃了油炸圈饼消化不良。但是在这一段里，妈妈一哭，我的腮邦子就感觉正常了。”

“我很心疼那个小女孩，看到妈妈哭，很明显她很不安，不知道该做什么。”

“那个男孩看起来很关心家人，所以说他长大了，我想父母对他有很高的期望。”

“沙夫医生，您能描述一下母女之间投射性认同的性质吗？” 261

通常来说，反移情反应混杂着情感、身体感受和理性的想法。最后提到的反应假借一个对案例报告者的问题出现，与工作任务不符。我没有回答这个问题，而是说，想出一个技术性问题本身也是移情性愿望，希望逃离母女之间投射性认同可能带来的痛苦，进入认知领域。大家认识到之前的压迫感已经让位于更有建设性的情感。他们侦测到的反移情也影响到我。之前一位团体成员体会到的不明所以的忧伤现在归于悲痛。

现在团体观看第一段录像的扩容版，有声音了，大家听到了德文太太在诉说问题。

“我们之所以坐在这儿，是因为最近搬家。这次搬家令人心碎，一年前，我们从关岛搬回来了。那边不光是横跨半个地球，与美国的文化也是天壤之别，之后我们回到美国，搬回来的地方与我们当初离开的地方也完全不同。”

她说话时，德文先生双臂生硬地交叉着，皱着眉头。

“我们回来之后，”她继续说，“我们把孩子们放在当地的学校里，1个月之后，又把摩根转到很有吸引力的学校，专为天才儿童开办的。但是学校的老师抱怨说，儿子不好好做功课，或是不按时交作业。”

苏西用她的手指头表达着她的紧张，她看起来是要握拳？

“我们知道他天资聪颖。”德文太太继续说。

摩根冷笑。

“这种表情说明什么？”戴维·沙夫医生问摩根，“对于做一个天资聪颖的孩子有什么感觉？”

“嗯，”他笑笑，耸耸肩，“我只是尽量不让这件事过我的脑子，对不起，不进到我脑子里来。我只是尽量表现得正常些，而不是表现得过份聪明。”

262 德文先生刚才皱着眉，现在赞成地点点头。

“你的天赋是怎么表现出来的？”我问道，目前为止，我对此没有什么印象。

“我不知道。”他很不舒服地嘟囔着，又耸耸肩。

“说吧。”德文太太说。

我有个感觉，摩根的挣扎要么是因为他处于天才队伍中的末端，要么是他被压抑不能展现他的才智。对他妈妈来说，好好展示一下看起来很重要，但他也许害怕父亲和妹妹报复。

“不单单是成绩，”德文先生补充说，“摩根跟学校的孩子们相处也有问题。他不能很好地读懂别人。”这时，德文先生做了一个像盒子一样的手势。“很显然，其他人和事都发生在他身外。”

“人际互动。”德文太太对他的评论做了一点补充。

太太的不耐烦没有阻止德文先生，他继续说，“他只能集中精力做盒子里面的事——比如说布置给他的作业，他做得还不错——把外面的事情关在外面。所以当某些事在他身边发生的时候，他没有准备，不能应对，反应不及时！”德文先生这时在空中比划了一下，把焦点拉回到他儿子身上，孩子开始在椅子上挪来挪去，无助地划着相似的圆圈。

“你不能掌握大局。”他直接冲着摩根继续说，摩根垂头丧气然后德文先生又指着苏西继续说，“她比较能读懂别人的心思，也许她不注意她正在做的事情，但是她留意周围发生了什么。她比他更懂得察颜观色，能给别人想要的东西。”说完话，他理了理袖口。

摩根沉着脸，苏西笑了，把前额上的头发捋到后面。

讨论中，大家确定了之前的印象，这个家庭是怀着善意的，对心理干预存积极态度。父亲不像之前有些人想的那样夸夸其谈。但是很清楚，掌控局势是他的问题。男孩在接受自己的天赋方面有问题，也许是因为父亲对此存竞争性情感，而母亲是那么投入。一些女性治疗师敏感地意识到父母对苏西的考虑比较少，因为她是个女孩。

263

他们认为，我没有讲话意味着我认同妻子是一位随军家属。我会说我对此有一个价。我丈夫是军事院校的员工，个案录像就是在这所大学制作的，我是受邀的顾问，这种安排带来的家庭动力与我们一起面谈的另外一个家庭十分相似（Scharff，1989）。团体成员体验到这个家庭愿意谈话，也愿意投入到治疗中，但是为了保全面子，谈得比较肤浅。大家在某种程度上感觉挫败，被排除在外。总体来说，从无声资料中由人际互动得出的推测和听到声音之后从交流中得到的信息非常一致。

我们继续放有声的录像。到目前为止，面谈向前推进，没有出现共同治疗关系紧张的情况。我们在一起工作得还不错。就像这个团体所感受到的一样，要攻破礼貌的防线，我也觉得有些挫败。我们的教学设置也一样，进展顺利，并一起分享了小组成员的各种评论。

我们继续看第二段完整的有声音的录像。

"他说得对，"德文太太说，"苏西做的很多事总是让别人满意。她在家、在学校做得都不错，符合标准。但是摩根，他在家很棒，你叫他做什么，他都做得不错。但是在学校里，他不交作业或者急急忙忙写作业，十分马虎。"

"你们两个以前在学校里怎么样？"戴维问道。

孩子们很意外戴维没有问他们俩这个问题，而是转向问他们的父母。其实，他在了解症状出现的客体关系的历史。

"你先说。"德文太太捅捅他。

德文先生不得不答道："我的兴趣是在学校。在那个时候，我们不用'天赋'这个词。"

苏西分散了妈妈的注意力，她要妈妈同意用我们画画的东西。我注意到这是第二次，苏西在听到"天赋"这个词时，她的反应是身体活动。

"我如果不在特别班，就在比普通班高一级的优等班，总是
264
这样。有些类似的是，"德文先生意识到这一点，"在学校里，我总是觉得不舒服。其他孩子极力让我边缘化，排队的时候，同学捅我，我转身想知道是谁做的，这时老师走过来盯着我，我想，'噢，不，又被抓到了！'无论是评论、讽刺或玩笑，我都会反应过度。"

德文太太回应道："我想到现在也是这样，微不足道的评论都会伤害他的感情。他告诉我时，我会想'为什么会伤害你的感情呢？'他就是很敏感。"

"你们之间敏感怎么办呢？"治疗师问德文太太。

"噢，我想夫妻之间总会有吧，"德文太太肯定了会有这些事，但是是以一种轻描淡写的态度说的，"如要我们有这些事，就告诉

对方好了，我们不会尖叫或喊叫，这不是问题。”

我说：“两个人的安全团体与外面不安全的世界有着天壤之别，外面的世界是一群陌生人，新的学校环境、新的文化，因为部队上的重新安置，这些都让你们遇上了。有没有外延的家庭成员可以作为联系安全的二人组合与外面世界的中间人，你们可以向他学习？”

“噢，有的！”德文太太热情地说，“我们认为家庭包括所有的阿姨、叔叔、堂兄弟、爷爷奶奶——甚至扩展到舅爷爷，我出身的家庭比他的大很多，他只有一个姐姐，我是五个孩子中的老二，我们家里充满喧闹，到处是孩子和动物。学校是我的避风港。

“我有一个大哥，在23岁时死于车祸，”她说话的口气有点就事论事，“所以，现在我是所有活着的孩子中的老大。哥哥夏天时去了亲戚的农场，为了去花钱。他不想跟我们这些人黏在家里。从10岁开始，每年夏天，我都要照顾弟妹，我有些怨恨他，因为我失去了部分童年。

“真正艰难的事情是父亲走进家门说，‘我们要搬家了’，然后我们要在48小时内搬家。他忍不住发脾气，然后丢了工作。或者是与某人打了一架，被解雇了。我想我的孩子们不知道这些。他们知道的外公是半个废人（在我22岁时，他就病退了。），是个病人，坐着和他们说话，有很多时间陪他们。”

“回顾一下当你是个孩子时，父亲是怎么打架、怎么冲动的，” 265
戴维说，“他喝酒吗？”

“喝很多。”她肯定地说。

孩子们睁大眼睛，两个人一脸的惊讶和知道秘密后的表情，他们很吃惊地听着。

“在家里他很难对付？”戴维继续问道。

“是的。”她简短地回道。

“他和你母亲经常打架？”他锲而不舍地追问。

“是。”又是一个极其简短的回答。

我可以想像得到德文太太讲起这些往事时内心的痛苦，但是她在防御，以打断问询者的方式防御。然后戴维不断迫近。我觉得他带着侵略性，又锲而不舍，我感觉很不舒服。我觉得被他排除在外，他一定也觉得被德文太太排除在外。非常奇怪的是，我不觉得被她排除了。尽管她没有对我提到她，我感觉自己和她在进行着深层的、互补性的非语言的交流。此时，录像中的我向她倾身，一副目不转睛的神情。

“这样，我看到一幕场景——”戴维开始说。

“是的，”德文太太打断他，很流利地继续说，“在他知道自己得了风湿性关节炎后，这个模式被打断了。他的病例是最糟糕的一个，因为生病，他不喝酒、不打架了，但是我不在家，没看到这些。我的弟妹们觉得生活没有我认为的那么糟，虽然生病是非常糟糕的事，但是他们不用整夜听尖叫声了。”

“有身体上的虐待？”戴维插话说。

“不是对我们这些孩子们。”德文太太回答说。

“你怎么和父母相处？”他接下来问道。

我在想到底为什么他要问那么多问题，而不是让故事展现？他越是主动，我越觉得他在滥用个案资料，我越是觉得自己无语
266 可说。我觉得我像是个隐身人，我们不在一起工作。另外，我被深深地卷入到德文太太的情感中，努力在找到理解这种“卷入”的途径。

“我和妈妈处得相当好，对我父亲，离得远一点，”她回答说，

“你不想让他发火。”

这一刻，我体会到一种理解和放松，我意识到她在移情中重建这种关系，在戴维和我之间分裂。通过投射性认同，在戴维身上一个施虐的、不断挪动的形象产生了，而在我身上，是一个沉默的、同情她的人。当德文太太继续说话的时候，我更明确地理解了这种反移情。

“如果父亲在，你能消失就消失，”她说，“最好不要引起他的注意，退到一边去。”

播放这段录像时，我看到自己弯着腰，把脸埋在手里，我注意到她说的是“你消失”，而不是“我消失”。我想像得到，当她还是孩子的时候，她可能是对弟妹们这样说的，而我认同了这个。但是在我利用这一反移情理解之前，我很恼火我的同伴治疗师在问另外一个问题。

“你们几岁相遇并结婚？”戴维想知道。

我极力从正面想他的问题。他在收集他们的婚姻史，在评估面谈中，这是很合理的问题，但是我感到他陷入到移情中，对外公的移情，一个可亲的长者，努力跟他们讲话；同时也是一个不断活动着的坏客体，准备着不管对谁、对什么事都要批评一番。咨询结束后，在处理合作治疗关系的影响时，戴维说他没意识到自己具有侵入性，他只知道自己要卖力地想办法帮助他们，沉默的家庭、回答问题只蹦一个字的母亲和消失的同伴治疗师让他觉得被排除在外。针对分裂的聚焦式移情，我们有不同的反移情反应，两者又相互强化。在咨询中，我没意识到这个问题，现在可以正 267

视我对同伴治疗师产生的愤恨以及自己的反移情了，我的反移情是默默无声的同情。

我说，"我插一句，让我们回顾一下你在家的那段生命历程。你回答问题很坦率，虽然孩子们之前没有听说过，我看他们睁大眼睛，像是在说，'真想不到外公是这样一个人。'"

德文太太笑了，点点头。

我继续说，"但是我会想这些记忆是痛苦的，如果你让自己感受你所说的这些。"

"我们觉得没有必要让这些影响所有人的生活，"她坚定地说，"对我父亲而言，已经过去了；对我的儿子来说，他的外公是很特别的，外公从来不对他大喊大叫，他从来没看过外公发脾气。他真的不一样了，比我那时候……"德文太太停下来，抿抿嘴。

"你是不是有时候会觉得伤心，你小时候，他不会那样？"戴维问，现在他的感觉找回来了。

"是的，"德文太太斩钉截铁地说，然后迅速为她父母辩解，把情感掩盖起来。但是改变发生了。她现在在跟我们两个人说话，"也有例外，那时他也有像现在的时候，当他是个好父亲时，他是最好的父亲。我母亲也是这样。因为搬了那么多次家，我们家与亲戚分开了，作为长女，我成了母亲的倾听者。有些事我可能不应该知道，但我是知情者，没有我不了解的。我知道我母亲什么时候最不开心。我是那个她可以倾诉自己有什么困难的人，这让我在家的地位有些奇怪。"

"她内心中的人？"戴维提示说，与她呆在一起。

"是的，对其他孩子来说，他们都是外人。"她继续说。

"我总是极力让弟妹们走到远离爸爸的地方。"她的脸上布满阴云，又变得生硬了。

“对此，你感到不安？”戴维观察她，同时还在引导她，但是现在没把我排除在外了。“什么让你觉得困难？”他和蔼地问道。

“我不想谈这些了，”她哭了，“对不起。”她把头埋到一只手里，丈夫拍着她的另一只手。看录像的治疗师们发现丈夫的动作尴尬而克制，但是德文太太觉得受了安慰。

“没关系，”戴维说，“我觉得你的感受很重要。”

摩根很严肃地看着痛苦的妈妈，苏西还是低着头。

德文太太仍然抓着丈夫的手，但现在可以随意而充满遗憾地说起小时候她扮演的角色，“我的哥哥和我总是努力地保护弟妹们，不让他们看到那些场面，不让他们卷入战争中。”

“你和他联合起来，就像父母一样照顾着弟妹。”戴维说，他注意到她对哥哥的感情很深，哥哥既像父亲，又是伙伴。

“我至今还十分怀念他。”她啜泣着。

现在摩根低着头，而苏西开始不舒服地哭泣。

“他是一个什么样的人？”我问道。

“他23岁就死了，”德文太太回答说，“所以很难说他是什么样的人。我记得他长大的时候和在大学时的样子。大学毕业后一年，他在特种部队服役。他回来看我时，总是带着我和我那些凡是愿意出来的朋友去吃饭。他告诉我该跟什么样的人交往，还说不要伤害那些不愿交往的人，”她充满爱意地笑了，“任何时候，我都可以打电话给他，跟他讲任何事，他总在那儿等着我。”

德文太太泪眼朦胧，说话随意，看起来很轻松，像小女孩一样美丽。之前她抓着德文先生的手，现在安静地放下了两只手。摩根很受感动，对母亲充满同情，苏西在哭，用手背擦眼泪，又不安地在椅子上动来动去。苏西很难过，要摩根帮她做点什么，摩根看起来对她的请求很生气。他们俩一起从这个悲伤的话题上转移了一下，并且共同创造了另外一种兄妹关系，对彼此间爱与支持、拌嘴和打闹都不是那么敏感。

269 我问苏西怎么了，她说，“我就是不喜欢妈妈哭。”

德文太太解释说，“我们是一个很感性的家庭，我们一起哭，也一起笑。给你，苏西，给你手绢。”这与这个家庭之前呈现的状况有冲突。

德文先生看起来没有阻止太太的情感，他看起来是在提供支持。

我们向这个家庭说明了治疗假设：军队重新安置太快，唤起了德文太太的童年创伤。摩根对于被学校的老师和同学责骂很焦虑，就像他父亲一样，这种焦虑还很难管理，因为它代表着被一位愤怒的男性——德文太太的父亲责骂，被责骂的焦虑又回来了，这个问题出自德文太太的内心挣扎，对此德文太太有所掩饰，我们还没有充分了解，这种挣扎已经无声地移情到下一代身上。不管他们是多么成功地保证母亲的家庭模式不再重演，或者说正因为如此，这个问题在家庭外被置换了，它困扰着儿子，这个家特别害怕儿子的脆弱，因为他们需要他战胜攻击，保住天赋，保持活力，不要像死去的哥哥那样。这个家庭接受了我们推荐的家庭治疗方法。

学习小组现在理解了他们在无声录像中就很期待的变化。虽然母亲的个人史很有感染力，值得专门做心理干预，但是学习小组成员很敏感，在想母亲的历史是不是掩盖了对父亲起否定作用的相似问题。大家都认为这是一个可以工作的家庭，认为家庭治疗会顺利进行，有些人觉得很妒忌，因为他们比她必须要去处理的求助者要容易，大多数人信服了一点：检查自己的反移情反应是很有用的。所有人都很有兴趣地了解到合作治疗关系的复杂性，很欣慰地看到针锋相对的治疗效果，虽然有些人不指望会有这种积极的反应出现在他们的同伴治疗师身上。

270 最后一个对提升教学效果有益的方法是通过查看自己的掩饰，用反移情来理解家庭动力。当我们把小组讨论拿来分享时，一种有趣的“此时此地”的平行性过程发生了。同样的动力产生在戴维和我之间，就像我们在这个家庭中观察到的一样。学习小组发表意见说，他们很喜欢戴维用不断增长的智慧和活力做反馈、做澄清。我指出来说，他是做得太多了。他笑了，和小组成员一起认识到他以这种方式掩饰压力。从我这方面来说，我觉得我的掩饰是一种牺牲，牺牲自己为别人开路。就像以前一样，这些动力一经揭示，我们就能及时恢复，并利用它们。

在督导中处理反移情

作为一名督导，我发现当我听个案报告时如果能很好地处理自己的情感，那么我能最好地被理解。我作出榜样，使用治疗师的体验来解释心理动力，之后被督导者会受到鼓励，告诉我他们对患者或来访者的情感。下面3个例子展示了这种工作方式，并且说明了督导者与被督导者之间的观点深度各有不同。这些例子取自于有着不同职业背景和经验的被督导者的个案，分别处在早期、中期、结束期，是3个独立的持续一年以上的个案。这样，它们可以让读者对处理移情的能力发展有些印象。

家庭治疗开始阶段的督导

E太太，主要是做个体治疗，最近开始接触家庭治疗，这是她第二次向我咨询，她说这个家庭由父母和一个难管的儿子组成。最近的一次家庭治疗，只有父亲与儿子，这在设置上是不正常的，是破例的。E太太没有为此工作过，实际上她根本没有处理过母亲缺席的问题。当我问起这件事时，E太太解释说妻子没有来是因为头天晚上整宿都在工作。我问妻子在上周有没有跟E太太讨论过这件事或者电话通知？E太太说，“没有，她没打算告诉我。我只知道我告诉过她时间从上午9:30改到11:00，她说她没办法来。” 271

我问E太太，“她突然不来，你有什么想法吗？”

“也许是因为上周丈夫不在的时候，她说的全是丈夫的事。”E 太太回答说。

我很留意这个想法，但是没有提到移情，我说，“也许她对你更改时间感到生气？”

E 太太回答说，“我没问，我想等到下次咨询见到她时再问一下。”

我认为这很合理，但是我坚持说，“她没来，你有什么想法？或者说，你觉得没关系？”

“嗯，”她说，“上周我见了迪姆和她，这一周见了迪姆和他爸爸，看起来还行。”

然后，E 太太急急忙忙地为我详细描述本次咨询的细节，在这次咨询中，父子二人“没有真正进入其中”。父亲说他想起了很多关于他修东西的倾向，而现在觉得这并不像他以前想的那样有用。他的父亲对他来说一直是那种“修理型”的父母，而母亲有着“同情的耳朵”。迪姆和母亲就像他和他母亲一样亲近，甚至更亲近。无论什么时候父亲和迪姆去钓鱼，母亲总想跟着去，搞得迪姆像个妈咪宝贝，父亲很反感这个。迪姆说父母两个人都想拖着他，特别是不让他交女朋友，父亲说迪姆完全没有责任心。父子热烈地讨论着这个话题，然后又回到父亲必须修东西这个话题上来。E 太太报告说，为了促进讨论，她做了一些有用的评论。

272

> 我隐隐地觉得被排除在外，或者说不被需要。我在等着听这个家庭或 E 太太对母亲这次未出席正在治疗室里发生的“钓鱼之旅”的反应，但是当我随着 E 太太一起听父子对话时，我忘了这事儿。E 太太向我咨询时，我想起来了。

她说，“我在想你上次说的话，我应该尽量记往自己讲的话。我记得我说过，很奇怪父亲多年来不断地修东西，而不是帮助别人照顾自己，但是这许多年，没有人抗议过。”

这个评论很好，正在靠近解释整个家庭对父亲的能力投射和对他人的依赖。

E太太重新把我包括进来了，使我又有了权力，当她记起我说的话时，我想起来我在等她提起母亲的缺席。在此之前，我一直在放任自流，安静于E太太的能力报告中，我觉得很不舒服，自己把这个缺席主题留到最后。

我用上了自己的反移情，我说，“我觉得很不舒服，我随着你报告的资料，跟着父子两人跑，把母亲放在我的工作之外。”

“一开始我就提到了，”她打断我的话，“不过我猜我没有充分说明。”

“我们两个都注意到这一点，但是我们都没有追溯下去。我们一开始询问缺席的意义，但是没有答案，我们在咨询过程中寻找答案。‘父子二人没有真正进入其中’，你跟我说，但是你那时没有指出来母亲被排除在外了。然后，另一个机会出现了，你可以基于你的反移情来做些解释，你自己也像母亲一样被忽视了。你错过了这个机会，我想你没有意识到被忽视，但是我相信这是你传递给我的东西，所以我感到被你和这个家庭排除在外面了。” 273

E太太没有发表意见，她说，“我刚发给他们一张800美元的大账单，对此我很紧张。这张账单让我觉得要赶快治疗。”很显然，她原认为可以跳过缺席的障碍，让咨询设置被弯曲，然后戴上眼罩给她面前仅有的部分成员做咨询，在让咨询费更值得的名义下工作。事实上，对于她的重要性和不断增长的费用，她觉得内疚。我猜想E太太也害怕如果全体成员都来的话，这个家庭会对她表示愤怒，她害怕这个家庭对她的收费和他们的债务表达情绪。

让E太太难以面对这一问题的原因是，我没有就她迟迟未付钱给我而对质。我很注意患者在付费问题上的行为，以为对被督导者也是这样。但是之前有学生对我严格的收费政策表示气恼，我在努力对被督导者做得更有弹性一些，毕竟，他们不是到我这儿来处理对我隐匿的移情。这个例子说明了同时性过程，让我重新回到以前的模式，处理被督导者的付费问题像患者一样小心，探索他们对督导所产生的情感，但是不分析他们的早期情结。这样就提供了一个模式，让他们小心关注患者对咨询设置的反应，就像我们所教的那样。

中早期督导

B 医生是一位经验丰富的精神科医生，在我这儿做家庭治疗督导已有 3 个月了。目前她在很小心地为一位患选择性缄默症的男孩做精神诊断评估。

274 将家庭评估面谈作为她诊断的一部分，这让她很振奋。在接下来的一次督导中，她跟我谈论第一次会见整个家庭的情况。

B 医生是这样开始描述当时的场景的："妈妈和爸爸就坐在那儿，查理，那个缄默症患者，和他的哥哥约翰尼默默地缩在角落里，婴儿在睡觉，衣服搭在她身上。我说，'我很高兴每个人都能来，'并做了自我介绍，然后指了指那些玩具，孩子们只是站着看着它们。"B 医生有意识地看着我好像在说，"你会怎么办？"

> 我对 B 医生的反移情产生了反移情，我觉得我应该做点儿什么。

我确实说话了，但是只是问她有什么体验。我在向她示范她可以对那个家庭做什么。我请 B 医生告诉我，那一刻她是什么感觉。她说哄着他们，让他们有点儿活力。她说她必须很温和、很有技巧地对待这个家庭，因为他们有一种"僵化的害怕被攻击的情感"。

我对 B 医生说，"太棒了，你知道你有什么感觉，问题是你在极力越过它，也让他们越过它，而不是与这种感觉在一起。"

"噢，"B 医生说，"我可以这样说，'我在想你们今天有什么期待吗？'"

"好的，"我回复道，"以后如果他们还很僵化，可以简单地说出你在反移情中观察到什么。你可以说，'我看到婴儿在睡觉，男孩们退到一边，没人说话。我想你们是不是在这儿看到什么令人害怕的东西？”B 医生点点头，我建议继续。

B 医生说约翰尼——那个大点儿的男孩，开始玩多米诺骨牌，而查理——那个沉默的小一点儿的男孩在与哥哥玩的东西熟悉起来之前，在旁边看着。孩子们去玩了，妈妈跟医生谈话，爸爸看着。当游戏越来越热闹的时候，妈妈叫孩子不要太吵，或者说他们会吵醒婴儿。 275

我建议 B 医生也许可以解释一下，他们害怕制造噪音和混乱，因为这会“吵醒婴儿”，这会带来其他问题和情绪，或者是保持沉默。

B 医生记得她说过，“有些事情让孩子在这里很难说出来。”然后妈妈说，“嗯，他们现在在听，到开车回程时，我们会跟他们谈的，他们现在玩着呢。”B 医生问孩子们父母在辩论什么，约翰尼回答说他不知道，这个和接下来的其他问题让治疗师没了头绪，她觉得她在挤牙膏。孩子们玩耍的声音变大了，把她淹没了。她想大孩子对她很生气，但是她没有这么说。当我们谈话时，B 医生意识到很难让她和孩子们谈话的是她自己。她本来可以这样说的，“也许我在这儿让你们有些难受，我在很严肃地努力帮助每个人倾听并回应彼此说的话，像一个团体一样一起工作，这会改变一些事情的。”一个初学的治疗师还需要学习如何使用她自己的不舒服感。

B 医生接着说，“我觉得停在那儿了，所以我说，‘画点什么吧。’但是爸爸不画，约翰尼也不画，像以前一样，他们两个看，妈妈画了 5 个很规整的脑袋，而查理画了一双脚。”

B 医生给我看那些画，她说，我对查理的画感觉很糟糕，所以我想做一点改善，我走过去完成了他的画。

她又一次将反移情付之于行动了，而不是利用反移情。我给了她三个选择，作为三个层次干预的例子，她可以选择使用。她可以对这个团体说：“有谁可以帮查理吗？”更好的是，“查理画了脚，你有什么想法？”或者说，“面对这个画画任务，团体分为两组，一组画了，一组没画。然后又分为两组，一个画了头，一个画了脚，我想我对他们完成家庭图画有一种担心。” 276

我请 B 医生回到她的个案报告中。她说妈妈解释说，她感觉像查理，垂头丧气的，不敢画，因为她的父亲是商业画家。她现在正在进行咨询的这个家庭的父亲，也就是艾伦的丈夫却选择在此时开始批评她，说她的画让查理看起来像个女孩。艾伦太太沉默了。查理很生气，走回去玩多米诺骨牌。约翰尼推倒了那些牌，查理怒吼着。B 医生说，“看来他们很难将被伤害和愤怒的感觉说出来。”之后，查理画画，约翰尼说一些吸血鬼和骷髅之类的可怕的东西。

我们谈论这些的时候，B 医生意识到这正是为什么难以用语言表达出来的答案。说出来是很困难的，因为害怕杀人、剥皮、撕咬或从受害者身上吸血。但是那时说时机还不成熟，不过如果这样简单地说一句，“骷髅和吸血鬼正在告诉我的是，在（你们）说话的字里行间透露的是对危险和死亡的担心。”这个家庭还是会从中受益的。

督导者不断开拓看问题的视野，这样被督导者能找到他们自己理解问题的方式。但解释需要技巧，并且选择合适的时机。我们不想为被督导者“完成整个图画”。B 医生为查理完成图画时，她失去了机会处理他所呈现的欠缺的家庭面貌。有些时候，我们发现自己在批评学生或是在夸耀我们的技术和经验，对我们自己的反移情要保持警觉——特别是那种喜欢被理想化的情感——也要对学生由我们的教学工作产生的反移情保持警觉。如果我们从反移情的角度思考，起码当我们看到学生对我们产生移情时，不会掉入陷阱中，移情仅是学生的一个问题，而不是师生
277 关系的产物。

下面这个例子强调了这一点，说明了当督导师不能以同理心处理反移情时会发生什么。

一名学生向督导师报告分析资料时，说出了自己的体验。这个学生很诚实地说对他的女性患者产生了一阵特别强烈的性吸引，对此他深感意外，他很想知道这可能意味着什么。督导师听起来很警觉，打断他说，“你不会那么做的，是吗？”“当然不会，”他回答说——也不会再跟督导师讨论他的幻想了。他感觉这是正确的自我保护行动，但是这会制约他的学习，对此他觉得遗憾。

我们希望学生们能自由讨论他们的家庭、工作以及我们，不用害怕反应过度，受到谴责或者不恰当的解释。我们必须尽可能地监控师生关系，以确保治疗同盟足够安全，可以支持困难情感的出现，并接受竞争焦虑。我们希望创造的环境是有挑战和对质的尊重、信任，而没有侵入或庇护。

中后期的督导

G医生是一位训练有素的儿童精神病学家和心理治疗师，一年前转到家庭治疗，她已经咨询我9个月了，现在很安心于处理她对报告的那个家庭的反应。她的开场白是这样的，“我已经执业10年，从来没有过这样的反应。我从来没有觉得这么糟糕，让我觉得完全无能为力——我说的话没有任何意义，我很抓狂！而且——我对此很惊奇——我是令人恶心的，真的是令人恶心的。让我告诉你发生了什么——”然后她把整个咨询过程描述了一番，听起来十分正常，这说明体验不总是由说出来的话语传递出来的。体验存在于治疗师的内心世界中。 278

B太太，是这个家的母亲，在那天的早些时候打电话来说，她女儿玛吉不想来，因为她讨厌被人看做是个问题儿童。她还说，玛吉和她爸爸发生激烈的争执，爸爸打了她一个耳光。G医生被这个电话搞得心神不宁，她说，“我们咨询时再谈这事儿吧。”妈妈同意了。然而，G医生没有探索为什么妈妈会事先打电话来，也没有用上她自己的感受，她只是对这个电话感到不安。她也没有将孩子不愿来与父亲想停止咨询的愿望联系起来，在上一次咨询中，父亲表达过这个意思。G医生继续告诉我发生在咨询之外的另一件事：“在候诊室，当父亲走到其他人中间时，他给小女儿凯蒂一个大大的拥抱和亲吻。”G医生继续说的时候，下巴垂下来，“而对玛吉什么都没做。”G医生说，她为那个被拒绝的孩子感到非常难过，她又一次没有把这种体验带到咨询中去。所有这些不是为了指出她的错误，而是想表明一位经验丰富的治疗师是怎样被这个家庭厚此薄彼的情感所压倒，并被这种有意思的模式排除在咨询之外的。我竖起耳朵听G医生继续说，当父亲说他想把问题女儿送去寄宿学校时，对他说话的那种样子，治疗师颇受打击，她说，“这个家像一个长了疮的身体，除掉这个疮，这个身体就会重新健康起来。”

G 医生认同了玛吉的痛苦，但是也能够认同父亲的愤怒。她自己也感觉到被玛吉激怒了。整个咨询过程中，玛吉不停地对妹妹进行可恶的、恶心的骚扰，她自己也强烈地希望她从办公室里被赶出去。我向 G 医生说明如何使用这两种认同，帮助她对这个家庭的客体关系以及对现在上演的父亲和玛吉之间的情景剧说些什么。比如说，她可以这么说，“这个家很自然
279 地想除掉这样一个疮，但是每个疮都是一个疤，疮意味着有问题，疮痂是努力治疗的表示。当每个人都有理由对玛吉生气时，很难注意到她也许在为这个家努力表达着什么。”

我也告诉 G 医生，在我的反移情中，候诊室里的那一幕也在我脑海里劈啪作响。也许她可以利用对这一幕的体验说明父亲的愤怒、玛吉的被拒绝，并且推测被可爱的小妹妹取代对玛吉来说是怎样的困扰。

G 医生继续描绘那次咨询。父亲让玛吉说说他们打架的事，玛吉用一种玩笑的口吻笑着讲述父亲是如何把她推倒在床上给她一个耳光的，因为父亲太生气了。玛吉表面上的愉悦让 G 医生很不舒服，之后玛吉和凯蒂因为狗吵起来了，是那只狗让父亲对玛吉生那么大气。凯蒂本来应该遛狗遛半个小时的，但她 5 分钟就回来了，玛吉拒绝去开门，凯蒂不断按门铃，父亲被嘈杂声打扰，叫玛吉去开门，玛吉不去开门是因为她觉得凯蒂没有好好履行职责，犯错了。其他人都觉得玛吉应该去开门，所以父亲把玛吉推进房间，玛吉很倔，不愿意，父亲就强迫她，之后就动手了。G 医生停了下来。

我开始思索 G 医生描述的人际互动的动力。我说，玛吉和父亲在家爆发的争执也同样存在于玛吉和凯蒂之间，但是她们俩之间没法说出来。在 G 医生的办公室，注意力回到了争执的真实原因上。现在有两组冲突（玛吉和父亲以及玛吉和凯蒂），也许这两者代表着婚姻双方未表达的冲突。在此，我们对各种可能性保持敞开的态度。G 医生解释说她没办法做任何假设，因为她相信这位父亲会消灭她的任何想法。在前一次咨询中，父亲说

他痛恨在治疗上花钱，如果只是为了来打架，他们可以在家里打，治疗师到现在还对此感到刺痛。她再一次告诉我，她感觉差劲极了，完全无能为力，被挫败，而且令人恶心。现在是以我自己的反移情来处理她的反移情的时候了。 280

> 我从脑子里想的是从哪里开始。我联想到我处理过的一个家庭，这个家里的父亲影响着我，让我思维短路，我常常不记得我刚才在说什么。

我告诉G医生，我以前是怎么利用这个体验来理解她的女儿为什么不能学习的。G医生认为我是在说我自己的父亲，她很热情地提到她的父亲。“噢，我的父亲一点也不像这样！他是最棒的、最温暖、最能给予我支持的人！”就像我错误地呈现我父亲对待我的方式一样，我立即开始维护我父亲，他虽然不是很宠我，但从来没像我描述的求助者家庭中那位父亲一样有破坏性。

> 然而，关键的要点是，对她被父亲宠爱，我感觉一阵刺痛。

我不会侵入G医生的隐私，问她父亲的事，但是当她说出来的时候，我发现一些信息很有用。我猜想从最简单的层次上看，她的困扰也许来自于不熟悉一个拒绝性的父亲。我在暗暗地猜测她是不是有个姐妹是她父亲不喜欢的，而她的母亲是俄狄浦斯情结的失败者。如果仅是督导过程不能处理她的反移情，那么这些问题也许需要在以后的面谈中询问。到那时，我们会处埋G医生的移情。但是现在，我们还处于可处理的反移情范围内，为了将来考虑，我记下了我的妒忌反应。

我所问的问题是G医生对“令人恶心”有什么联想？

“噢，是的！”她回答道，“小时候，去参加派对是令人恶心的，我得留在家里。” 281

她这么说的时候，我回忆起来，当玛吉描述她父亲对她的虐待时表现兴奋，G 医生很是困扰；当父亲抱凯蒂、玛吉被冷落时，她也很困扰。我对 G 医生说，她的联想让我看到她的反移情是一种对父女之间被压抑和否定的兴奋之情的反应，如果她可以理解这一点，以后她也许可以理解留在底层的母女关系问题，最后很自然地理解到夫妻关系问题。

“是，我应该可以，” G 医生回答说，“因为孩子们对他们的父母说，‘你们也打架的’。然后父母反对说，‘你们什么时候看见过我们打架？’‘我们听到了’，孩子们真的很坚持，‘我们在床上的时候听到你们彼此对喊。” G 医生现在能够把她需要的联系整理出来了。

从这儿我们继续讨论妒忌的话题，对 G 医生与她父亲的关系我有妒忌的反应，话题有些切入。我们讨论玛吉和凯蒂在门口的战争是一场决定谁不该享有父亲关爱的战争，谁应该被留在家门之外以保证家庭完好无损。父母关系看来不太保险，最后这场战争决定谁将帮助处理被父母关系排除在外的情感。G 医生记录了玛吉挑起了父亲的愤恨，以达到与他身体亲近的目的，以可怜的方式取代她妹妹得到的温暖的拥抱。现在 G 医生开始想怎样利用候诊室那一幕引起的被拒感，来以同理心谈论这一论题。

正如经常发生在督导面谈的后半段的情况一样，一个至关重要的信息现在被拿出来讨论。G 医生现在碰巧提到 B 先生上周出城了，B 太太问她是否可以带着女儿们来赴约。G 医生说她只能和整个家庭一起工作——以保持一个无可非议的、但是可争辩的位置。她做的决定是否正确不是关键。关键是 G 医生现在将这一信息带到我们的面谈中，这一信息隐含的意思是这个家庭被她拒绝，他们对此事是什么感觉？现在我们看到女孩们在为一
282 扇门争执，它代表了被治疗师拒绝后整个家庭的感受。这个家庭未表达的愤怒和渴望被 G 医生限制性的规定激发出来了，这些情感被治疗师解读为难以感受他人被拒之门外，倾向于拒绝困难，这些被消灭的情感是那么痛苦，以致治疗师想把它吐出来。

值得再重复说一遍的是，关键不在于检查治疗师对她父亲的移情是何性质，或者追溯她童年的总体症状。如果这些移情成为治疗求助者家庭的

永久性障碍，那么，她的童年情结当然需要治疗——但是一定不是跟她的督导师。督导的目的是帮助治疗师从他对患者或求助者的体验中学习，然后利用这些体验加深对求助家庭的理解。只有当反移情不具有弹性，在与督导师及患者或求助家庭的互动中无法修正，因此存在学习障碍时，才需要转介治疗。

反移情不仅仅是咨询受阻时求助的技术，它也是持续不断地回顾患者带来的感受的过程。患者（个人、团体或家庭）与治疗师之间的相互投射性认同和内摄性认同时时都在发生。当治疗进展顺利时，反移情无意识地作用于一种自动发展的同理过程，我们必须停下来，并有意地回顾它，以监督移情的发生。在治疗发生很大困难时，反移情闯入了，需要我们紧急关注。这些时刻是更容易被描述的时刻。我们更确信投射性认同的发生，因为它触及了移情－反移情连续体中更加生动的、病理性的一端。而且，任何时候我们都可以在静止的图像中让治疗行为暂停，查看反移情。以我们自己的经验来看，我们需要知道的是，理解并处理投射性认同。在个体心理治疗、伴侣和家庭治疗以及督导会谈中，投射性认同是以对治疗师的移情为特征的。 283

第12章

12

精神分析中投射性认同和内摄性认同过程中的治疗行为

经典理论的遗产

弗洛伊德（1917a）从费伦奇（1909）那里借用了“内摄”这个术语，用来指在口腔合并中纳入客体的快感。弗洛伊德（1917b）注意到了这个内摄过程是哀悼和犹豫者的特质。当客体因为死亡或者消失而丧失时，自我通过与丧失客体的认同和内摄，在自体内建立起一替代性客体。这种形式的内摄被认为是增强自我的。弗洛伊德也运用他的创见，来解释儿童自我选择性地认同纳入的父母的部分。当认同发生于父母理想这个领域时，那么所被内摄的东西就促成了超我的发展。然而，他没有进一步把内摄和认同的概念拓展到运用于分析被分析者对分析师的体验。分析师被设定为一面镜子，要忠实地反映患者的意象，并矫正其歪曲之处。虽然会发现存在着想法、感受与内在冲突之间的断裂，会在移情中揭示出人格的无意识和意识代理者的断裂，但是分析师仍然像一个优良的侦探，最终得出优良的解释，虽然这个解释有可能遭到患者的阻抗，但最终他还是会接受的。弗洛伊德没有写过有关作为治疗过程的一个部分的患者对分析师的认同。

精神分析的文献集中精力于把有关人类心灵的资料整理成普遍化的建议或科学定律，但是这些发现不见得可被运用于治疗过程（Strachey，1934）。首先，治疗行为被认为来自于分析师在摧毁阻抗中的决断和技能，这种阻抗*是用来对抗把症状的无意识根源进行意识化的过程的。在此之后，分析师会意识到无意识的一个重要部分是压抑的色情性感受，它形成了一种阻抗，故需要把它意识化。在下一个阶段，分析师会注意到，这种婴儿样的感受会依附于分析师，把分析师当做一个满足性或者禁止性的新客体，从而移情越来越构成了分析的主体，直到治疗的任务变成了分析移情神经症，同时教育自我或者鼓励自我，让它变得更加能忍受力比多的走向。

斯特拉奇（1934）在寻找治疗起效的因素过程中，注意到解释是精神分析的有明显效果的武器。他警告不要进行太多的移情外解释。相反，他强调，在关键的时候，要对本我冲动的移情进行专门的、细致的、具体的解释。因为这样的移情解释具有创造改变的力量，他把此类解释称为“突变性解释”（mutative interpretations）。在斯特拉奇这篇经典文章中，这个术语是被人们记住并经常引用的。

285 我无意小视解释对于精神结构的突变性作用，或者忽视斯特拉奇这篇文章对于解释技术的突变性作用，我想要强调的是，在此文的开头部分，有一处被忽视的地方，就是斯特拉奇指出了作出解释的情境。他强调了分析关系的治疗性行为，此关系用克莱因的术语来说，是和母婴关系有关。他把克莱因关于人格发展的内摄和投射的观点及弗洛伊德有关超我发展的理论整合起来。然后，他提出了自己的观点，治疗性行为的关键因素在于，对神经症的恶性循环进行分析，在这种循环中，前生殖器期固着的自我处于压力之中，一边是原始的本我，另一边是原始的超我。分析师进入这种

* 阻抗有本我阻抗、自我阻抗、超我阻抗等，自我阻抗又有压抑阻抗、移情阻抗、次级获益等多种形式，作者这里指的阻抗主要是指压抑阻抗，下文中的阻抗是移情阻抗。——译者注

循环的干预被描述为，分析师取代了超我的功能，并对其进行修正，而不是像亚历山大说的那样摧毁这个超我（Alexander，1924）。分析师成为了一个和“患者的自我相联系的辅助性超我”（Strachey，1934）。

令人惊奇的是，斯特拉奇用一种类似克莱因学派分析师的姿态，运用投射和内摄来解释他的治疗性行为的模式，“举例来说，如果患者可以不那么恐惧其超我或内摄性客体，他就会更少地把可怕的意象投射到外在客体，从而会更少地感觉到对外在客体的敌意。那么接着他内摄的客体就自然会在应对本我冲动时有更少的原始性，这样它们原始化的凶残特性就都会减少一些。简而言之，这里建立起来的是一个良性循环而非恶性循环（Strachey，1934）。他接着描述了突变性解释如何起效，以投射和内摄的方式，“当一位神经症患者在日常生活中遇到一个新客体时，根据我们基本的假设，他会倾向于把他内摄的原始性客体投射到新客体身上，然后新客体在某种意义上就成为了一个幻想性客体。斯特拉奇警告分析师们不要做或者说任何可能满足这些幻想期望的事情或话。否则，分析师就可能失去其作为辅助性超我的位置，而这个位置是他做突变性解释所需要的。 286 斯特拉奇的观点和如今的“担心反移情会干扰治疗过程”的观念是一致的。根据斯特拉奇的说法，分析师在这种角色减小化的位置上可以保持自由，而患者会察觉到其原始性幻想客体和真实的外在客体之间的区别。如果分析师不是充满报复性的，患者就不会那么害怕，就不会那么具有攻击性。他内摄的客体就会更加减少攻击性，相应地，其超我的攻击性也就被消除了。在和分析师的关系中，患者重新体验了他的早年客体，能够进入其婴儿样的心理内容。

总而言之，斯特拉奇认为治疗行为来自于各种因素的合成：依附于本我能量释放的情绪宣泄，这些本我能量在和作为辅助性超我存在的分析师的互动中被激活，患者和分析师投射和内摄在神经症的恶性循环中重复和再加工，额外的移情解释用来铺平朝向突变性解释的道路，后者是他提倡的，被认为是治疗行为中最关键的因素，但不是唯一的因素。正如他睿智地指出，“蛋糕不可能仅仅由葡萄干组成”（Strachey，1934）。

洛瓦德（Loewald，1960）警告说，经典精神分析中镜像分析师模型以及偏好经典精神分析性的被分析者，实际上阻碍了分析过程中关键因素的发展，这些关键因素是指分析师的工作方式、其解释的内容和时机以及患者整合这些解释的方式。他提出把这样的整合过程看做是内摄、认同和投射，并研究它们在早年生活中的形式、它们在生活的随后阶段的调整和变形。洛瓦德自己对于需要关注这些现象很确信。他(1960)写道："儿童，通过内化父母的部分，也内化了父母对儿童的意象——这个意象通过成千上万次在躯体和情感上对待儿童的方式而被传递给儿童……在分析中，如果分析是一个要引发结构改变的过程的话，那么一个相应性
287
质的互动也必须要发生。"这些互动以及患者对它们的整合体验在健康的自我状态中不是那么引人注目。在分析或者治疗进展顺利的时候，这个过程很容易被忽略，因为它会被认为是理所当然的，而这个过程的确也是治疗中经常发生的。

近来，英国的一位独立客体关系理论家——邓肯（1989），论及了由于要效忠于"分析师是客观观察者和自然科学家"的老观点所产生的约束力。这种老观点拒绝研究解释过程的一个主要方面，也就是分析师的主体性对此过程的影响。分析师把他的人格带入分析，不仅仅是表现在对患者材料的反移情反应方面，而且也包括了他的敏感性、脆弱性，以及他的观念，如他喜欢的理论。

克莱因学派的观点

克莱因不害怕认识分析师的脆弱性，她充分觉察到了分析师的人格对治疗过程的影响。她倾向于认为反移情来自于分析师的病理特性，而不是对患者病理性的共鸣。她赞同经典理论对反移情的观点，认为这是一个需要排除的阻碍和问题，然后分析师才能再次清晰地看到患者。虽然她也会调整自己和患者的互动，但是她关注的焦点总是在治疗中的患者——或者说，在她母婴关系理论中的婴儿。

克莱因用她自己的方式来使用“内摄性认同”这个词，她用这个词来
描述生命头几个月吸收好和坏体验的过程。但是不知何故,“纳入”和“排出”
比较起来，不是那么容易激发理论家们的思想。同样的，用来防御坏体验
的内摄性认同能够让理论家们更感兴趣，而对好体验和满足体验的内摄性
认同却不然。也许这是因为在发展过程中，对好体验的内摄被认为是理所
当然的，这成为了满足性的、健康的精神机构的一个背景，相反，围绕着
挫折出现的冲突和坏体验则必须要被代谢掉。在我们的阳具中心文化中，也 288
许“排出”比“纳入”更能够激发起想像，而“纳入”更多的有口腔和阴
道的含义。正如阳具需要阴道来纳入它以达到快感、联结和生殖的目的，
阴道也需要有一个阴茎来以自发的节奏包围它，内摄性认同和投射性认同
的过程也是这样相互配合的。分析师的共情同理有赖于内摄认同和投射认
同的自发的、无意识的操作。

克莱因学派另外一位分析师——海曼（1954），提出了下述对两种认同过程的清晰区分，“在内摄性认同中，主体的自我变得像客体的自我；而投射性认同会造成客体的自我变得像主体的自我。”

正如投射和内摄导致了发展过程中的认同一样，它们也会导致分析师和被分析者的认同（Heimann，1954）。这样的认同让分析师能够理解患者，但是只有在这种认同被意识化、被控制的条件下才会出现理解。分析师带着理解的动机，以一种共情的、自在反应的、飞快的方式内摄患者，而不被婴儿样的主宰患者的动机所污染。然而，分析师把患者认同为分析师的父母－儿童历史中的一个客体，而又没有对此认同有所认识的话，就会让反移情脱轨了。这些认同起源于对于俄狄浦斯情结有缺陷的升华，需要得到进一步的分析，在此之后，分析师的内摄功能重获自由，可以再次操作。在海曼看来，正如斯特拉奇所言（1934），分析师的内摄对调整患者的超我是至关重要的。决定了分析师哪些部分会被内摄的那些冲动，同样也决定了分析师的哪些部分对患者来说是自我谐振的（ego-syntonic），决定了分析师的哪些部分对患者的心灵来说就像不精确的加农炮一样在操作，这是因为不加选择地内摄而没有认同或投射造成的。

海曼（1954）认为，在培训分析师和受训者间的内摄性认同过程尤其
289 棘手，需要特别注意。我认为这只是一个领域，而其中分析师认同的“价”特别有可能遭受到分析界同事的监督，因为这些分析界同事会有机会接近受训者，得到一些信息如受训者的分析师的名字，他们处于一个独特的位置可以观察内摄性认同过程在分析外情境的演出。这种现象可能会被广泛传播，而在其他情况下没有得到检查。海曼的观察非常有用，让人们注意到分析师和被分析者之间存在着相互的内摄性认同。

英国独立学派的观点

邓肯（1981）谈到了分析师在培训过程中的这种认同作用的积极方面。他提出分析师“在认同其培训分析师的工作自我的过程中，对其自身人格的一个领域产生了掌控感，从而获得了内在的自信，分析师维持治疗行为的能力因为这种自信而得到了增强。”在此，内摄性认同提供了分析师敏感性的结构。邓肯提出了治疗行为的3个特质：对分析气氛的分析（1990），在作出一个肯定解释之前从属的解释心流（1989），以及主体间性知道（1981）中分析师被移情神经症所引导。在我看来，这3个特质都有赖于投射性认同和内摄性认同的过程。

对分析气氛的分析

让患者把治疗师当做一个客体的投射性认同和内摄性认同过程的线索，常常可以通过探索分析师在对患者材料的联想过程中出现的感受、想法或
290 幻想而获得。邓肯（1990）让我们注意到另外一条线索——一种具有征兆性的气氛的存在，这种气氛值得我们注意，并可以被分析。邓肯（1990）认识到，情绪和反移情对这种气氛的发展具有促进作用。然而，他主张，这种气氛是独立于情绪、反移情和投射存在的，所以这种气氛有其自立性，可以成为一个理解治疗行为的新概念。

当然，我也注意到了在会谈过程中存在一种气氛。我把这种气氛看做是过渡性空间的一种色彩，其中治疗师和患者正在游戏。当一种气氛出现的时刻，就是过渡性空间几乎可以被确切感知的时刻。当然它是一种独立的状态，但是我不认为它可以脱离相关的概念如内摄、投射、情绪，尤其是具有决定意义的反移情而存在。气氛变得如此浓厚以致可以侵入分析师的意识，这是移情－反移情的一种反映。我相信，反移情是可以被投射到事物上的。非个人化的物体如气氛被赋予了一种感受状态的特质，是因为无论对患者或分析师来说，这些感受都是不可能在内心体验到的。换句话说，反移情被投射到非个人化的维度上，是与移情从分析师身上偏转到分析师和患者之间的空间相对应的。在这样的空隙中，反移情可以得到茂盛生长。对此的关注可以让它再次被整合进入分析中。

主体间性知道

分析师的任务是面对未知而不带有先入之见。同时，她愿意知道（该知道的）而不是努力去知道还不能被知道的东西。她对患者的所知有赖于在和其他患者及家庭成员的互动中她所知道的自己，有赖于她和当下这个患者的关系中她对自己的所知。理解患者对客体的使用和对自体的体验，来自于她自己被患者使用，以及和患者发生联结的过程。即便患者或她自己的防御或焦虑让她感觉不舒服，她也能坚持完成这个任务。分析师一直如此坚持，患者也同样。患者通过防御和阻抗发展移情神经症而步步紧逼。分析师带着她自己的客体关系系统的优点和弱势与患者的移情神经症互动，分析师开始知道患者，并被患者知道，以他们关系中独特的方式。这被称为“主体间性知道”(Duncan 1981)。这个（患者）把分析师投射性认同为根本客体的过程，伴随着分析师相应的内摄性认同客体的过程，故对分析师的使用是一个活生生的现实。然而，内摄性认同是暂时的，它服从于回顾和再加工的过程，以便让投射性认同可以得到调整。同时，分析师把她自体和客体的部分投射进入患者的相应部分，激活患者，帮助患者在其中 291

发现她能理解和帮助的成分。邓肯（1981）总结道，“治疗性的变迁直接与主体间性知道所达到的程度息息相关。”

从属性解释

精神分析的文献更关注于说了些什么，而不是没有说什么。邓肯（1989）指出，理论家们更关注于解释，解释是这桩买卖中被高度估价的、认为是强有力的、假设会起效的工具，而分析师在做解释前的联想心流却被忽视了。为了矫正这种疏漏，他探索和报告了他自己在解释前的过程。他描述了低潮、随便说话和等着说点什么的体验。他认为，这种活动是分析师带入会谈的日常的均匀悬浮注意的一个扩展部分。没有说出的、没有形成的暂时性解释，会根据不断改变的印象和猜测而发生形态上的改变。这种临时的或试验性的解释心流被称为从属性解释。

292 对我来说，邓肯的 3 个概念，“气氛、主体间性知道和从属性解释”所说的是同一件事情，并让我们得出同样的结论：我们从后台所学到的东西和从前台所学到的东西一样多。内摄性认同和投射性认同过程既发生在内在精神空间，也发生在人际空间中。治疗行为有赖于无论这些过程在何处发生，我们都能够识别和调整它们。

来自母婴互动的贡献：比昂、温尼科特、洛瓦德

治疗行为可以理解为母婴关系过程的精细化加工。正如没有婴儿就没有母亲这回事一样，没有患者就不会有医生，没有来访者就没有治疗师，没有被分析者就没有分析师。关系是培育发展的一个媒介。治疗师或分析师就像处于原始母性先占状态的奉献性母亲一样（Winnicott，1956），她会关注和患者的沟通，对仇恨、友爱、焦虑、满足或色情的内容保持其潜在的平等对待和接纳。治疗师接着把这些内容转化为思考领域的内在过程，

比昂把它称为“沉思”(reverie)[*]。“这种心灵状态是开放的，可以接受来自所爱客体的任何‘客体’，从而能够接受婴儿的投射性认同，无论这些内容被婴儿感觉为好的还是坏的……母亲的沉思能力此时被认为是无法与满足一方对另一方的完全依赖性相分离的。”比昂指出了克莱因投射性认同理论的一个方面，婴儿会投射其精神的一个部分，也就是说把他的坏感受投射进入好乳房中，在好乳房中这些坏感受得到调整，然后这些坏感受以能够忍受的形式被再次内摄。从这个理论出发，比昂提出了人类互动的“容纳者－被容纳者”(container-contained)[**]。他认为母亲及其乳房是“容纳 293
者”，在其中有被投射的客体，它们被称为“被容纳者”。被容纳的客体通过母亲的（阿尔法）功能得到代谢，阿尔法功能是沉思状态的过程特点。婴儿会认同容纳的功能，也会认同作为客体的容纳者。容纳者－被容纳者的理念运用到分析情境时就给分析师提供了一个模型来处理患者的投射。

洛瓦德（Loewald，1960）也表达了惊人类似的治疗观点，“整个情结的动力性结晶是一堆交互性的应答，婴儿在其中所内摄的所有东西没有什么不是母亲带给他的，虽然母亲是无意识中带给婴儿这些东西的。内摄和认同的前提条件是母亲在她的照料行为中带来了结构和方向的聚集性媒介。”分析也提供了一种类似的结构性互动。分析师不断在进化的关系中对移情进行工作，在和分析师的关系中，进行性的发展和理解水平更高的客体（被患者）不断体验到。在这个过程中，分析师和患者有了“整合性体验，这些整合体验是此类体验内化版本的基础。”

对我来说，比昂的“容纳者－被容纳者”理念对那些一心想着分析师和分析过程的患者是适用的。患者被要求来包容分析师在共情和解释时的投射性认同尝试，并且把它们转化为某些足够清晰、可以进行区分的东西。洛瓦德得出了同样的结论：“我们假设这种内化是一种相互行动的过程，不仅仅是把客体内化为自我发展的基本元素，也是在分析过程中再取回它。”

---

* 也有人将之翻译为“幻想”或“白日梦”。——译者注

** 也有人将之翻译为容器－内容物模型。——译者注

温尼科特（1951）描述了一个治疗行为的模型，同样也是起源于母婴关系的。他写道，“从心理上来说，婴儿从乳房纳入的东西是他自己的一部分，而母亲把乳汁给婴儿是她自己的一部分，在心理学上，交换的观念
294 建立在幻觉的基础上。”温尼科特把这种幻觉运用到治疗工作中，他认为治疗的效果通过过渡性空间的建立而达到，而过渡性空间是通过游戏中的分析师和患者的两个人的人格发生了联合而建立的。甘翠普（Guntrip，1986）确认了温尼科特的观点，“精神分析性解释本质上不是具有治疗性质的，只有这种解释在真诚理解的个人关系中表达出来，它才是治疗性的。”

客体关系的人格观和治疗观：费尔贝恩

费尔贝恩认为，人格由意识或无意识中自体的部分组成，这些自体部分紧紧地和相应的客体捆绑在一起。他离开了本能理论，认为人类的婴儿不是为释放来源于本能紧张的冲动的需要所驱动，而是需要处于关系中。在婴儿依赖与生俱有的、建立结构的母婴关系时，出现了人格的分裂，分裂来源于早年体验不可避免的挫折造成的创伤，人格分裂出的一部分形成一个意识中心系统，这个系统可以学习、互动、成长，另一部分形成一个无意识系统，这个系统进一步分裂为两个系统。受到最深层次压抑的是“力比多”或者“需要”的部分，另一部分是“反力比多”或者“愤怒”的部分，这个部分攻击“需要”的部分，并且防止它被表达出来。这与客体关系学派和科胡特的非经典理论的自体心理学的类似之处是很明显的。科胡特（1982）认为，人格由“不可再约减的几个心理单位组成：关爱的自体、欲望的自体、自我肯定的自体、敌意－摧毁性自体。”就像费尔贝恩一样，他不认为本能是原发性的，而把它们看做是在精神结构建造过程中失败的尝试所造成的瓦解产物。

这些人格理论的立场对治疗理论很有意义。简而言之，如果在人格发
295 展过程中与护理者的关系是至关重要的，那么，在治疗中与治疗师的关系也是具有同样的重要性的。检查新关系的质量，发现两种关系的异同之处，

是治疗任务的一个重要部分。经典理论没有充分强调这一点，即使某次某些经典精神分析师论及了移情和治疗同盟、患者和治疗者之间的真实关系，以及反移情反应的发生。洛瓦德（1960）认为，“经典分析师对于分析关系中治疗行为和分析师角色的论述，没有反映出当前我们对于精神装置的动力学组织的理解。”洛瓦德建议，我们不要再以为患者和分析者的客体关系是理所应当的，应开始更加细致地关注客体关系，把它看做是治疗行为的驱力。

分析师，无论是不是经典取向的，其理论都会引导其技术。理论自身是一个客体。被分析师选择的理论，成为一个客体，它能够用它的抽象形式来承载治疗师的投射性认同。治疗师或者分析师通过内摄性认同来纳入理论，故理论变成了分析师的内在客体，它可能适合各种患者，可以很好地被使用；也可能不适合，不能被使用。我自己的观点是，人类是如此复杂，所以没有一个理论可以包含所有类型的人。我不提倡废除早期的理论，它们是可以运用于适合经典分析的案例的。我想要特别强调的是，内摄性认同和投射性认同过程适用于客体关系理论能很好发展的治疗行为。在过去，这些过程被忽略了，以发展理论来满足科学客观性的名义，从而造成了人们不重视治疗中的主体间性领域。

费尔贝恩运用他的客体关系理论来研究治疗行为，他（1958）写道，“根据客体关系的人格理论，患者说体验到的无能感呈现了早年客体关系的不满足和不满意的效应，并且这些感受以一种夸大的形式永存于内在现实中；而且，如果这个观点正确的话，存在于患者和分析师之间的现实的 296
个人关系就必须被看做是，其自身对于疗效具有首要的重要性。”他继续写道，“精神分析性心理治疗的主要目标就是在与分析师治疗关系的设置中，促进人格结构的最大化‘合成’，此人格结构内部的原发性自我已经发生了分裂。”“有必要让患者和分析师的关系经历一个发展的过程，在此过程中，建立在移情基础上的关系被外在世界两个人之间的现实关系所替代。”“患者与分析师的现实关系构成了精神分析性治疗的决定因素，一点不逊色于任何其他形式的心理治疗。”

来自实践的例子

在把费尔贝恩的客体关系理论运用到心理治疗和精神分析的实践中，我发现很有必要注意患者和治疗师之间的内摄性认同和投射性认同过程。我将在以下 3 个相关文献报告的案例分析和两个我自己的治疗关系的临床片段中说明这一点。

3 个相关分析中上演的投射性认同和内摄性认同过程

甘翠普提供了一个不可思议的机会，让人们可以研究在相互交叉分析的跨代观点中上演的投射性认同和内摄性认同。我是指甘翠普（1986）报告了他与费尔贝恩和温尼科特进行的分析，现在黑兹尔又（Hazell，1991）添加上了他和甘翠普的分析报告，这段分析报告的后半部分正好是甘翠普在和温尼科特进行分析的时候。甘翠普的治疗观念是符合费尔贝恩的理论方法的，强调突破早年客体关系的封闭系统。这对甘翠普来说意味着费尔贝
297 恩会和与他（甘翠普）母亲相联系的那个婴儿发生联系。与之相反，甘翠普，作为费尔贝恩的患者，发现费尔贝恩坚持做精确的、俄狄浦斯性的解释。这样的复合效果就是，甘翠普意料不到的费尔贝恩的举止行为，激起了甘翠普的拒绝性母性移情，他把费尔贝恩视为一个疏远的、统治性的母亲，对他强加很多解释。这种（关系）看起来是长存在其起源处而没有被分析的，而且这种关系（被激活）还疗愈了甘翠普不得不自己保存在内心深处的早期客体关系系统。相反的是，在正式会谈结束后，他把费尔贝恩体验为一个温暖的、充满爱的、父亲样的同事。所以移情发生了分裂，不是因为甘翠普的创伤，正是因为如甘翠普所言的，费尔贝恩对与他联系有困难。甘翠普勉强承认，在会谈中发生了有用的工作。他从费尔贝恩那里知道了他的主要症状，正不断发展为耗竭性疾病，这来自于他的创伤——看到他的婴儿弟弟佩西死在他母亲的膝盖上。这和他在他弟弟死后存活了下来的内疚有关，这种内疚显然没有其他的理由，除了他妈妈不能留住弟弟的生

命外。甘翠普在那个时候三岁半，因哀伤而崩溃，只好被送到阿姨家寄养。阿姨具有一种母性的温暖，而这是他做生意的母亲缺乏的。阿姨唤起了他生命的活力。他自己的妈妈缺乏精力来照顾孩子，因为她是 11 个兄弟姐妹中的老大，这些兄弟姐妹已经分去了她母爱的很多部分。

在费尔贝恩的帮助下，甘翠普成功地分析了他在俄狄浦斯阶段的母性移情，然后他继续分析了他的退缩状态，是一种用来压抑与母亲间战斗的防御。这反过来可以看做是一种迫使他母亲照料他的尝试，同时也是用来防御释放弟弟死亡所造成的创伤的。这更多的是一个经典形式的病理学解释，而不是费尔贝恩客体关系的解释。甘翠普不同意费尔贝恩的观点——认为创伤是他问题的原因，而是确信这些问题起源于他和他严厉的母亲的配对。早在他弟弟死之前，类似的配对中的问题就存在，并被认为其导致了 298
弟弟的死。虽然他们俩有共同的信念和同事关系，但是甘翠普没有体验到和作为一个分析师的费尔贝恩有很好的配对。他无法把费尔贝恩使用为一个母性客体，除非是以移情的形式。他不能修复看到他死去的弟弟的记忆，他也不能治愈创伤事件以及不能阻止其发生的与母亲相联系的那部分受创和受损的自身。

甘翠普对分析结果不满意，也认识到 1960 年的费尔贝恩已经不太适合做精神分析这种累人的工作，甘翠普找到了温尼科特，温尼科特是一个与费尔贝恩比较起来更不拘礼节、让人舒服的人。甘翠普认为两位分析师理论上都具有相同背景，但是温尼科特在实践上更具革命性；而费尔贝恩在实践上更正统。有趣的是“黑兹尔”，注意到了甘翠普身上存在同样的差异，他所信奉和所写作的，与他是如何来做黑兹尔的分析师不太一样，黑兹尔写道，“有时候很难整合的是，如果具有天赋的一位作者，其作品散发着对人充满慈爱的深层次理解，在现实中却具有如此聒噪和侵入性的个性。”有意思的是，黑兹尔对甘翠普的躁动的负性体验，就像甘翠普被费尔贝恩的节制所影响一样。两位被分析者都报告了因为分析师对亲密的防御，形成在把分析师利用为一个对早年客体关系自由反应的客体和容易进行内摄性认同的客体时的问题。在黑兹尔的案例中，理论和实践的差异最终消除了，让黑兹尔获益。用他的话来说，“我卷入了，非常幸运，甘翠普在与温尼科特的关系中不断成长，而我自身的治疗也在不断进步（Hazell，1991）。

这让我产生了疑问：在与温尼科特的治疗中，什么起到了治疗行为的作用？感觉上关系是一个促进成长的因素。黑兹尔说得更多，“直到在温尼
299
科特的影响下，这种‘强大父亲形象’开始发展出母性的温暖，让我突然放下了内心重担。”对我来说，甘翠普内摄了温尼科特，把他看做母性客体，这让他体验到了某种程度上和母性客体的匹配，这和他以前的经验相反。我认为他也以某种方式内摄了这种关系，这让他可以提供给黑兹尔一种不同的、更加个人化的治疗环境。

费尔贝恩集中注意力于重构甘翠普在 3 岁半后的客体关系。温尼科特毫无疑问利用了以前的分析工作作为资本，并且推进了这个工作，虽然他们的会面每周才 1 次，而且总共才 150 次。对甘翠普来说，现在的分析不同的是，温尼科特对于甘翠普早年生活震耳欲聋、意义深远的领悟，在以前和费尔贝恩的分析中没有被触及。甘翠普能够接触到“一个终极的好母亲，并在移情中发现她在他心中被重新创造出来”（Guntrip，1986）。“温尼科特，在我无意识深处和我联系，让我能够允许自己看到，不仅仅是佩西的丧失，而是母亲把我扔到一边不能保证我活下去，造成我的崩溃，进入类似死亡的状态。”温尼科特有段时间被体验为不联结的母亲，然而，后来他又主动地、共情地和这些体验联结。换句话说，他能够接受投射性认同，包容它，通过他自己的共情把它脱毒后以修饰的形式还给患者，让他再次内摄性认同。

温尼科特的死亡，促发了甘翠普一系列的梦，梦中他妈妈穿着黑衣服，一动不动，抑郁地盯着天空，有时候甚至没有脸、没有手或者乳房，而且当他觉得很冷而不能动弹时忽略他。甘翠普现在能够突破他持续一生的对婴儿死亡的失忆，在一个梦中看到了他死去的弟弟。在这幅意象中，他面对了他崩溃的、婴儿样的自体和他抑郁的“僵固”效应，他也面对了不看
300
孩子的母亲，甚至不能通过自己的努力让挣扎求生的孩子活下去。这是更深的创伤。现在甘翠普过度活跃的生活方式和行为举止可以被看做是一种竭

尽全力来保证孩子不要死去的努力的延伸。

甘翠普的报告强调了温尼科特对被投射性认同为抛弃性母亲的调整，温尼科特能够承受和说出甘翠普内心感到的空虚，然而仍然保持是情感上存在的治疗师。甘翠普对内摄性认同怎么说呢？关于抛弃性母亲，他说温尼科特“取代了她的位置，并且让回忆她成为可能，在一个现实的梦境中，放下了她那使人手脚麻木的、分裂样的疏远。”

我注意到了甘翠普把温尼科特投射性认同为不回应的母亲，并且把后期的温尼科特投射性认同为他死去的佩西。我感兴趣的是甘翠普对他死去的弟弟的内摄性认同，以及死后多年在耗竭性疾病中重复这种死亡。他把他妈妈体验为黑色的、不动的和抑郁的女人，让我很吃惊。这个意象让我回忆起塔斯廷 Tustin（1981）所说的“黑洞妈妈”，一个非常恐怖的摧毁和耗损的意象。在黑兹尔（1991）总结她的历史中，甘翠普的妈妈“被她原生家庭的责任淹没了，从而精力被过早耗竭，而不能来照顾她自己的孩子。”谈到温尼科特对甘翠普的动力学陈述，黑兹尔写道，“他认识到甘翠普尝试通过充满能量地爱别人而进行自我治疗，其疗效的代价就是排除了‘自体’，这个自体是崩塌的、耗竭的，且太虚弱而不能感觉到活力。”

从黑兹尔对“耗竭”这个词的重复使用中，我幸运地观察到另一个内摄性认同的发生。我指的是甘翠普内摄性认同了他妈妈的耗竭，这是他用其婴儿般的方式，靠近一个对他来说没有脸、没有手臂、没有乳房的女人。通过把他的分裂样退缩转变为研究如何帮助别人，甘翠普认为，在赋予他生命的忙碌的阿姨家里，他觉得生机勃勃。我认为还有一个更进一步的动 301
机是复活他母亲在大家族里大女儿的那些替代性生命支持活动，她母亲做这些活动时曾经充满了力量，在她的母性能力因为过度使用而逐渐销蚀。这样他不仅仅在与生命给予客体（阿姨、患者）关系中带给了自己生命，他也带给了他的死客体（他母亲、佩西）生命。而在他的文章中，他也给后来的理论家费尔贝恩和温尼科特带来了生命，对他和我们来说，他们并没有死。

相互内摄性认同和投射性认同：在移情中疗愈客体

治疗行为来源于在移情中通过投射性认同利用客体，并且疗愈客体或者在分析关系中带给死客体生命。正如甘翠普（1986）所言，分析是“一个互动的过程，一个双变量的功能，两个人的人格一起工作，自发地成长。分析师和被分析者一起成长。”

温尼科特对甘翠普的解释证明了这种患者对分析师的积极影响。根据报告，温尼科特主动地向患者表达了感激，就像一位母亲发现她的孩子很棒一样。甘翠普引用了温尼科特对他的如下解释：“你也有一个好乳房。你给出的总是比拿走的多。我对你好，可是你对我也好。做你的分析差不多
302 是我经历的最令人安心的事。在你之前的那个家伙让我觉得我一无是处。你没有必要对我好。我不需要，没有这个我也能应对，但是实际上你对我很好”（Guntrip，1986）。

相互的内摄性认同和自体部分的修复

> 在我个人的经验中，我以为患者治好了我总是克制自己多吃的欲望，而他也从自己禁止吃饱的问题中得到修复。这名患者——安迪，曾经在第 3 章介绍过。现在这个片段来自于治疗后期。在面对了俄狄浦斯幻想的冲突并取得进步后，安迪再次面对他严重的饮食问题。他开始怀疑，他是否应该被诊断为患有厌食症。我不这样认为，因为他喜欢自己高体重的身体，而且根本不会嫉妒别人苗条的身体。但是，在某一方面，他是有点像厌食症患者，也就是说他迷失在对食物的欲望中，奥格登（1989）认为这是摄食障碍的特征之一。
>
> 会谈开始时，安迪说了他选择和我一起工作的原因。因为他发现我这边没有下午晚些时候的时间，和他的排练时间相匹配，他准确地猜出了我在做兼职的工作。“作为一个做兼职工作的女

人，”他说，“你提供了一种和我周围的人不一样的观点，我父亲总是工作和旅行，我继父把周六和周日也用来做生意，而我母亲从来不能不想她的工作。我想，我在寻找一个典范，这个人知道如何工作，但是仍然对和我在一起的时间很慷慨。”

在他的评论中，我听到了一种寻找客体进行内摄的愿望。因为体重减少仍然是保住工作的主要威胁，我选择去探索他是不是把我当做一种“吸收”的典范。脱水对他来说是个问题，他必然注意到了我工作的时候会喝饮料。我问：“你对我的饮食习惯有什么看法？”

“我知道你喝得很多，”他回答，“而且我确定你的饮食很健康、合理。”

在他接着这一点延展的过程中，饮食听起来就像是日常杂务之一，和我对食物的体验完全不一样。让我惊奇的是，他开始对我的早餐进行推测。

303

“你可能会吃麦芬，上面涂一层奶酪，不是太多，不是一大块，但是足够，只是恰好的分量。还有一杯葡萄汁。呀，不，橙汁，如果你有幽默感的话。这更甜一点。还有一些水果，不是葡萄干或干李子，它们太恶心了。对，一根香蕉！还有一杯去咖啡因的茶。孩子们可能吃谷片或麦片，你可能也会吃点麦片。”

我在流口水。在我这个年纪和我这种久坐的工作，我每天吃那么多而体重不可能不增加，或者我就只能跳过午餐了！我看到了超大号的麦芬放在盘子里，它的边都超过盘子的边了，我在面包房里看到这种麦芬都会走开的。它对我来说是个诱惑——至少250卡路里。而且还有奶酪。去咖啡因茶也正好是我每天早上第一个吃的东西。

检查我的反移情，我看待他诱发了我对食物的欲望。我猜测这里有把他健康、饥饿的自体对我的投射性认同，而我通过内摄性认同纳入了这个自体部分。

我说，"喔，你给我享受了一顿美味而营养丰富的早餐。什么阻止你给自己这样一顿早餐呢？"

"哦，"他回答说，"我不认为这是美味的、我在想什么是合理的。你愿意吃的东西。"

我说，"你没在想这些食品是美味的，刺激食欲的。你只是在列一份菜单，这是你所在考虑的。但是我认为你在为我设计一顿美味的食品，让我享受，而且你给了我和孩子们不一样的食品。"

"哦，对，"他打断我，"给你吃成长的食品。而我给你那根香蕉是因为我想那很弗洛伊德。你可以从那东西开始分析。"

我说，"你给了我专门给成长中的孩子吃的早餐——包括一个像阴茎一样的水果让我享受。但是你根本没有想到享受。你把所有这些欲望放进食品里，放到我这里。"

304 他看起来放松了，笑起来，说，"你说那叫美味！也许是吧，那么为什么我不能吃那样的东西呢？好问题。也许我可以吃，我都忘了麦片了。我们小时侯经常吃麦片，掺着蜂蜜，我喜欢那东西。还有奶酪，我可以试试用块麦芬和奶酪一起吃。"

对我来说，安迪似乎把被否认的从乳房和阴茎得到喂养的快乐投射进入我这里。在反移情中，我暂时性地内摄性认同了他的快乐，这建立在我具有一个享受美味的、营养的早餐的"价"的基础上。然而，我没有对此付诸行动，而只是品尝它，大概是因为这不是那么痛苦，以至于我需要把它压抑到我的无意识中。在他的投射作为投射性认同在我内心被赋予价值并珍惜后，安迪能够再次内摄这个投射。安迪也内摄了我对食物感觉到的愉悦，这是通过我的反移情为基础的解释做到的。我很感兴趣的是，这对他的食物摄取会产生什么样的效果。

接下来的一次会谈，安迪刮了脸，装束齐整，他把那粗糙的牛仔裤和T恤换成了崭新的灯芯绒裤和花色的格子花呢衬衫。他告诉我，他准备在1个月内恢复到原来的体重。我有一点点失望的是，他的饮食习惯还没有改变，但也不是很意外，或者他首先在引导我相信他。

"昨晚10点，我只吃了半个苹果，"他开始说，"我本来准备在苹果上面涂点花生酱的，但是母亲舀了一大块，所以我又不想吃了。"

我在想，他母亲拿走了他的食欲。这件事情的性质是不是可以用母亲这边的抽取性内摄（Bollas，1989）来说明呢？他是否体验到我昨天抽取了他的食欲呢？我等待着听到他的更多信息。

他继续说，"昨天我把花生酱拿到饭厅，把瓶口敞开着，等着看我是否有欲望，因为如果我有欲望，我很容易就可以吃的。"

这里他用了我昨天用的词"欲望"。我感到有些满意，毕竟，我的解释被听到了、纳入了。

"所以，"安迪继续说道，"母亲舀了一块我的花生酱，我一直想让她相信，我买的那个牌子的花生酱比她的好。所以我问，'这个味道是不是更好些？'而她说，'我不知道。'所以她尝了一口——整整一勺我的花生酱。我一次只吃半勺。接着她又吃了一勺！那么多！所以我只吃了半个苹果就放弃了。" 305

"昨天我的胃整天都在疼，我想，'也许这是饿吧，但是我就是没有任何胃口，所以我认为这是疼。但是如果这是饿的话，我应该多吃。'接着我吃了。我一整天对吃想了很多，哦，第一次想这么多。但是疼痛并没有消失。但是我的确吃了一些东西。"

"就像你说的，我直接回家了，吃了一个麦芬，甚至还有奶酪，和一根香蕉，那还不错。但是我还吃了香草奶昔，但是没有能够吃完。下午我吃了麦片，一个白煮鸡蛋。接着我吃了母亲做的日常晚餐。我喜欢吃蛋，但是我有段时间不吃蛋了。昨天我的胃口比我整整一周都大。哦，我甚至吃了巧克力小曲奇和一整片瑞士奶酪。"

相互内摄性认同

发生在我们之间的是相互内摄性认同，而它有疗愈的作用。但是正在发生的事情有点不同，有点更像是强迫性的内摄在他和我的内心。我想这是因为我开始感觉的方式引起的。

我注意到我和昨天的感觉不同，今天我一点也不想吃东西。我觉得肚子被塞得满满的。在他继续说没有吃花生酱的时候，我感觉到了一阵恶心。

"我只吃了半个苹果，"他重复道，"我把花生酱放回到橱柜里。我不想吃，因为我对它没有欲望。"

"对它的所有欲望都跑到你母亲那里去了，就像昨天你把对早餐的胃口放到我这里一样。"我提出。

"她吃了两勺！"他惊叫道，"而她甚至没有用勺子。呀！她就用她的手指。"

306 根据我恶心的反移情来看，我认识到我的解释不太正确。我不仅仅是认同了安迪吃饱了的感觉。我一定也对安迪在看到母亲吃东西的时候产生的恶心感发生了内摄性认同。也许患者感觉到了和母亲发生的内摄性认同，现在我决定纠正我的解释。

我说，"不，我认为产生在你和我之间的感觉有所不同。是的，你对花生酱没有欲望，除此之外，你母亲吃花生酱让你觉得反感。"

"是啊！"他插嘴说。

我继续，“当你母亲用手指尝的时候，就像是你自己在用手指尝。”

“是的！”他加了一句。

“所以，”我下结论说，“你不能吃你那半勺花生酱，是因为你已经吃了两勺了。”

“正确！”他肯定道。

随着口欲的问题得到如此的理解，这次会谈继续回到了俄狄浦斯的主题对家庭关系的影响和他在乐队工作中的表现能力上，他告诉我只要他的体重恢复正常，那么让他心烦的事情，诸如不能吃东西，因而体重减轻了一两磅，就不会有那么严重，到那个时候，他希望能够更深刻地来对这些问题进行工作。

在这个例子中，我的反移情和安迪的自体形成了一个内摄性认同，这个自体是被反感的，因为他反对他所内摄性认同的部分。通过我的内在体验而作出的解释，比通过认知联想发展的解释要准确很多。

“这是我在家里一个抽屉里找到的，”安迪在他接下来的会谈中一走进来就对我说，“既然这是和食品有关的，我就把它带来给你看。这只是一张我和我父亲的照片。我母亲对他很抓狂，因为他在工作中丧生了，以至于母亲把他所有照片都扔了。但是她没有这一张。这是在我7岁生日那天拍的，我的生日恰好是圣帕特里克节（St. Patrick's Day）*。我让3个男孩来我家过夜，我们早上一起吃早餐。父亲正在切一块百吉饼，我看起来很高兴。我把这张照片放到镜子前，看我的嘴唇是否像他的嘴唇。鼻子看起来差不 307
多，如果我把下巴收回来一点点，看起来就像他一样。我瞪着照片里的他看。我想这会是一种对话。”

* 圣帕特里克节是每年的3月17日，为了纪念爱尔兰守护神圣帕特里克。这一节日在5世纪末期起源于爱尔兰，随着爱尔兰后裔发展到世界各地。——译者注

“这很奇怪。我对那个派对没有记忆，对我父亲也没有记忆，只是记得有一次他开车送我上学，有一次他坐飞机离开。就这么多。我不能相信我有一个死了的父亲。我母亲活着，我继父活着，而我那基本记不住的父亲在地下，他的身体正在腐烂。我可以把地挖开，看到他的尸体，这是我在幻想中做的事情，因为我从来没看到他死的样子。我很想知道身体在17年后是什么样子？但是对我来说他什么也不是，甚至不是一具死了的尸体。他更像地上的一个洞，他们把他放进去。”

我说，“是啊，你感觉到他在你心里留下了一个洞：没有对他的记忆，没有想起他活着的样子，没有能力去吃有洞的食品，比如说百吉饼，或凤梨圈，或瑞士奶酪，或者不完整的糊状的东西，或者其他任何东西。”

“哦，实际上我已经克服那个了”，他回应道，“我昨天吃了三顿，感觉饿的时候还吃了零食。我还可以回到挑食的状态，”他继续道，“但是昨天我什么都吃。

一个声音说，‘我很饿。去拿只橙子来！’另一个声音说，‘不，柑橘类的东西你受不了的。’第一个声音接着说，‘我要。去拿来！’然后我去拿了，我想，‘这真怪！’我就回家了，开始吃东西，就好像这不是一个问题一样。”

几天之后，他仍然吃得很好。“和你说真的，”他说，“吃东西这件事现在易如反掌。我真想知道我现在体重是多少。哦，看看。死和吃的观念又出现了。好吧，我说，我真的想知道我现在体重是多少。”

我对安迪现在有能力去创造一个死去的父亲意象印象很深刻。我认识到，他不能在思维中体验死去的父亲，所以他把压抑的父亲腐烂的身体意象通过食物散布出来。这当然会让食物变得没有味道，导致了他拒绝身体吸纳食物的行为。他对食物的拒绝和对无意识中吃父亲尸体的联想的拒绝，是用来保护客体远离安迪的食人冲动的。与此同时，因为避免进食让他的身体日渐消瘦，安迪在无意识中也满足了他与死去的父亲身体合并的愿望。通过这种合并幻想，安迪在和客体的内摄性认同中留住了父亲，从而加强了成为他母亲的新伴侣的感觉。接着，即便作为一个成人，他也不能离开母亲，因为如果他这么做了，他预测他母亲会崩溃，就像他父亲的丧失所造成的结果一样，或者他要面对他母亲暴怒下的斩草除根行为，就像她撕毁父亲的照片一样。 308

> 在接下来的会谈中，安迪强调了这一点："母亲因为失去父亲心都碎了。那么她现在得到了什么？一个像父亲那样卖命工作的丈夫——还有我。而且她也不可能永远拥有我，这她也知道。实际上，如果我不突破的话，我会让她失望。如果我突破了，我会让她心碎。我从她最好的朋友，变成了对她不可理喻地发怒。但是如果我不那么做，我活不下去。我必须抛弃她。但是如果我这么做了，我的感觉是我在我母亲的地盘上被扔掉了。也许几年后，我可以想出怎么对待她的方法，而不用感觉她就是我。我不会再需要把自己剥开，也不会感觉到完全被她控制了。我看到的是，要么是她，要么是我。但是我究竟可以做些什么，是我活着的父母没有做过的事情呢？"

当我能够愉快地内摄性认同安迪的健康的食欲，把它意识化，他自己也能够再次内摄这一部分了。我既没有被它摧毁，也没有合并他。他接着能够想到他父亲，想到他的死亡，而不是被死亡性的内摄性认同所占据。随着更多此类工作的展开，安迪能够体验这个丧失的男人，把他整合为一个既是活着的也是死了的客体，接着能够哀悼他的丧失，从而能够面对失去母亲，并把母亲作为一个从他自身分离出来的人。

从克莱因的理论来看，这个患者至少现在可以看做是从偏执－分裂位走出，进入了抑郁位。而抑郁位内摄性认同和投射性认同的过程仍然在继 309

续发生，但是它们是在病理健康连续谱上较高的一端发展。

分析师作为被利用的客体

我们现在把分析或治疗看做一个过程，在其中患者和治疗师的角色关系得到了发展，这个过程的功用是提供一个体验的实验室来研究内在客体关系，这些内在客体关系驱动着患者以他自己的方式来对待分析师。黑兹尔（1991）说重点不是解释发现，而是体验和患者的“共振式认同”(sympathetic identification)，从而变成他“那个为了他能发展出自己的本性所需要的那个人。”

洛瓦德（1960）和博拉斯（1989）都赞同此观点。洛瓦德认为对移情歪曲进行的客观解释是一个工具，分析师通过它越来越变成对患者存在的再发明的客体，并不是一个新客体，而是患者追溯早期客体关系发展之路时发现的客体。在治疗关系的这些体验中，患者发现了“一种新的和客体联系的方式，一种新的成为他自己的方式”(Loewald，1960)。

博拉斯认为，被分析者的命运就是把分析师转化为主观性客体，从而可以从内部占有；而分析师的命运就是被利用为一个所需要的客体。被分析者在主观性和现实性客体的缝隙之间游戏，通过对客体的使用，发现了自己的存在。博拉斯号召分析师带着整合感和他们的主观性体验工作，面对差异，接受来自被分析者的挑战，促进和赞美每个人独特的个性（Bollas，1989）。

女性分析师对内摄性认同的生物学敏感性

约翰尼·卡多索，一个9岁的男孩，一直尿床，白天黑夜都这样，脾气暴躁，爱争论，在新学校表现不好，没有朋友。他是一对年轻而不快乐的夫妻的第二个孩子。他妈妈说，她一直带他到2岁，“一直到他会要柠檬汁那天。”在那时，她的婚姻关系恶化了，最后在约翰尼2岁时，她和丈夫分手了。断奶和失去父亲恰好同时发生。卡多索太太努力工作，每天工作12个小时，卡多索的姐姐，那个时候5岁，据说担任起对约翰尼进行如厕训练的任务。在肛欲期，他真正地失去了双亲，这对他来说是个创伤。接着，在他可能要发展进入阳具期和俄狄浦斯期的时候，他的父亲不在身边照看他。在以后的发展阶段中，约翰尼也会预测客体的丧失。他完全否认了丧失，对我即将到来的度假采取鸵鸟政策。他很害怕对他内心的东西放手，因为担心没有什么东西可以替代它。他甚至害怕说话。他通过扣留来应对丧失——扣留尿、粪和词语。

在分析中他和我玩，开始勉强能对话，否定我的观察，而且摧毁他创造的任何东西。一般来说，他保持一种负性的风格，一边保持独立，一边尝试和我联结。渐渐地，随着分析的进展，他开始变得健谈。他再次对他的肛欲所担心，回顾了他对没有足够食物来填满储藏室的担心，然后前行到阳具主题，表达了他对受孕中父亲角色的好奇。当我准备就此和他探索时，他不肯前进了，几乎是冲出了房间，并拒绝承认自己的好奇心。我跟进他的兴趣，但是他对此也否认了，他对问题的冲突让我担心。我怀孕了，但只是刚刚开始显露出来。他变得完全沉默了。

他开始退行，从阳具期兴趣和合作，还有一些口头游戏，退行到原始层次的、单独的、非口头性游戏。他花了几个小时在我办公室两道门之间的黑暗地带阅读或嘟哝，或者躲在躺椅后面，
或者缩在角落里抱着两个大垫子。我把这个行为解释为他从性欲焦 311
虑和害怕复仇退缩到被封闭起来的安全。他什么也没有说。一天，我怀孕的样子更加明显了，我穿了一件有条纹的汗衫，它有点像办公室里的一条毯子。他钻到毯子下面，建了一个山洞。当我看着毯子上凸凸凹凹的花纹时，我感觉到他的转头就像我汗衫里的一阵胎动一样。实际上，我的孩子那时候没有胎动，所以感觉就像约翰尼在里面动一样。我说，"你不想和我说话，但是你仍然期望向我展示，你是有多么希望被人好好抱着和用心关心、喂养，

就好像你在我身体里，像个宝贝一样在那里成长。”

和平常一样没有回应，但是他开始到角落中像两个乳房一样的垫子间筑巢，在那里有几次会谈他都会嘟哝或发出沉重的声音。我说，“你对里面的宝贝感到愤怒，希望你能是他。也许你希望你能帮我制造出这个宝贝。你一定觉得告诉我这个是没有希望的，所以你通过行为和噪声表达出来，就像在婴儿床上大叫大跳的宝贝一样。你的话一定让你感觉很不安全，也许你害怕这些话会让我离开你。”这种过程在那一周都持续。约翰尼保持安静，当我试图斗胆说出这些偶然的、临时的解释时。

正如我告诉他的一样，我离开了5周。在我回来后，他继续使用那个角落，读书，不理我，用一种更加敌意、被动的方式保守信息，与此同时，我仍然在做评论，或者说在猜测他的体验。约翰尼让我为他做了很多，我和他的移情合谋，他把我移情为一个侵入性的母亲，需要她的宝贝通过接受她的乳房来满足她，直到2岁。我必须学会静静地呆着，就像他一样，在我内心处理我接收到的投射性认同，而不是做解释。这对我很困难，因为我为他没有进步而感到内疚，但是让他能够自主这是至关重要的。即便这样，这种程度的分离也是不够的。我必须停止在我内心工作。我必须把我对他语言和行为的投射也去除。为了治疗有效，我必须清空我自己。从这种治疗性退行的深度开始，他慢慢地能够前进，越来越多地靠近我，达到了更高水平的发展，直到没有必要继续
312 分析。

这个片段说明了投射性认同和内摄性认同在分析工作中的使用。因为患者没有使用语言，所以没有语言屏可以让我们从更加原始的沟通层面中分身而出。我认为内摄－投射性认同过程是总在运作的，但是一般情况下我们不容易像在此案例中那样觉知到。通过对我的胎儿和约翰尼的投射性认同，我认识到他想在我肚子里的幻想。通过内摄性认同，我允许自己体

验到他在我体内的转身。所以当我和他说话时，我的意义来自于内在体验，这让我对我的解释更加确信。他防御这样的愿望带来的焦虑，通过把愤怒移置到垫子上。我把这个行为解释为对子宫内胎儿的愤怒，因为我感觉到体内有隆起感。我也感觉到对于说什么极端地谨慎，以便不要把他赶走。这种感觉仅仅部分来自于我在治疗技术和时机方面的努力。我认为我对我说的话担心，是因为内摄性认同了约翰尼，他认为语言会把别人赶走。这里我认同了他的自体。接着我更加热心地猜测他的体验，我和他客体的投射部分认同了——一个过度热心的喂养性母亲。通过投射性认同，约翰尼在我内心诱发了这种认同。接着我认识到了这种认同，接着我从和他演出这个角色关系中脱身出来，通过清空我自己的欲望与治疗的雄心。我让我的想法闲置，让我自娱自乐，而不是寻求他的反应或肯定。在这种方式中，我在内心发现了自我满足，我想我是处于和约翰尼相互内摄性认同的状态，在这种状态中，我们都浮现出来，我们两个人都更好地个体化了，对他来说是因为他能够和我联结而不用恐惧毁灭，对我来说他治疗了我一定要追寻、要做事、要知道的倾向。

分析，或治疗，在相互退行和前行的循环中进行。分析师和被分析 313
者通过内摄性认同和投射性认同的过程相互体验，这些过程的机制属于主体间性知道。患者从中学到了并再次学到了来自于童年体验与关系的愿望、恐惧和冲突的源头与效应。早期客体关系的特性演出被再次体验和调整。患者和治疗师都得到了成长，最终，不熟悉的联结方式会被试验。到那时，一套新的、更加有弹性的客体关系就在内在精神结构中产生，在分析外人际维度中得到提升的关系见证了内在精神结构的改变。内在精神客体关系系统在与重要他人的当前互动中表达出来，通过在人际领域中内摄性认同和投射性认同的过程，现在这个系统的运作更加持续性
地稳定在健康的一端。 314

索引

* 此页码为英文原书页码，书中外侧的页码均为英文原书页码。

参考文献

Alexander, F. (1925). A metapsychological description of the process of cure. *International Journal of Psycho-Analysis* 6:13–34.

Alexander F., and French, T. M. (1946). The principle of corrective emotional experience. In *Psychoanalytic Therapy, Principles and Application*, p. 66–70. New York: Ronald Press.

Bannister, K., and Pincus, L. (1965). *Shared Phantasy in Marital Problems: Therapy in a Four Person Relationship*. London: Tavistock Institute of Human Relations.

Bergman, M. (1987). *The Anatomy of Loving*. New York: Columbia University Press.

——— (1990). *Love and hate in the life of a couple*. Paper presented at the Washington (DC) School of Psychiatry Conference on Romantic Love, November.

Bollas, C. (1987). *The Shadow of the Object*. New York: Columbia University Press.

——— (1989). *Forces of Destiny: Psychoanalysis and Human Idiom.* London: Free Association Books.
Bion, W. R. (1959). *Experiences in Groups.* New York: Basic Books.
——— (1962). *Learning from Experience.* New York: Basic Books.
——— (1967). *Second Thoughts.* London: Heinemann.
Box, S. (1981). Introduction: space for thinking in families. In *Psychotherapy with Families*, ed. S. Box et al. London: Routledge and Kegan Paul.
Bristol, C. (1990). *Romantic love, passionate attachments, and the greater achievements in the case of C.D.* Paper presented at the Washington (DC) School of Psychiatry Conference on Romantic Love, November.
Canetti, E. (1979). *The Tongue Set Free.* Trans. Joachim Neugroschel 1983. New York: Farrar Straus & Giroux:
Casement, P. (1991). *On Learning from the Patient.* New York: Guilford.
Crisp, P. (1986). Projective identification: an attempt at clarification. *Journal of the Melanie Klein Society* 1:47–76.
De Varela, Y. (1990). *Response to "Some pathological aspects of introjection" by I. Menzies-Lyth,* 1989. Paper presented at the Washington (DC) School of Psychiatry Object Relations Theory Training Program Conference, October.
Dicks, H. V. (1967). *Marital Tensions: Clinical Studies Towards a Psycho-analytic Theory of Interaction.* London: Routledge and Kegan Paul.
Duncan, D. (1981). A thought on the nature of psychoanalytic theory. *International Journal of Psycho-Analysis* 62:339–349.
——— (1989). The flow of interpretation. *International Journal of Psycho-Analysis* 70:693–700.
——— (1990). The feel of the session. *Psychoanalysis and Contemporary Thought* 13:3–22.
——— (1991). *What analytic therapy does.* Paper presented at the Washington (DC) School of Psychiatry Object Relations Theory Training Program Conference, May.
Engel, G. (1975). The death of a twin: fragments of 10 years of self-analysis. *International Journal of Psycho-Analysis* 56:23–40.
Fairbairn, W. R. D. (1944). Endopsychic structure considered in terms of object relationships. In *Psychoanalytic Studies of the Personality*, pp. 82–135. London: Routledge and Kegan Paul, 1952.
——— (1952). *Psychoanalytic Studies of the Personality.* London:

Routledge and Kegan Paul. Also published as *An Object Relations Theory of the Personality*. New York: Basic Books, 1962.
——— (1954). Observations on the nature of hysterical states. *British Journal of Medical Psychology* 27:105–125.
——— (1958). On the nature and aims of psycho-analytical treatment. *International Journal of Psycho-Analysis* 39:374–385.
——— (1963). Synopsis of an object-relations theory of the personality. *International Journal of Psycho-Analysis* 44:224–225.
Ferenczi, S. (1909). Introjektion und Ubertragung (Introjection and transference.) In *First Contributions to Psycho-Analysis*, trans. E. Jones, pp. 35–93. New York: Brunner/Mazel, 1952.
Fleiss, R. (1942). The metapsychology of the analyst. *Psychoanalytic Quarterly* 11:211–27.
Frank, J. (1989). Who are you and what have you done with my wife? In *Foundations of Object Relations Family Therapy*, ed. J. S. Scharff, pp. 155–173. Northvale, NJ: Jason Aronson.
Freud, S. (1895). The psychotherapy of hysteria. *Standard Edition* 2:253–305.
——— (1900). The interpretation of dreams. *Standard Edition* 4:150–151.
——— (1905). Three essays on the theory of sexuality. *Standard Edition* 7:135–243.
——— (1910). The future prospects of psycho-analytic therapy. Five lectures on psychoanalysis. *Standard Edition* 11:141–151.
——— (1911). Formulations on the two principles of mental functioning. *Standard Edition* 12:213–226.
——— (1912). Recommendations to physicians practising psychoanalysis. *Standard Edition* 12:111–120.
——— (1915). Observations on transference love. *Standard Edition* 12:159–171.
——— (1917a). Mourning and melancholia. *Standard Edition* 14:243–258.
——— (1917b). Transference. *Standard Edition* 16:431–447.
——— (1921). Group psychology and the analysis of the ego. *Standard Edition* 18:67–143.
——— (1924). The dissolution of the oedipus complex. *Standard Edition* 19:173–179.
——— (1933). New introductory lectures on psycho-analysis. *Standard Edition* 22:3–182.
Gallup, D. (1985). *The Journals of Thornton Wilder 1939–1961*. New

Haven: Yale University Press.
Geddiman, H. (1990). *Love and fatal attraction*. Paper presented at the Washington (DC) School of Psychiatry Conference on Romantic Love, November.
Gitelson, M. (1952). The emotional position of the analyst in the psycho-analytic situation. *International Journal of Psycho-Analysis* 33:1–10.
Glenn, J. (1966). Opposite-sex twins. *Journal of the American Psychoanalytic Association* 14:736–759.
——— (1986). Twinship themes and fantasies in the work of Thornton Wilder. *Psychoanalytic Study of the Child* 41:627–651. New Haven, CT: Yale University Press.
Goldstein, W. N. (1991). Clarification of projective identification. *American Journal of Psychiatry* 148:153–161.
Greenson, R. (1967). *The Technique and Practice of Psychoanalysis*. Vol. 1. New York: International Universities Press.
Grotstein, J. (1982). *Splitting and Projective Identification*. New York: Jason Aronson.
Guntrip, H. (1961). *Personality Structure and Human Interaction: The Developing Synthesis of Psychodynamic Theory*. London: Hogarth Press and the Institute of Psycho-Analysis.
——— (1969). *Schizoid Phenomena. Object Relations and the Self*. New York: International Universities Press.
——— (1986). My experience of analysis with Fairbairn and Winnicott. In *Essential Papers on Object Relations*, ed. P. Buckley, pp. 447–468. New York: New York University Press.
Harrison, G. (1983). *The Enthusiast. A Life of Thornton Wilder*. New York: Ticknor and Fields.
Hazell, J. (1991). Reflections on my experience of psychoanalysis with Guntrip. *Contemporary Psychoanalysis* 27:148–166. New York: William Alanson White Institute.
Heimann, P. (1950). On counter-transference. *International Journal of Psycho-Analysis* 31:81–84.
——— (1954). Problems of the training analysis. *International Journal of Psycho-Analysis* 35:163–168.
——— (1973). Certain functions of introjection and projection in early infancy. In *Developments in Psycho-Analysis*, ed. M. Klein, P. Heimann, S. Isaacs, and J. Riviere, pp. 122–168. London: Hogarth Press and the Institute of Psycho-Analysis.
Hendrix, H. (1991). *Getting the Love You Want*. New York: Harper & Row.

Hinshelwood, R. D. (1991). *A Dictionary of Kleinian Thought*. Northvale, NJ: Jason Aronson.
Jacobs, T. J. (1991). *The Use of the Self*. Madison, CT: International Universities Press.
Jaffe, D. S. (1968). The mechanism of projection: its dual role in object relations. *International Journal of Psycho-Analysis* 49:662–677.
James, H. (1881). *The Portrait of a Lady*. Oxford: Oxford University Press, 1988.
Kernberg, O. F. (1975). *Borderline Conditions and Pathological Narcissism*. New York: Jason Aronson.
——— (1987). Projection and projective identification: developmental and clinical aspects. In *Projection, Identification, Projective Identification*, ed. J. Sandler, pp. 93–115. Madison, CT: International Universities Press.
——— (1991). Aggression and love in the relationship of the couple. *Journal of the American Psychoanalytic Association* 39:45–70.
Klein, M. (1946). Notes on some schizoid mechanisms. *International Journal of Psycho-Analysis* 27:99–100.
——— (1952). Some theoretical conclusions regarding the emotional life of the infant. In *Envy and Gratitude and other Works*, 1946–1963, pp. 61–93. London: Hogarth Press and the Institute of Psycho-Analysis, 1975.
——— (1955). On identification. In *Envy and Gratitude and Other Works* 1946–1963, pp. 141–175. London: Hogarth Press and the Institute of Psycho-Analysis, 1975.
Knight, R. (1940). Introjection, projection and identification. *Psychoanalytic Quarterly* 9:334–341.
Kohut H. (1971). *The Analysis of the Self*. New York: International Universities Press.
——— (1977). *The Restoration of the Self*. New York: International Universities Press.
——— (1982). Introspection, empathy, and the semi-circle of mental health. *International Journal of Psycho-Analysis* 63:395–407.
Lachkar, J. (1989). *The Narcissistic-Borderline Couple*. New York: Brunner/Mazel.
LaLande, A. (1951). *Vocabulaire Technique et Critique de la Philosophie*. Paris: Presses Universitaires de France.
Laplanche, J., and Pontalis, J. B. (1973). *The Language of Psychoanalysis*. New York: Norton.
Little, M. (1951). Counter-transference and the patient's response

to it. *International Journal of Psycho-Analysis* 32:32–39.
Loewald, H. W. (1960). On the therapeutic action of psychoanalysis. *International Journal of Psycho-Analysis* 41:16–33.
Lowenstein, J. (1982). Paper presented at Baer-Lowenstein family reunion. Bethesda, MD, June.
Malin, A., and Grotstein, J. (1966). Projective identification in the therapeutic process. *International Journal of Psycho-Analysis* 47:26–31.
Meissner, W. W. (1980). A note on projective identification. *Journal of the American Psychoanalytic Association* 28:43–67.
—— (1987). Projection and projective identification. In *Projection, Identification, Projective Identification*, ed. J. Sandler, pp. 27–49. Madison, CT: International Universities Press.
Meltzer, D. (1966). The relation of anal masturbation to projective identification. *International Journal of Psycho-Analysis* 47:335–342.
—— (1978). A note on introjective processes. In the *Bulletin of the British Psycho-Analytical Society*, 14–21 October (privately circulated).
Menzies-Lyth, I. (1983). *Some pathological aspects of introjection.* Unpublished paper read at the 9th Brazilian Psychoanalytic Congress 1983 and at the Washington (DC) School of Psychiatry Object Relations Theory Training Program Conference, October 1990.
—— (1985). The development of the self in children in institutions. In *Containing Anxiety in Institutions: Selected Essays*, vol. 1, pp. 236–258. London: Free Association Books.
Money-Kyrle, R. (1956). Normal counter-transference and some of its deviations. *International Journal of Psycho-Analysis* 37: 360–366.
Moreno, J. L. (1946). *Psychodrama.* Vol. 1. New York: Beacon House.
Moses, R. (1987). Projection, identification and projective identification: their relation to political process. In *Projection, Identification, Projective Identification*, ed. J. Sandler, pp. 133–150. Madison, CT: International Universities Press.
Moses, R., and Halevi, H. (1972). A *facet analysis of the defense mechanism of projection.* Unpublished manuscript.
Murray, J. M. (1955). *Keats*, p. 261. New York: Noonday Press.
Natterson, J. (1991). *Beyond Countertransference.* Northvale, NJ: Jason Aronson.
Ogden, T. H. (1982). *Projective Identification and Psychotherapeutic*

Technique. New York: Jason Aronson.
——— (1986). *The Matrix of the Mind*. Northvale NJ: Jason Aronson.
——— (1989). *The Primitive Edge of Experience*. Northvale, NJ: Jason Aronson.
Oppel, H. (1977). *Thornton Wilder in Deutschland. Wirkung und Wertung im deutschen Sprachraum*. Akademie der Wissenschaft und der Literatur: Abhandlungen der Klasse d. Literatur, Jahrgang 1976/77, Nr. 3. Mainz/Wiesbaden.
Pamuk, O. (1991). *The White Castle*. Trans. V. Holbrook. New York: Braziller.
Parini, J. (1991). Pirates, pashas and the imperial astrologer. Book review of *The White Castle*, by O. Pamuk. *New York Times Book Review*, May 19th.
Person, E. S. (1988). *Dreams of Love and Fateful Encounters*. New York: Norton.
——— (1990). *Romantic love and the cultural unconscious*. Paper presented at the Washington (DC) School of Psychiatry Conference on Romantic Love, November.
Pickvance, R. (1986). *Van Gogh in Saint-Remy and Auvers*. Publ. Harry N. Abrams. New York: Metropolitan Museum of Art.
Pirandello, L. (1922). *Six Characters in Search of an Author*. In *Naked Masks: Five Plays*, ed. E. Bentley. New York: Dutton (1952).
Racker, H. (1968). *Transference and Countertransference*. New York: International Universities Press.
Ravenscroft, K. (1991). *Changes in projective identification during treatment*. Paper presented at the Washington School of Psychiatry Object Relations Couple and Family Therapy Training Program Conference, Bethesda, MD, March.
Rice, A. K. (1965). *Learning for Leadership*. London: Tavistock.
Rioch, M. (1970). The work of Wilfred Bion on groups. *Psychiatry* 3:56–65.
Sandler, J. (1960). On the concept of the superego. *The Psychoanalytic Study of the Child* 15:128–162. New York: International Universities Press.
——— (1976). Actualization and object relationships. *Journal of the Philadelphia Association for Psychoanalysis* 3:59–70.
——— (1987). *Projection, Identification and Projective Identification*. Madison, CT: International Universities Press.
Sandler, J., Dare, C., and Holder, A. (1973). *The Patient and the Analyst*. New York: International Univesities Press.
Sandler, J., and Joffe, W. G. (1967). The tendency to persistence in

psychological function and development, with special reference to fixation and regression. *Bulletin of the Menninger Clinic* 31:257–271.
Savege, J. (1971). Drama in relation to mental health. Fellowship thesis, Trinity College, London.
——— (1973). Psychodynamic understanding in community psychiatry. Proceedings of the Ninth International Congress of Psychotherapy, Oslo. Reprinted in *Psychotherapy and Psychosomatics* 25:272–278.
——— (1974a). *Thomaston School pupils group*, doc. CASR 1031. London: Tavistock Institute of Human Relations.
——— (1974b). Tutors' pastoral care consultation group at Thomaston School, doc. CASR 1031. London: Tavistock Institute of Human Relations.
——— (1975). The role and training of the creative therapist. In *Creative Therapy*, ed. S. Jennings, pp. 191–227. London: Pitman.
Scarf, M. (1987). *Intimate Partners*. New York: Random House.
Schafer, R. (1990). *Reading Freud's legacies*. Unpublished paper presented at the 14th annual Edith Weigert lecture, Forum on Psychiatry and the Humanities of the Washington (DC) School of Psychiatry, October.
Scharff, D. E. (1975). The transition from school to work: groups in London high schools. In *When Schools Care*, ed. I. Berkowitz, pp. 323–339. New York: Brunner/Mazel.
——— (1982). *The Sexual Relationship: An Object Relations View of Sex and the Family*. London: Routledge and Kegan Paul.
Scharff, D. E., and Hill, J. M. (1976). *Between Two Worlds: Aspects of the Transition from School to Work*. London: Careers Consultant Publications.
Scharff, D. E., and Scharff, J. S. (1979). Teaching and learning. An experiential conference. *Journal of Personality and Social Systems* 2:53–78.
——— (1987). *Object Relations Family Therapy*. Northvale, NJ: Jason Aronson.
——— (1991). *Object Relations Couple Therapy*. Northvale, NJ: Jason Aronson.
Scharff, J. S., ed. (1989). *Foundations of Object Relations Family Therapy*. Northvale, NJ: Jason Aronson.
Searles, H. (1965). *Collected Papers on Schizophrenia and Related Subjects*. New York: International Universities Press.

—— (1979). *Countertransference and Related Subjects—Selected Subjects*. New York: International Universities Press.
—— (1986). *My Work with Borderline Patients*. Northvale, NJ: Jason Aronson.
Segal, H. (1964). *Introduction to the Work of Melanie Klein*. London: Heinemann.
—— (1981). *The Work of Hanna Segal*. New York: Jason Aronson.
—— (1990). *Melanie Klein then and now*. A discussion at the Washington (DC) School of Psychiatry Object Relations Theory Training Program Conference, May.
Shakespeare, W. (1596). (*The Merchant of Venice*. New Haven, CT: Yale University Press, 1928.
—— *Twelfth Night*. (1598). New Haven, CT: Yale University Press, 1922.
Spillius, E. (1991). Clinical experiences of projective identification. In *Clinical Lectures on Klein and Bion*, ed. R. Anderson. Number 14 in New Library of Psychoanalysis. London: Routledge and Kegan Paul.
Steiner, J. (1989). *Projective identification and the aims of psychoanalytic psychotherapy*. Paper presented at the Washington (DC) School of Psychiatry object relations theory training program conference, November.
Stierlin, H. (1977). *Psychoanalysis and Family Therapy*. New York: Jason Aronson.
Stolorow, R. D., Brandchaft, B., and Atwood, G. (1983). Intersubjectivity in psychoanalytic treatment. *Bulletin of the Menninger Clinic* 47:117–128.
Stone, L. (1961). *The Psychoanalytic Situation*. New York: International Universities Press.
Strachey, J. (1934). The nature of the therapeutic action of psychoanalysis, *International Journal of Psycho-Analysis* 15:127–159.
—— (1958). Editor's introduction to papers on technique. In *Standard Edition of the Complete Psychological Works of Sigmund Freud*, ed. J. Strachey, vol. 12, pp. 85–88. London: Hogarth Press.
Sutherland, J. (1963). Object relations theory and the conceptual model of psychoanalysis. *British Journal of Medical Psychology* 36:109–124.
—— (1980). The British object relations theorists: Balint, Winnicott, Fairbairn, Guntrip. *Journal of the American Psychoanalytic Association* 28:829–860.

—— (1989). *Fairbairn's Journey into the Interior*. London: Free Association Books.

—— (1990). *The object relations approach*. Paper presented at the Washington (DC) School of Psychiatry Object Relations Theory Training Program Conference, April.

Tansey, M., and Burke, W. (1989). *Understanding Countertransference from Projective Identification to Empathy*. Hillsdale, NJ: The Analytic Press.

Tarnopolsky, A. (1987). Discussion of Otto F. Kernberg's paper. In *Projection, Identification, Projective Identification*, ed. J. Sandler, pp. 126–127. Madison, CT: International Universities Press.

Tower, L. (1956). Countertransference. *Journal of the American Psychoanalytic Association* 4:224–255.

Tustin, F. (1981). *Autistic States in Children*. Boston: Routledge and Kegan Paul.

van Gogh, V. (1978). *The Complete Letters of Vincent van Gogh*. 3 vols. Introduction by V. W. van Gogh. Preface and Memoir by J. van Gogh-Bonger. Vol. 3. New York: Little, Brown.

Volkan, V. (1976). *Primitive Internalized Object Relations*. New York: International Universities Press.

Welles, J. K., and Wrye, H. K. (1991). The maternal erotic countertransference. *International Journal of Psycho-Analysis* 72:93–106.

Wells, G. P., ed. (1984). *H. G. Wells in Love: Postscript to an Experiment in Autobiography*. Boston: Little, Brown.

Wilder, A. N. (1980). *Thornton Wilder and His Public*. Philadelphia: Fortress Press.

Wilder, T. N. (1927). *The Bridge of San Luis Rey*. New York: Perennial Library (1986).

—— (1960). *Our Town*. New York: Harper.

—— (1973). *Theophilus North*. New York: Harper & Row.

Williams, A. H. (1981). The micro-environment. In *Psychotherapy with Families*, ed. S. Box, D. Copley, J. Magagna, and E. Moustaki, pp. 105–119. London: Routledge and Kegan Paul.

Winer, R. (1989). The role of transitional experience in development in healthy and incestuous families. In *Foundations of Object Relations Family Therapy*, ed. J. S. Scharff, pp. 357–384. Northvale, NJ: Jason Aronson.

Winnicott, D. W. (1951). Transitional objects and transitional phenomena. In *Collected Papers: Through Paediatrics to Psycho-Analysis*, pp. 229–242. London: Hogarth Press, 1975.

——— (1956). Primary maternal preoccupation. In *The Maturational Processes and the Facilitating Environment*, pp. 300–305. London: Hogarth Press, 1965.
——— (1958). *Collected Papers: Through Paediatrics to Psycho-Analysis*. London: Hogarth Press, 1975.
——— (1965). *The Maturational Processes and the Facilitating Environment*. London: Hogarth Press.
——— (1971). *Playing and Reality*. London: Tavistock.
Zinner, J. (1976). The implications of projective identification for marital interaction. In *Contemporary Marriage: Structure, Dynamics, and Therapy*, ed. H. Grunebaum and J. Christ, pp. 293–308. Boston: Little, Brown.
——— (1989). *The developmental spectrum of projective identification*. Paper presented at Washington (DC) School of Psychiatry Object Relations Family Therapy Conference, Bethesda, MD, March.
Zinner, J., and Shapiro, R. (1972). Projective identification as a mode of perception and behavior in families of adolescents. *International Journal of Psycho-Analysis* 53:523–530.